● 古代经典名方丛书

桃核承气汤

主编　牛　俐　莫日根　郭世岳　熊　露

全国百佳图书出版单位
中国中医药出版社
·北 京·

图书在版编目（CIP）数据

桃核承气汤/牛俐等主编. —北京：中国中医药出版社，2022.10
（古代经典名方丛书）
ISBN 978 - 7 - 5132 - 7515 - 6

Ⅰ. ①桃… Ⅱ. ①牛… Ⅲ. ①活血祛瘀剂 - 研究 Ⅳ. ①R286

中国版本图书馆 CIP 数据核字（2022）第 050689 号

中国中医药出版社出版

北京经济技术开发区科创十三街 31 号院二区 8 号楼
邮政编码 100176
传真 010 - 64405721
保定市西城胶印有限公司印刷
各地新华书店经销

开本 880×1230 1/32 印张 11.75 字数 259 千字
2022 年 10 月第 1 版 2022 年 10 月第 1 次印刷
书号 ISBN 978 - 7 - 5132 - 7515 - 6

定价 49.00 元
网址 www.cptcm.com

服 务 热 线 010 - 64405510
购 书 热 线 010 - 89535836
维 权 打 假 010 - 64405753

微信服务号 zgzyycbs
微商城网址 https://kdt.im/LIdUGr
官 方 微 博 http://e.weibo.com/cptcm
天猫旗舰店网址 https://zgzyycbs.tmall.com

如有印装质量问题请与本社出版部联系（010 - 64405510）

古代经典名方丛书
编委会

中华中医药中和医派杨建宇京畿豫医工作室
中关村炎黄中医药科技创新联盟
世界中医药协会国际中和医派研究总会
北京中联国康医学研究院

王丽娟（北京中联国康医学研究院）

张玉婷（浙江省武义县中医院）

杨建宇（光明中医杂志社）

陈英杰（兴隆县人民医院）

高华德（温州市文成县晡山医院）

裘　璟（浙江省新昌县天姥中医博物馆）

主编简介

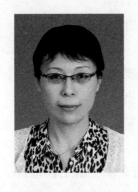

牛俐，1986 年毕业于山东中医药大学，主任医师，教授，全国基层名老中医专家，山东省名中医药专家，山东省中医重点专科脑病科学科带头人，山东省五级中医药师承教育项目指导老师，济南市青年名中医，济南市名中医"薪火传承工程"指导老师，济南市章丘区第八批、第九批专业技术拔尖人才，济南市章丘区百脉人才特聘专家，济南市章丘区中医医院脑病专业首席专家。中华中医药学会脑病分会委员，中国老年医学学会神经医学分会神经中西医结合工作组副组长，山东中医药学会脑病专业委员会常务委员，山东省脑血管病防治协会脑血管病规范化诊疗与质量控制专业委员会常委，济南市中医药协会副会长，济南市中医药学会五运六气专业委员会副主任委员，济南市第十五、十六、十七届人大代表。

从事中医脑病专业临床、教学、科研工作 30 余年，具有丰富的临床、带教及科学研究经验，有较高的专业学术造诣。先后在省级以上学术杂志发表学术论文 20 余篇，承担科研课题 6 项，其中获济南市科技进步奖三等奖 3 项，济南市发明奖三等奖 1 项，国家发明专利 1 项，国家实用新型专利 5 项，章丘市科技进步奖三等奖 3 项。

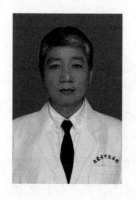

莫日根，男，蒙古族，医学硕士，硕士生导师，主任医师，教授，内蒙古自治区中医医院社会发展部部长，肛肠科主任。首届内蒙古自治区人民好医师，内蒙古自治区中医药中青年领军人才，青城健康卫士团队成员。

全国名老中医药专家传承工作室负责人，全国老中医药专家学术经验继承工作继承人。国家中医住院医师规范化培训评估专家，全国中医住院医师规范化培训第二批规划教材编委，国家医师资格实践技能考试内蒙古考区中医类别首席考官。《内蒙古医学杂志》《内蒙古中医药》编委，内蒙古自治区医学会第五届医疗事故技术鉴定专家库成员，内蒙古自治区中医药科普巡讲专家。

现任中国中医药研究促进会中医全科分会副会长，中国中医药研究促进会养生分会副会长，中华中医药学会肛肠专业委员会委员，中国中医药研究促进会肛肠分会常务理事，内蒙古自治区医师协会中医分会会长，内蒙古自治区中医药学会理事，内蒙古自治区中医药学会医务工作管理分会主任委员，内蒙古自治区中医药学会肛肠分会委员。

发表论文37篇，出版专业书籍7部。完成内蒙古自然基金课题 3 项、内蒙古自治区卫生计生课题 1 项。现主持自治区教育厅研究生教育教学改革课题、内蒙古自治区卫生健康科技计划项目各一项，参与课题 6 项，获内蒙古自治区医学会科技进步三等奖 1 项。

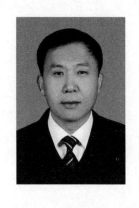

　　郭世岳，男，河南省滑县中医院主任医师，全国优秀中医临床人才，全国中医药信息学会温病分会副会长，河南省安阳市首届名中医。曾拜国医大师路志正、薛伯寿、熊继柏和全国名中医温病学家刘景源为师。擅长治疗内科疑难危重病证和外感发热性疾病。发表论文二十余篇，出版著作四部。全国基层名中医传承项目指导老师，河南省"青苗计划"指导老师。

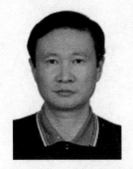

　　熊露　　中国中医科学院广安门医院主任医师，硕士生导师。从事中西结合肿瘤临床与基础研究20余年。任世界中联肿瘤专业委员会常务理事，中国医师协会中西医结合医师分会肿瘤病学专家委员会委员，北京中西医慢病防治促进会，全国中西医肿瘤防治专家委员会副理事长，全国中西医肿瘤防治专家委员会主任委员，北京市首届中医肿瘤舆情管理专家组长，全国第三批中医临床优秀人才，2020年度北京市中医榜样人物。

　　首次提出肺癌"络病观"，重视"肿瘤阴证"辨治，善用经方，倡"温法"抗癌。先后师从国医大师张学文教授、周岱翰教授，国医名师朴炳奎、张炳厚教授，从事扶正培本治则方药抗肿瘤免疫调节临床与基础研究，调节肺癌微环境免疫与血管正常化研究。先后承担国家级课题7项，负责部级课2项，北京市自然基金1项、科学院科研基金1项、国家核心期刊发表文章30余篇，SCI6篇。主编专著5部，合作专著6部。获亚太地区肿瘤临床与中国临床肿瘤学大会（CSCO）中医药优秀论文1等奖、中国CSCO－丽珠中医药科学基金1等奖，中国中西医结合肿瘤学会大会优秀论文2等奖各1项。

　　先后获省部级科技进步奖2项，中国中医科学院科技成果2等奖1项，市政府科技进步1等奖1项。获国家专利2项。

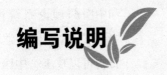

编写说明

为了配合中国中医药信息学会人才信息分会"全国千家中医医院万名经方人才提升工程"的顺利开展，促进"全国中和医派经方精方进社区工程"的深入拓展，更广泛、更扎实地引领"经药热""经方热"的学术拓展，围绕"京津冀豫国医名师专病专科薪火传承工程""国际中医药一带一路经方行活动"等相关项目的实施，我们组织相关专家编撰了《古代经典名方丛书》。

本书分上、中、下三篇。

上篇"经典温习"，重点围绕本经方的溯本求源、医家论方、类方简析等进行系统的论述，旨在活用经方，准用经药，致敬经典，应用发展经药经方。

中篇"临证新论"，紧紧围绕本经方的临床各科优势专病的应用。从单方妙用到多方并用，从本方临证到类方鉴别，从方证对应到临证变通，从诊疗单一病证到复杂证候，从大内科到妇、产、儿、外、心理、五官科，凡是临证所见，本方所涉之优效者，尽囊括其中。经典"经方经药"完全与临床紧密融合，这是经典"经方""经药"理论与实践的完美呈现，是提高"经方""经药"临床拓展应用的典型模板，对提高广大"经药""经方"爱好者临床疗效尤为实用，是本书的核心要点，也是本书的精华之篇。

下篇"现代研究"，是借鉴现代科学实验手段，证实"经方"的药效及"经药"的药理，佐证中医经典的实践指导意义和中医药理论系统性的完美与博大精深。同时，给"经方""经药"的现代科学研究、临床拓展应用以新的启迪！他山之石，可以攻玉，中医药学之开放包容，也必将在现代科技手段之技术助力下得到新的发展，创造新的辉煌！

《桃核承气汤》编委会

2022 年 1 月 25 日

目 录

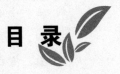

中篇　临证新论

下篇　现代研究

经典温习

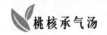

第一章 概 述

第一节 溯本求源

一、经方出处

《伤寒论·辨太阳病脉证并治中》：太阳病不解，热结膀胱，其人如狂，血自下，下者愈。其外不解者，尚未可攻，当先解其外；外解已，但少腹急结者，乃可攻之，宜桃核承气汤。(106)

二、方名释义

张仲景何以将该方取名桃核承气汤？有医家认为，该方乃调胃承气汤减芒硝之量加桃仁、桂枝而成，原方桃核50个，较其他四味药用量大，而调胃承气汤其承气之功皆在于大黄，与大、小承气汤相比，泻下导滞之力弱，尤适于症轻而体弱者，由于其能调和肠胃，承顺胃气，祛除肠胃积热，使胃气得和，气机相接，从而诸症蠲除。而桃核承气汤中加用桃仁破血逐瘀，桂枝通经活血，适用于伤寒表邪不解，随经入里，寒邪化热，与瘀血内结于少腹，瘀重于热的下焦膀胱蓄血证。

三、药物组成

桃核 50 个（去皮、尖），桂枝二两（去皮）（6g），大黄四两（12g），甘草二两（炙）（6g），芒硝二两（6g）。

四、使用方法

上五味，以水七升，煮取二升半，去滓，内芒硝，更上火，微沸下火，先食温服五合，日三服，当微利。

第二节　医圣论方

一、许宏

明·许宏："太阳者，膀胱也。本经邪热不解，随经入腑，结于膀胱，热不得散，故作蓄血之症，其人如狂。经曰：血在上喜忘，血在下如狂，是也。若其久症不解，或脉带浮，或恶寒，或身痛等症，尚未可攻，且与葛根汤以解其外。外已解，但小腹急结者，乃可攻之。以桃仁为君，能破血结，而缓其急；以桂枝为臣，辛热之气，而温散下焦蓄血；以调胃承气汤中品味为佐为使，以缓其下者也。此方乃调胃承气汤中加桃仁、桂枝二味，以散其结血也。"（《金镜内台方议》）

二、吴崑

明·吴崑："伤寒外证已解，小腹急，大便黑，小便利，其人如狂者，有蓄血也，此方主之。无头痛发热恶寒者，为外证已解；小腹急者，邪在下焦也；大便黑者，瘀血渍之也；小便利者，血病

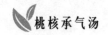

而气不病也。上焦主阳，下焦主阴，阳邪居上焦者，名曰重阳，重阳则狂。今瘀热客于下焦，下焦不行，则干上部清阳之分，而天君弗宁矣，故其证如狂。桃仁，润物也，能泽肠而滑血；大黄，行药也，能推陈而致新；芒硝，咸物也，能软坚而润燥；甘草，平剂也，能调胃而和中；桂枝，辛物也，能利血而行滞。"又曰："血寒则止，血热则行。桂枝之辛热，君以桃仁、硝、黄，则入血而助下行之性矣。斯其制方之意乎！"（《医方考》）

三、柯琴

清·柯琴："若太阳病不解，热结膀胱，乃太阳随经之阳热瘀于里，致气留不行，是气先病也。气者血之用，气行则血濡，气结则血畜，气壅不濡，是血亦病矣。小腹者，膀胱所居也，外邻冲脉，内邻于肝。阳气结而不化，则阴血蓄而不行，故少腹急结；气血交并，则魂魄不藏，故其人如狂。治病必求其本。气留不行，故君大黄之走而不守者以行其逆气，甘草之甘平者以调和其正气。血结而不行，故用芒硝之咸以软之，桂枝之辛以散之，桃仁之苦以泄气。气行血濡，则小腹自舒，神气自安矣。上又承气之变剂也。此方治女子月事不调，先期作痛与经闭不行者最佳。"（《伤寒来苏集·伤寒附翼》）

四、钱潢

清·钱潢："此方自成氏以来即改桂为桂枝，其何故也？揣其臆见，是必因热结膀胱，迫血妄行，畏桂之辛热而不敢用，故易之以桂枝耳。不知血既瘀蓄，而以大黄之苦寒、芒硝之咸寒下之，非以桂之辛热佐之，安能流通其凝结，融化其瘀滞乎？况硝、黄得桂，则无苦寒之虑；桂得硝、黄，亦地辛热之虞

矣。"(《伤寒溯源集》)

五、张锡驹

清·张锡驹："桃为肺之果,其核在肝,为厥阴血分之药,故能破瘀;大黄推陈致新而下血,芒硝上清气分之热,以推血分之瘀,甘草所以调中;桂枝辛能走气,血气随气行也。"(《伤寒论直解》)

六、章楠

清·章楠："此即调胃承气汤加桂枝、桃仁,引入血脉以破瘀结也。硝、黄、桃仁咸苦下降,佐桂枝、甘草辛温甘缓载之,使徐行入于血脉,导瘀热邪由肠腑而去,故桂枝非为解太阳之作邪也。所以《论》言,其外不解者,未可攻;外解已,乃可攻之,宜桃核承气。而不以桂枝名汤,见得太阳表邪已解,直从阳明主治,藉桂枝引入膀胱跻脉以破瘀结也。良以大黄倍于桂枝,则桂枝不得不从大黄下行,而不能升散走表;大黄得桂枝之辛甘而不直下,庶使随入血脉以攻邪也。盖胃为脏腑之海,故各脏腑之邪皆能归胃,则各脏腑之病皆可从胃主治,但佐导引之药,如此方之用桂枝者,自可取效也。诸家多谓桂枝以解太阳作邪,恐非其义。若使桂枝走表,则调胃承气焉能入膀胱破瘀结,而仲景亦不言外已解乃可攻之之也。"(《医门棒喝·伤寒论本旨》)

七、费伯雄

清·费伯雄："此方《准绳》以为当用桂,喻西江等以为当用枝。予则以为主治注中有'外症不解'一语,此四字最为着眼。有桃仁、大黄、芒硝、甘草以治里,必当用桂枝以解表。

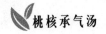

仲景立方，固无遗漏也。"（《医方论》）

八、唐宗海

清·唐宗海："桂枝禀肝经木火之气，肝气亢者，见之即炽；肝气结者，遇之即行。故血证有宜有忌。此方取其辛散，合硝、黄、桃仁，直入下焦，破利结血。瘀血去路不外二便，硝、黄引从大便出，而桂枝兼化小水，此又是一层意义。"（《血证论》）

九、张锡纯

清·张锡纯："大黄味苦，气香，性凉，原能开气破血，为攻下之品，然无专入血分之药以引之，则其破血之力仍不专。方中用桃仁者，取其能引大黄之力专入血分以破血也。徐灵胎云，桃花得三月春和之气以生，而花色鲜明似血，故凡血郁、血结之疾，不能自调和畅达者，桃仁能入其中而和之散之。然其生血之功少而去瘀之功多者何也？盖桃核本非血类，故不能有所补益，若瘀血皆已败之血，非生气不能流通，桃之生气在于仁，而味苦又能开泄，故能逐旧而不伤新也。至方中又用桂枝者，亦因其善引诸药入血分，且能引诸药上行以清上焦血分之热，则神明自安，而如狂者可愈也。"（《医学衷中参西录》）

第三节　类方简析

一、桃仁承气汤

1.《温病条辨》桃仁承气汤

组成：桃仁三钱，大黄五钱，芒硝二钱，牡丹皮三钱，芍药三钱，当归三钱。

出处：《温病条辨》下焦篇第 21 条："少腹坚满，小便自利。夜热昼凉，大便闭，脉沉实者，蓄血也，桃仁承气汤主之，甚则抵当汤。"其自注指出："瘀血溢于肠间，血色久瘀则黑，血性柔润，故大便黑而易者。"从"小便自利，大便黑而易"可见，《温病条辨》中桃仁承气汤所治为胃肠蓄血证，与《伤寒论》桃核承气汤证的病位有异。

功效：攻下泄热，凉血逐瘀。

主治：胃肠蓄血证。

方证药证：本方以大黄为君，泻热攻下，逐瘀通经；桃仁助大黄活血逐瘀，芒硝助大黄攻下泄热，软坚散结，共为臣药；芍药、牡丹皮活血化瘀，当归养血活血，共为佐药。六味相配，共奏攻下泻热、凉血逐瘀之效，适用于温邪久羁，入于下焦，与血相结而见"小便自利，大便色黑而易下"的胃肠蓄血证，故其方中去辛温助热的桂枝、甘草，加入牡丹皮、芍药、当归，以增强凉血柔肝祛瘀之功。

吴鞠通的桃仁承气汤，非合时俗，正是为了区别于《伤寒论》桃核承气汤之治疗寒邪化热，与瘀血结于下焦的膀胱蓄血证。该方在临床中用于流行性出血热、细菌性痢疾、阴道血肿、宫外孕等属瘀热内结者，每获较好效果。

2.《通俗伤寒论》桃仁承气汤

组成：光桃仁三钱（勿研），五灵脂二钱（包），生蒲黄钱半，鲜生地八钱，生川军二钱（酒洗），元明粉一钱，生甘草六分，犀角汁四匙（冲）。

出处：《通俗伤寒论》。治疗"下焦瘀热，热结血室，非速通其瘀，而热不得去，瘀热上蒸心脑，见其人如狂、谵语、小

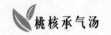

腹窜痛，带下如注，腰痛如折"。适用于下焦瘀热互结，而热重于瘀者。

功效： 清心凉血，祛瘀止痛。

主治： 下焦瘀热互结。

方证药证： 此方系仲景原方去桂枝合犀角地黄汤去芍药、牡丹皮另合失笑散而成。桃核承气汤去桂枝，通下逐瘀而又无助热伤阴之弊；犀角咸寒，清心、凉血、解毒，配生地以凉血止血，养阴清热；蒲黄、五灵脂相须为用，组成治疗血瘀作痛的常用方失笑散，方中二药药性平和，通利血脉，祛瘀止痛。从方中用桃核承气汤去桂枝加犀角、生地可知本方清热之力重于《伤寒论》之桃核承气汤和《温病条辨》之桃仁承气汤，加蒲黄、五灵脂可知其证之瘀结亦重于前二方。

本方药力峻猛，具有清心凉血、祛瘀止痛的功效。适用于下焦瘀热互结之重证。症见谵语、小腹窜痛、带下如注、腰痛如折等。故非速通其瘀，而热不得去。

3.《校注妇人良方》桃仁承气汤

组成： 桃仁半两，大黄二两，甘草二钱，肉桂一钱。上加生姜水煎，发日五更服。

出处：《校注妇人良方》。主治"妇人腹中瘀血者，由月经闭积或产后余血未尽，或风寒滞瘀，久而不消，则为积聚癥瘕矣"。症见"小腹急痛，大便不利，或谵语口干，漱水不咽，遍身黄色，小便自利，或血结胸中，手不敢近腹，或寒热昏迷，其人如狂"等。

功效： 轻泻热瘀，扶正固本。

主治： 虚人或产后下焦蓄血证。

方证药证： 本方为《伤寒论》之桃核承气汤去芒硝，改方中的桂枝为肉桂，并减少了大黄、桃仁的用量。故其药少力轻而缓，具有轻泻热瘀、扶正固本的功效。适用于妇人月经闭久，或产后余血未尽，或风寒滞瘀，久而不消，为积聚证。症见产后或病久、小腹急痛、大便不利，或谵语口干、漱水不咽等。

综上所述，桃核承气汤与桃仁承气汤均治疗下焦蓄血证，组成均有桃仁、大黄，都具有破瘀泄热之功。所不同的是《伤寒论》桃核承气汤偏治膀胱蓄血，其感寒而后化热，故虽为瘀热互结，但瘀重而热轻，方用桂枝与调胃承气汤同用；《温病条辨》桃仁承气汤虽从桃核承气汤加减化裁而来，但其偏治肠腑蓄血之证，虽同为瘀热互结，但热重而瘀轻或瘀重而热亦重，故方中用生地、牡丹皮等。

以上三首桃仁承气汤，名虽同而组成不同，《温病条辨》桃仁承气汤方用芒硝、当归、赤芍、牡丹皮，其热与瘀俱重；而《通俗伤寒论》桃仁承气汤用五灵脂、蒲黄、生地、芒硝、犀角汁，其证热重于瘀，且止痛之力强；《校注妇人良方》桃仁承气汤方用肉桂、甘草，其药少力缓，适用于虚人或产后下焦蓄血证。

二、大承气汤

方歌： 大承气汤用硝黄，配伍枳朴泻力强，痞满燥实四症见，峻下热结宜此方。

组成： 大黄（四两，酒洗）12g，厚朴（半斤，炙，去皮）15g，枳实（五枚，炙）12g，芒硝（三合）9g。

出处： 《伤寒论》。

阳明病，脉迟虽汗出，不恶寒者，其身必重，短气，腹满而喘，有潮热者，此外欲解，可攻里也。手足濈然汗出者，此

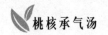

大便已硬也，大承气汤主之。（208）

伤寒，若吐、若下后不解，不大便五六日，上至十余日，日晡所发潮热，不恶寒，独语如见鬼状。若剧者，发则不识人，循衣摸床，惕而不安，微喘直视，脉弦者生，涩者死。微者，但发热谵语者，大承气汤主之。若一服利，则止后服。（212）

阳明病，谵语，有潮热，反不能食者，胃中必有燥屎五六枚也。若能食者，但鞕耳，宜大承气汤下之。（215）

汗出谵语者，以有燥屎在胃中，此为风也。须下者，过经乃可下之；下之若早，语言必乱，以表虚里实故也。下之愈，宜大承气汤。（217）

二阳并病，太阳证罢，但发潮热，手足絷絷汗出，大便难而谵语者，下之则愈，宜大承气汤。（220）

阳明病，下之，心中懊憹而烦，胃中有燥屎者，可攻。腹微满，初头硬，后必溏，不可攻之。若有燥屎者，宜大承气汤。（238）

大下后，六七日不大便，烦不解，腹满痛者，此有燥屎也。所以然者，本有宿食故也，宜大承气汤。（241）

病人小便不利，大便乍难乍易，时有微热，喘冒不能卧者，有燥屎也，宜大承气汤。（242）

伤寒六七日，目中不了了，睛不和，无表里证，大便难，身微热者，此为实也，急下之，宜大承气汤。（252）

阳明病，发热汗多者，急下之，宜大承气汤。（253）

发汗不解，腹满痛者，急下之，宜大承气汤。（254）

腹满不减，减不足言，当下之，宜大承气汤。

阳明少阳合病，必下利。其脉不负者，为顺也；负者，失也。互相克贼，名为负也。脉滑而数者，有宿食也，当下之，

宜大承气汤。（256）

少阴病，得之二三日，口燥咽干者，急下之，宜大承气汤。（320）

少阴病，自利清水，色纯青，心下必痛，口干燥者，急下之，宜大承气汤。（321）

少阴病，六七日，腹胀，不大便者，急下之，宜大承气汤。（322）

功效：急下存阴，峻下热结。

主治：①阳明腑实证：大便不通，频转矢气，脘腹痞满，腹痛拒按，按之则硬，日晡潮热，神昏谵语，手足濈然汗出，舌苔黄燥起刺或焦黑燥裂，脉沉实。②热结旁流，下利清水，色纯青，其气臭秽，脐腹疼痛，按之坚硬有块，口舌干燥，脉滑数。③里热实证之热厥、痉病或发狂。

方证药证：方中大黄苦寒硬攻，泻热通便；芒硝咸寒软坚，泻热通便；枳实辛寒行气降浊；厚朴苦温行气下气。适用于肠梗阻、重症急性胰腺炎等肠胰病变；痤疮、痈疡、疔毒、病毒性疱疹等皮肤病变；大叶性肺炎、成人呼吸窘迫综合征、急性肺水肿等肺部病变；精神分裂症、抑郁症、癔症等在其演变过程中出现烦躁不安、大便干结等精神神经病变；肌肉损伤综合征、筋脉损伤综合征、肌腱炎、腱鞘炎等在其演变过程中出现疼痛、麻木、关节僵硬、活动受限、大便干结等肌肉筋脉病变。

三、小承气汤

组成：大黄四两（酒洗），厚朴二两（炙，去皮），枳实三枚（大者，炙）。

出处：《伤寒论》。

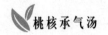

阳明病，脉迟，虽汗出不恶寒者，其身必重，短气，腹满而喘，有潮热者，此外欲解，可攻里也……若腹大满不通者，可与小承气汤，微和胃气，勿令至大泄下。（208）

阳明病……若不大便六七日，恐有燥屎，欲知之法，少与小承气汤，汤入腹中，转矢气者，此有燥屎也，乃可攻之；若不转矢气者，此但初头鞕，后必溏，不可攻之，攻之必胀满不能食也。欲饮水者，与水则哕。其后发热者，必大便复鞕而少也，以小承气汤和之……（209）

阳明病，其人多汗，以津液外出，胃中燥，大便必鞕，鞕则谵语，小承气汤主之。若一服谵语止者，更莫复服。（213）

阳明病，谵语，发潮热，脉滑而疾者，小承气汤主之。因与承气汤一升，腹中转气者，更服一升；若不转气者，勿更与之。明日又不大便，脉反微涩者，里虚也，为难治，不可更与承气汤也。（214）

下利谵语者，有燥屎也。宜小承气汤。（374）

太阳病，若吐，若下，若发汗后，微烦，小便数，大便因鞕者，与小承气汤和之愈。（250）

得病二三日，脉弱，无太阳、柴胡证，烦躁，心下鞕。至四五日，虽能食，以小承气汤，少少与，微和之，令小安。至六日，与承气汤一升……（251）

下利谵语者，有燥屎也，小承气汤主之。（《金匮要略》第十七篇第四十一条）大黄四两（酒洗）、厚朴二两（炙，去皮）、枳实三枚（大者，炙）。上三味，以水四升，煮取一升二合，去滓。分温二服。初服汤当更衣，不尔者尽饮之。若更衣者，勿服之。

功效：泄热通便，行气除满。

主治： 阳明腑实证，热实内结，腑气不通。

方证药证： 方中大黄荡涤实热，厚朴除胀满，枳实消痞实。临床可用于热邪与积滞互结，潮热谵语，大便秘结，胸腹痞满，苔黄糙，脉滑数；或热结旁流，下利清水；或痢疾初起，腹痛胀满，里急后重。霍乱，大便不通，谵语。杂病上焦痞满不通。里证已见三四日，脐腹胀满而不甚坚硬，或胸满潮热不恶寒，狂言而喘，病属小热小实小满者。邪传少阴，口燥咽干而渴，或下利肠垢，目不明等症，现亦可用于①传染性疾病，如急性黄疸型肝炎、乙型肝炎、菌痢、肠炎、肠伤寒、乙型脑炎、伤寒、副伤寒、出血热等。②急腹症，如粘连性肠梗阻、小儿麻痹性肠梗阻、蛔虫性肠梗阻、产后麻痹、肠梗阻、手术后肠梗阻、急性阑尾炎、急性胰腺炎、胆结石、胆囊炎、小儿胆道蛔虫症、溃疡病穿孔、慢性胃扭转等。③其他：如五官科的结膜炎，角膜炎、扁桃腺炎、舌炎、牙周脓肿等；脱肛、痔疮、过敏性紫癜、肾衰竭、肺心病、哮喘性支气管炎、食管炎、慢性胃炎、食物中毒等也可运用本方。

四、调胃承气汤

组成： 大黄4两（去皮，清酒洗），甘草（炙）2两，芒硝半斤。

出处： 《伤寒论》。

伤寒脉浮、自汗出、小便数、心烦、微恶寒、脚挛急，反与桂枝，欲攻其表，此误也。得之便厥、咽中干、烦躁吐逆者，作甘草干姜汤与之，以复其阳。若厥愈足温者，更作芍药甘草汤与之，其脚即伸；若胃气不和谵语者，少与调胃承气汤；若重发汗，复加烧针者，四逆汤主之。（29）

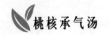

发汗后，恶寒者，虚故也；不恶寒，但热者，实也，当和胃气，与调胃承气汤。（70）

太阳病未解，脉阴阳俱停，必先振栗，汗出而解；但阳脉微者，先汗出而解；但阴脉微者，下之而解。若欲下之，宜调胃承气汤。（94）

伤寒十三日不解，过经谵语者，以有热也，当以汤下之。若小便利者，大便当硬，而反下利，脉调和者，知医以丸药下之，非其治也。若自下利者。脉当微厥，今反和者，此为内实也，调胃承气汤主之。（105）

太阳病，过经十余日，心下温温欲吐而胸中痛，大便反溏，腹微满，郁郁微烦，先此时自极吐下者，与调胃承气汤；若不尔者，不可与；但欲呕、胸中痛、微溏者，此非柴胡证，以呕故知极吐下也。（123）

阳明病，不吐、不下、心烦者，可与调胃承气汤。（207）

太阳病三日，发汗不解，蒸蒸发热者，属胃也，调胃承气汤主之。（248）

伤寒吐后，腹胀满者，与调胃承气汤。（249）

功效：推陈致新以和中，除热荡实，润燥软坚，甘平和缓。

主治：燥热内盛，腑实初结，热扰心神。

方证药证：大黄苦寒，可以荡实；芒硝咸寒，可以润燥；甘草甘平，可以和中，此药行，则胃中调而里气承顺，故曰调胃承气。可用于阳明腑实，发热汗出，口渴心烦，大便秘结，腹满痛拒按，脉滑数。也可用于胃热、发斑、口齿咽喉肿痛、疮疡等见上述症状者。有报道用本方加减治疗急性胆囊炎、慢性胆囊炎急性发作、胆道蛔虫、急性胰腺炎等急腹症而辨证属燥实内阻者，某些急性肺炎见有大便秘结者，湿疹、荨麻疹等病机属湿热的皮肤病，糖尿病属阳明里实者，亦可用本方加味。

五、宣白承气汤

组成：生石膏 15g，生大黄 9g，杏仁粉 6g，瓜蒌皮 4.5g。

出处：《温病条辨》17 条："阳明温病，下之不通，其证有五：应下失下，正虚不能运药，不运药者死，新加黄龙汤主之。喘促不宁，痰涎壅滞，右寸实大，肺气不降者，宣白承气汤主之……"

功效：清肺定喘，泻热通便。

主治：阳明温病，下之不通，喘促不宁，痰涎壅滞，大便闭结，脉右寸实大，证属肺气不降者。

方证药证：肺其色应白，与大肠相表里，主宣发肃降，腑气则赖肺气的肃降得以畅通。痰热内蕴，肺气不降，则变证丛生。本方中生石膏清泄肺热；生大黄泻热通便；杏仁粉宣肺止咳；瓜蒌皮润肺化痰，诸药同用，使肺气宣降，腑气畅通，痰热得清，咳喘可止。宣白，指宣通肺气；承气，谓承顺腑气，故名宣白承气汤。

临床可用于慢性阻塞性肺疾病急性加重期、肺炎、慢性支气管炎急性加重期等肺系疾病。

六、增液承气汤

组成：玄参 30g，麦冬 24g，生地 24g，大黄 9g，芒硝（冲服）4.5g。

出处：《温病条辨》17 条："阳明温病，下之不通，其证有五……津液不足，无水舟停者，间服增液，再不下者，增液承气汤主之。"

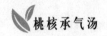

功效：滋阴增液，泄热通便。

主治：阳明温病，热结阴亏证。

方证药证：阳明温病，热结胃肠，津液受灼，肠腑失润，传导失常，以致燥屎不行，脘腹胀满。燥屎不行，邪热愈盛，阴津渐竭，故肠中燥屎虽用下法而不得通，此即"津液不足，无水舟停"之意。口干唇燥，舌红苔黄，脉细数者，乃热伤津亏之证。治宜甘凉濡润以增阴液；咸苦润下以泄热通便。方中重用玄参滋阴泄热通便，为君药。麦冬、生地黄滋阴生津，为臣药。君臣相和即增液汤，功能滋阴清热，增液通便。大黄、芒硝软坚润燥，泄热通便，共成"增水行舟"之剂。若兼有气虚者，可加太子参或西洋参甘凉益气；痔疮出血、大便干结者，可加地榆、槐花等。现代临床多用于急性传染病高热、便秘、津液耗伤较重以及痔疮日久，大便燥结不通，热结阴亏者。

七、新加黄龙汤

组成：细生地15g，生甘草6g，人参4.5g（另煎汁90mL），生大黄9g，芒硝3g，元参15g，麦冬（连心）15g，当归4.5g，海参（洗）2条，姜汁30mL。

出处：《温病条辨》17条："阳明温病，下之不通，其证有五……应下失下，正虚不能运药，不运药者死，新加黄龙汤主之。"

功效：益气养阴，泻热通便。

主治：阳明温病，应下失下，气液两亏。

方证药证：阳明温病，应下失下，气液两亏，大便秘结，腹中胀满而硬，神疲少气，口干咽燥，唇裂舌焦，苔焦黄或焦黑燥裂。方中大黄、芒硝急下燥热以存阴气；人参、当归补益气血；麦冬、生地、玄参、海参激阴养液；姜汁、大枣、甘草固护胃气，调和诸药；桔梗开宣肺气，通调胃肠。全方泻热通便与滋阴益气并行为治，使正气得运，阴血得复，则药力得行，大便可通，邪热自平。现代临床多应用于习惯性便秘、老年性便秘及各种严重疾病如腹水等并发症。

八、导赤承气汤

组成：赤芍药、生大黄各三钱，生地黄五钱，黄连、黄柏各二钱，芒硝（冲）一钱。

出处：《温病条辨》17 条："阳明温病，下之不通，其证有五……左尺牢坚，小便赤痛，时烦渴甚，导赤承气汤主之。"

功效：清热凉血，通便泻火。

主治：阳明温病，大肠热结，波及小肠，导致小肠热盛，下注膀胱，水热互结。

方证药证：阳明温病，下之不通，小便赤痛，心烦渴甚，脉左尺牢坚者。小肠热盛，下注膀胱，则见小便赤痛，前涩后痛；腑有热结，则见身热，腹满，便秘，苔黄焦燥。此时若逐大肠之热则小肠之火不清，清小肠之火则大肠腑实不通，故治宜二肠同治，选用导赤承气汤治疗。方以导赤散合调胃承气汤加减，方中以大黄、芒硝攻大肠热结；黄连、黄柏清小肠之热，二肠之热可清，则膀胱之热可去；赤芍、生地黄凉血滋阴；诸药相合，二肠同治，现代临床可用于肠梗阻等胃肠疾病。

九、牛黄承气汤

组成：安宫牛黄丸二粒化开，调生大黄末三钱。

出处：《温病条辨》第 17 条："阳明温病，下之不通，其

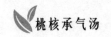

证有五……邪闭心包，神昏舌短，内窍不通，饮不解渴者，牛黄承气汤主之。"

功效：清热开窍，通便泻火。

主治：热入心包，神昏谵语，兼有腑实者。

方证药证：阳明温病，下之不通，邪闭心包，神昏舌短，饮不解渴者，痰热上闭机窍则有神昏舌塞，肢厥，邪热下灼津液而见便秘，腹满硬痛，舌绛苔黄燥，脉沉数实。此为阳明邪热既灼手厥阴心包经，又灼手阳明大肠经之故。本证上有痰热蒙蔽心包，下有大肠热结，是为上下同病。故治疗必上下同治，吴氏以牛黄承气汤治之。以安宫牛黄丸开心窍之闭，并加生大黄，以攻阳明腑实。现代临床可用于病毒性发热、急性尿毒症等属热入心包者。

十、三仁承气汤

组成：大麻仁三钱（炒香），松子仁三钱（研透），小枳实一钱半（炒香），大腹皮二钱，光杏仁三钱（勿研），生川军一钱（蜜炙），油木香五分，猪胰（略炒）一钱。

出处：《重订通俗伤寒论》。

功效：缓下脾脏结热。

主治：胃燥脾约，液枯便闭。

方证药证：脾与胃以膜相连。膜者，脂膜也；上济胃阴，下滋肠液，皆脾所司。若发汗利小便太过，则胆火炽盛，烁胃熏脾；胃中燥而烦实，实则大便难，其脾为约，约则脾之脂膜枯缩矣。故君以麻、杏、松仁等多脂而香之物，濡润脾约，以滋胃燥；然胃热不去，则胆火仍炽，又必臣从生军、枳实，去胃热以清胆火，所谓釜底抽薪是也；佐以油木香、大腹皮者，以脾气喜焦香，而油木香则滑利脂膜，脾络喜疏通，而大腹皮又能直达脾膜也；妙在使以猪胰，善去油腻而助消化，以洗涤肠中垢浊。此方为胃燥脾约，液枯便闭之良方。

十一、犀连承气汤

组成： 犀角汁二瓢（冲），小川连八分，小枳实一钱半，鲜地汁六瓢（冲），生锦纹三钱，真金汁一两（冲）。

注： 犀角现已禁用，常用水牛角代替。全书犀牛角均用水牛角代替，不再一一注明。

出处：《重订通俗伤寒论》。

功效： 泻心通肠，清火逐毒。

主治： 热结在腑，上蒸心包。

方证药证： 心与小肠相表里，热结在腑，上蒸心包，症必神昏谵语，甚则不语如尸，世俗所谓蒙闭证也。便通者宜芳香开窍，以通神明；若便秘而妄开之，势必将小肠结热，一齐而送入心窍，是开门揖盗也。此方君以大黄、黄连，极苦泄热，凉泻心小肠之火；臣以犀、地二汁，通心神而救心阴；佐以枳实，直达小肠幽门，俾心与小肠之火，作速通降也；然火盛者必有毒，又必使以金汁，润肠解毒。此为泻心通肠、清火逐毒之良方。

十二、陷胸承气汤

组成： 瓜蒌仁六钱（杵），小枳实一钱半，生川军二钱，仙半夏三钱，小川连八分，风化硝一钱半。

出处：《重订通俗伤寒论》："仲景所谓热结在里，表里俱热，白虎加人参汤主之是也。但要辨其便通者，但须外透肌腠，

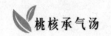

内清脏腑……白虎承气、犀连承气二汤为主。夹痰者，陷胸承气汤、加味凉膈煎选用。"

功效： 开肺通肠。

主治： 痰火结闭，肺气失降。

方证药证： 肺伏痰火，则胸膈痞满而痛，甚则神昏谵语，肺气失降，则大肠之气亦痹，肠痹则腹满便闭。故君以蒌仁、半夏辛滑开降，善能宽胸启膈；臣以枳实、川连苦辛通降，善能消痞泄满；然下既不通，必壅乎上，又必佐以硝、黄咸苦达下，使痰火一齐通解。此为开肺通肠，痰火结闭之良方。

十三、解毒承气汤

组成： 白僵蚕（酒炒）9g，蝉蜕（全）10 个，黄连 3g，黄芩 3g，黄柏 3g，栀子 3g，枳实（麸炒）7.5g，厚朴（姜汁炒）15g，大黄（酒洗）15g，芒硝 9g（另入）。

出处： 《伤寒温疫条辨》卷五。

功效： 辟秽解毒，通腑泄热。

主治： 温病三焦大热，痞满燥实。

方证药证： 疫必有毒，毒必传染，症无六经可辨，故喻嘉言从三焦立法，殊有卓识。此方用银、翘、栀、芩轻清宣上，以解疫毒，喻氏所谓升而逐之也；黄连合枳实，善疏中焦，苦泄解毒，喻氏所谓疏而逐之也；黄柏、大黄、瓜硝、金汁咸苦达下，速攻其毒，喻氏所谓决而逐之也；即雪水、绿豆清，亦解火毒之良品。合而为泻火逐毒，三焦通治之良方。如神昏不语，人如尸厥，加《局方》紫雪，消解毒火，以清神识，尤良。

十四、复方大承气汤

组成：炒莱菔子30g，厚朴15g，枳实15g，木香10g，生军15～30g（后下），芒硝15～30g（冲服）。

出处：《中西医结合治疗常见外科急腹症》。

功效：通里攻下，行气活血。

主治：阳明腑实，气滞血瘀。

方证药证：复方大承气汤由大承气汤（枳壳易枳实）加炒莱菔子、桃仁、赤芍而成，故行气导滞、活血祛瘀作用增强，适用于单纯性肠梗阻而气胀较重者，并可预防梗阻导致局部血瘀气滞引起的组织坏死。

十五、大陷胸汤

方歌：大陷胸汤用硝黄，甘遂为末共成方，擅医热实结胸证，泻热逐水效专长。

组成：大黄（去皮）10g，芒硝10g，甘遂1g。

出处：《伤寒论》。

"太阳病，脉浮而动数，浮则为风，数则为热，动则为痛，数则为虚。头痛发热，微盗汗出，而反恶寒者，表未解也。医反下之，动数变迟，膈内拒痛；胃中空虚，客气动膈，短气烦躁，心中懊侬；阳气内陷，心下因鞕，则为结胸，大陷胸汤主之。"（134）

伤寒六七日，结胸热实，脉沉而紧，心下痛，按之石鞕者，大陷胸汤主之。（135）

太阳病，重发汗而复下之，不大便五六日，舌上燥而渴，日晡所小有潮热，从心下至少腹鞕满而痛不可近者，大陷胸汤

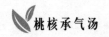

主之。（137）

功效：泻热逐水破结。

主治：水热互结之结胸证。

方证药证：本方因表邪未解而误下，或因误下而邪气内陷，热邪与水饮搏结于胸膈所致。治疗以泻热逐水为主。水热内结，气不得通，轻则但见心下硬满而痛，甚则从心下至少腹硬满而痛不可近；腑气不通，故大便秘结；邪热与水饮互结，津液不能上承，故舌燥口渴；此时燥热已累及阳明，因水热互结，故日晡小有潮热。方中甘遂功逐水饮，泻热破结，为君药。大黄、芒硝荡涤肠胃、泻结泄热、润燥软坚，为臣佐之用。现代临床可用于治疗急性肠梗阻、急性胰腺炎、胃黏膜脱垂、急性胆囊炎、肝硬化腹水、化脓性阑尾炎、结核性腹膜炎、肠扭转、卵巢囊肿等疾病证属水热互结者。现代药理研究表明，大陷胸汤能增强肠蠕动，有很强的导泻作用；还具有利尿改善肾衰作用，增强机体特异性免疫功能等功效。

十六、抵当汤

组成：水蛭 30 个（熬），虻虫 30 个（去翅足，熬），桃仁 20 个（去皮尖），大黄 3 两（酒洗）。

出处：《伤寒论》。

太阳病六七日，表证仍在，脉微而沉，反不结胸，其人发狂者，以热在下焦，少腹当鞕满，小便自利者，下血乃愈。所以然者，以太阳随经，瘀热在里故也，抵当汤主之。（124）

太阳病，身黄，脉沉结，少腹鞕，小便不利者，为无血也。小便自利，其人如狂者，血证谛也，抵当汤主之。（125）

功效：破血逐瘀泻热。

主治：瘀热互结，病在下焦。

方证药证：下焦蓄血所致的发狂或如狂，少腹硬满，小便自利，喜忘，大便色黑易解，脉沉结，或妇女经闭，少腹硬满拒按者。甘缓结，苦泄热，桃仁、大黄之甘苦，以下结热。苦走血，咸渗血，虻虫、水蛭之苦咸，以除蓄血。

抵当的方名意义，说法不一：一谓非大毒猛厉之剂不足以抵挡其热结蓄血之证；一谓抵当乃抵掌之讹，抵掌是水蛭一药的别名（陆渊雷引山田氏语），本方以其为主药，因而得名。但也有谓抵当为至当者，如王晋三曰："抵当者，至当也。蓄血者，至阴之属，真气运行而不入者也，故草木不能独治其邪，务必以灵幼嗜血之虫为向导。飞者走阳路、潜者走阴路，引领桃仁攻血，大黄下热，破无情之血结，诚为至当不易之方，毋惧乎药之险也。"《古之选注》或曰，本方有攻逐蓄血之功，可宜抵当攻之处，故名。

抵当汤临床可用于脑卒中、脑梗死、脑出血、老年性痴呆等脑血管病变；糖尿病、代谢综合征等内分泌和代谢系统疾病；子宫内膜异位症、不孕症、子宫肌瘤等妇科疾病；下肢深静脉血栓形成、栓塞性静脉炎等周围血管病；以及前列腺肥大和前列腺增生、不稳定性心绞痛、外伤后便秘、溃疡性结肠炎等多种疾病。

十七、十枣汤

方歌：十枣逐水效堪夸，大戟甘遂与芫花，悬饮内停胸胁痛，大腹肿满用无差。

组成：芫花、甘遂、大戟各等份，大枣 10 枚。

出处：《伤寒论》。

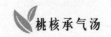

太阳中风，下利呕逆，表解者，乃可攻之。其人漐漐汗出，发作有时，头痛，心下痞硬满，引胁下痛，干呕短气，汗出不恶寒者，此表解里未和也，十枣汤主之。(152)

三味等份，各别捣为散。以水一升半，先煮大枣肥者十枚，取八合去滓，纳药末。强人服一钱匕，羸人服半钱，温服之，平旦服。若下后病不除者，明日更服，加半钱，得快下利后，糜粥自养。

现代用法：上三味等份为末，或装入胶囊，每服 0.5～1g，每日 1 次，以大枣 10 枚煎汤送服，清晨空腹服。得快下利后，糜粥自养。

功效：攻逐水饮。

主治：水饮内停，正邪俱盛。

方证药证：本方为攻逐水饮之峻烈剂，临床以咳唾胸胁引痛，或水肿腹胀，二便不利，脉沉弦为证治要点。方中甘遂善行经隧水湿，大戟善泄脏腑水湿，芫花善消胸胁伏饮痰瘀，三药有逐水饮、除积聚、消肿满的功效，合而用之，逐水之力更强。由于三药皆有毒，且药性峻烈，故用大枣十枚缓解毒性，缓和药性，减少药后反应，且补脾益气养血，使下不伤正。近代也用于治疗肝硬化、血吸虫病等所致的腹水，渗出性胸膜炎的实证，急性单纯性肠梗阻、急性胆囊炎、急性阑尾炎、急性胰腺炎等属阳明腑实证者。

十八、麻子仁丸

方歌：麻子仁丸治脾约，大黄枳朴杏仁芍，胃热津枯便难解，润肠通便功效高。

组成：麻子仁二升，芍药半斤，枳实半斤，大黄一斤（去皮），厚朴一尺（炙，去皮），杏仁一升（去皮尖，熬，别作脂）。

出处：《伤寒论·五脏风寒积聚病脉证并治第十一》：跌阳脉浮而涩，浮则胃气强，涩则小便数，浮涩相搏，大便则难，其脾为约，麻子仁丸主之。

功效：润肠泄热，行气通便。

主治：胃肠燥热，脾约便秘证。

方证药证：麻子仁丸治证为脾约，系由肠胃燥热，脾津不足所致。脾为胃行其津液，今胃中燥热，脾受约束，津液不能四布，但输膀胱，故小便频数；燥热伤津，肠失濡润，则大便秘结。治宜润肠泻热，行气通便。方中重用麻子仁质润多脂，滋脾润肠，润燥通便为君药。大黄苦寒泄热，攻积通便；杏仁利肺降气，润燥通便；白芍养阴敛津，柔肝理脾，共为臣药。枳实下气破结，厚朴行气除满，以加强降泄通便之力，用以为佐。使以蜂蜜润燥滑肠，调和诸药。综观全方，重用麻子仁滋脾润肠，配伍大黄、枳实、厚朴泄热导滞，组成攻润相合之剂，使腑气通顺，津液充足，下不伤正，主治脾津不足，肠胃燥热之脾约证。麻子仁丸即小承气汤加麻仁、杏仁、白芍、蜂蜜而成。虽亦用小承气汤泻肠胃之燥热积滞，但实际服量较少，更取质润多脂之麻仁、杏仁配伍以蜂蜜、白芍，既可益阴润燥以通便，又能减缓小承气汤攻伐之力，使下不伤正，而且本方只服小丸，用量渐加，说明本方意在润肠泻热，属缓下之剂。

该方剂润肠、泻下作用可以说是一种对症治疗方法，使便秘立即好转，但其调节心脏血管、血液流变学功能，改善直肠垫静脉循环障碍，抗感染、抗炎，改善产妇产后感染及产道撕伤之炎症，调节免疫功能等则是其根本治疗，此即中医所谓既

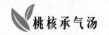

治本又治标。

十九、大黄牡丹汤

方歌： 金匮大黄牡丹汤，桃仁瓜子芒硝襄，肠痈初起腹按痛，苔黄脉数服之康。

组成： 大黄12g，牡丹9g，桃仁12g，瓜子30g，芒硝9g。

出处：《金匮要略·疮痈肠痈浸淫病脉证并治第十八》：肠痈者，少腹肿痞，按之即痛，如淋，小便自调，时时发热，自汗出，复恶寒。其脉迟紧者，脓未成，可下之，当有血。脉洪数者，脓已成，不可下也。大黄牡丹汤主之。大黄四两、牡丹一两、桃仁五十个、瓜子半升、芒硝三合。上五味，以水六升，煮取一升，去滓，内芒硝，再煎沸，顿服之，有脓当下；如无脓，当下血。

功效： 泻热破瘀，散结消肿。

主治： 肠痈初起。右下腹疼痛拒按，或右足曲而不伸，伸则痛甚，甚则局部肿痞，或时时发热，自汗恶寒，舌苔薄腻而黄，脉滑数。

方证药证： 本方用于湿热郁蒸，气血凝聚，结于肠中，肠络不通所致肠痈初起之病证，方中大黄苦寒攻下，泻肠中湿热郁结而去瘀；牡丹皮辛苦微寒，凉血化瘀，消肿"疗痈疮"，两药相伍，泻瘀热之结，同为君药。芒硝咸寒，泻热导滞，软坚散结，助大黄荡涤实热，推陈致新；桃仁苦平破血，助君药活血破瘀，泻热散结，共为臣药。冬瓜仁甘寒，清肠利湿，排脓散结，为佐药。诸药合用，共奏泄热破瘀、散结消肿之功。实验研究，本方能增强阑尾蠕动，促进血液运行，具有抗菌、抗炎、解热、镇痛等作用，能促进和调整免疫功能并对周围血管、血液流变学和心功能有改善作用，对肠道运动有促进和调节作用，对阑尾阻塞有治疗作用，因此，对单纯性阑尾炎、盆腔炎应有明显的治疗作用，不仅从病因、病原学上进行治疗，而且通过改善血液流变学而改善这些炎症的血运障碍，同时也能通过调节本身免疫功能、增强抗病能力。

二十、厚朴七物汤

方歌：厚朴七物表里方，桂枳姜枣草大黄，解表散邪和肠胃，临证加减在变通。

组成：厚朴半斤（24g），甘草三两（9g），大黄三两（9g），大枣10枚，枳实5枚（12g），桂枝二两（6g），生姜五两（15g）。

出处：《伤寒论·腹满寒疝宿食病脉证治第十》：病腹满，发热十日，脉浮而数，饮食如故，厚朴七物汤主之。

功效：解肌发表，行气通便。

主治：太阳中风证与阳明热证相兼。腹满痛，大便不通，发热，脉浮而数。

方证药证：腹满痛为内实里证，发热脉浮为外感表证。表里并见，当先解表，然后攻里，此伤寒之定法。然伤寒表病，饮食不如故，且必身痛项强。今饮食如故，身不痛项不强，虽脉浮发热而腹满痛，自应以里证为主。故宜厚朴枳黄以攻里实，桂草姜枣以和表气也。方中厚朴行气消满，导滞下气；大黄泻热通便，通降浊气；桂枝解肌散寒，理脾和胃；枳实泻热消痞，通畅气机；生姜宣理中气，降逆和胃；甘草、大枣，益气和中。临床可用于习惯性便秘、痔疮、慢性结肠炎、慢性肠胃炎、胃及十二指肠溃疡、肠胃痉挛、幽门水肿以及肠胃型感冒等属太

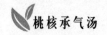

阳中风证与阳明热证相兼者。

二十一、厚朴大黄汤

组成： 厚朴一尺，大黄六两，枳实四枚。

出处： 陆渊雷《金匮要略今释》：《千金方》云：夫酒客咳者，必致吐血。此坐久饮过度所致也，其脉虚者必冒。其人本有支饮在胸中也，支饮胸满，厚朴大黄汤主之。

功效： 行气宽胸，行水下饮。

主治： 支饮胸满。

方证药证： 本方用于腹满，大便秘结，舌红苔黄，脉弦滑者。《金匮玉函经衍义》："凡仲景方，多一味，减一药，与分两之更重轻，则异其名，异其治，有如转丸者。若此三味，加芒硝则谓之大承气，治内热腹实满之甚；无芒硝，则谓之小承气，治内热之微甚；厚朴多，则谓之厚朴三物汤，治热痛而闭。今三味以大黄多，名厚朴大黄汤，而治是证，上三药皆治实热而用之。"现代临证可用于慢性支气管炎、急性支气管炎、胸膜炎、肺痈、心包炎等病证而见本方证者。

第二章 临床药学基础

第一节 药证与方证

本方由桃核 50 个（去皮、尖），桂枝二两（去皮）（6g），大黄四两（12g），甘草二两（炙）（6g），芒硝二两（6g）组成，用量最大的是桃核（桃仁）。

一、主药——桃仁

桃仁收录于《中华人民共和国药典》2020 年版，为蔷薇科植物桃或山桃的干燥成熟种子。其性平，味苦、甘，归心、肝、大肠经，具有活血祛瘀、润肠通便、止咳平喘等功效。桃仁入药始载于《神农本草经》，曰："气味苦，平，无毒。"陈修园注释其"气平主降，味苦主泄"。后世医家对桃仁性味的记载多沿用本经的观点如《本草经集注》。直到明清时期，中医药理论进入集大成阶段，方出现少数本草著作提出桃仁"性温"（如《本草纲目》）"性寒"（如《万病回春》）等不同观点。对于平性药，部分学者认为虽然其药性相对缓和，却仍在一定程度上带有或温或凉的偏性，方能"以偏纠偏"。李军伟等综合历代本草文献对桃仁属性及其功效主治的记载，认为桃仁偏于凉性。但桃仁作为相对公认的平性药，却具有对寒热不同证型的动物模型的心血管系统"双向调节"的保护作用，有别于寒

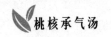

性药代表丹参、益母草与热性药代表川芎，因此，桃仁宜归入平性药。

王付将学用桃核承气汤的理论探索如下：

审度"热结膀胱"与"其人如狂"之间的内在关系：张仲景论桃核承气汤主治病证，既论病变部位在"热结膀胱"，又论病证表现在心而为发狂，旨在阐明运用桃核承气汤的核心不在于辨病辨部位，而是突出审明病变证机，即运用桃核承气汤无论其病变部位在下焦还是在上焦，只要审明病变证机是瘀热，即可以法用之。

权衡"热结膀胱"的辨证精神：运用桃核承气汤主治"热结膀胱"的辨证重点有二。①张仲景论"热结膀胱"的含义并非局限于膀胱，而是泛指泌尿系病证，如肾小球肾炎、肾盂肾炎、输尿管炎、膀胱炎、尿道炎等病证。②张仲景论"热结膀胱"的含义并非局限于泌尿系病证，而可泛指生殖系病证，如男科前列腺炎、前列腺增生、前列腺结石，以及妇科盆腔炎、附件炎、子宫内膜炎等。

权衡"其人如狂"的辨证精神：运用桃核承气汤主治"其人如狂"的辨证重点有二。①病以烦躁为主，即病变证机与病变部位在膀胱，病以少腹拘急或剧烈疼痛而致烦躁不安即如狂状者，如急性膀胱炎、肾结石等病证表现。②病以狂躁为主，病变证机与病变部位在心，即瘀热在心而肆虐心神，以此演变为狂躁不安即如狂状者，如焦虑症、精神分裂症等病证表现。

权衡"少腹急结"的辨证精神：运用桃核承气汤主治"少腹急结"辨证重点有二。①辨识"少腹急结"，应包括少腹疼痛，或胀满，或拘急不舒等症状。②辨识"少腹急结"，应包括小腹在内，即小腹疼痛，或胀满，或拘急不舒等症状，不能将病变部位局限于少腹。

辨识"血自下"与药后"当微利"：张仲景在桃核承气汤证中既明确指出"血自下"，又明确指出药后"当微利"，其辨证重点有三。①病变部位及瘀热病机在肾、膀胱或在男子血室，导致肾、膀胱气化不利而演变为小便不利，服药后瘀热得下，小便得利即"当微利"。②病变部位及瘀热病机不在膀胱而在大肠以演变为大便干结，药后瘀热得下，大便得通即"当微利"。③病变部位及瘀热病机在女子胞宫，服药后瘀热可从前阴而去，对此应辨证地对待，切不可局限于某一方面。

二、其他药物的药证

（一）桂枝

桂枝在《伤寒论》中应用广泛，与其不同配伍所产生的不同功效密切相关，而对桃核承气汤方中的桂枝，历来争议颇多，大多围绕两点，其一，成无己将原方的"桂"注解为桂枝，而"桂"是否为肉桂。其二，作为太阳表证主药桂枝，与活血祛瘀药品配伍后，其作用究竟为何。

桂枝性味辛甘，归心、肺、膀胱经，具有发汗解肌、温通经脉的作用。就其在桃核承气汤中作用的认识，大致有以下几种：①外解太阳之余邪。②走气分以行气。③温通血脉以破瘀结。④化气以利水。⑤引诸药以入血分。⑥治冲逆而已。⑦"当是桂，非桂枝也"。各执所见，各有其理。

有方、喻、徐、柯氏等认为桂枝为解太阳余邪，认为此方中桂枝仍发挥其最基本作用，即解表。然而《伤寒论》原书明言："其外邪不解者，尚未可攻，当先解其外；外解已，但少

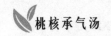

腹急结者，乃可攻之，宜桃核承气汤。"方中桃仁用量最大，作为君药，提示其以攻为主而并非以解表为主。细心者尚可发现，张仲景制方有一特色，偏爱以一方之主药定其方名，此处不以桂枝为汤名，亦可以提示本方中桂枝意义不在于解太阳之表。纵观仲景用药，多好以枳、朴、柴胡之类行气。桂枝辛温，虽有能散能行之功效，但散行之功旨在发汗解肌，助阳通脉，而并非如行气类药以行气为其根本。此处言桂枝走气分以行气，恐怕乃后世医家个人之见解，非仲景本意。此方所主之证为下焦蓄血，小便自利，病在血而非水，可知膀胱气化功能尚可正常运行。言桂枝化气以利水，亦有不妥之处。桂枝在本方中与大黄、桃仁配伍，《汤液本草》谓牵牛"以气药引之则入气分，以大黄引之则入血。"可以推出，大黄本身就能引桂枝，又何须以桂枝来引大黄？又有《本草纲目》言桂枝"引诸药横行手臂"，而本证为血瘀下焦，若以桂枝引之，未免有点南辕北辙之嫌，实难胜任。更有王氏认为"当是桂，非桂枝也"，因其恐桂枝轻扬治上不能下达下焦，而理解为是前人误解，本应为肉桂，因肉桂厚重下行而治下。显然此看法有想当然之弊。至于"治冲逆者"，冲逆乃下焦瘀血上扰心神所致，下焦瘀血尚未去而仅以桂枝一味药且用量很少治上之冲逆，有违背中医治病求本之特点，故此言亦难立足。

曾姣飞精读此方，推敲前人意见，深入体会，对张仲景本方中桂枝之妙用有所领悟。十分推崇"桂枝之用，通行血脉，以破瘀结"之说。本方证乃血结下焦，遵《黄帝内经》"其下者，引而竭之"治则，当因势利导，引血下行。故方以入大肠经的桃仁与大黄、芒硝合用，直达病所，瘀热并治。瘀由热结，瘀者宜逐，热者宜寒。桃仁逐瘀，藉桂枝之辛温，通行血脉，血得温则行，在活血方中适当地配伍温通之品，有助于加强活血祛瘀作用。由于本方所治乃瘀热互结之蓄血，治热以寒，以寒凉之品大黄、芒硝下瘀泄热。桂枝在方中虽与寒性之大黄、芒硝相伍，但用量小于后两味药，如此则体现出方剂配伍中药物去其性取其义之特点，而并无助热之弊。然寒泻太过，则易冰伏气血而致血涩不行，所谓血遇寒则凝，因此桂枝亦有反佐意义，以防大黄、芒硝寒凉太过而生遏邪之弊端。

桂枝虽辛温，然其辛散外行，长于走表，这又何能入下焦温血脉呢？其实，张仲景这一招我们可在温里剂中找到样板。小建中汤中，桂枝温助中阳而祛里寒，妙就妙在与白芍相配，更绝在剂量上为2∶1配伍，制约桂枝走表，使其跟随饴糖入里而温中化阳。在桃核承气汤中桂枝与大黄相配，与小建中汤中桂枝与白芍相配有异曲同工之妙。大黄与桂枝剂量为2∶1，使桂枝随大黄入下焦以助桃仁破血祛瘀，而并非让大剂量下行之大黄随桂枝上行外散。故桃核承气汤中，唯言"桂枝之用，通行血脉，以破瘀结"之说最切合方义。

（二）大黄

《伤寒杂病论》为"方书之祖"。据统计，含有大黄的方剂在《伤寒杂病论》中使用达89次。张仲景对大黄的运用匠心独具，《本草思辨录》曰："夫大黄之为物有定，而用大黄之法无定。不得仲圣之法，则大黄不得尽其才而负大黄实多。"兹分析如下。

1. 通便秘导瘀血必资大黄　大黄在《神农本草经》中载："味苦寒，主下瘀血，血闭寒热，破癥瘕积聚，留饮宿食，荡涤肠胃，推陈致新，通利水谷，调中化食，安和五脏。"大黄

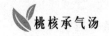

性禀直遂，长于下通，在通秘结时，张仲景必资大黄。如大小承气汤中，与行气开郁的枳实、厚朴配伍则入阳明气分荡涤肠胃，泻下热结，主治胸腹满痛、便秘之证。在大陷胸汤（丸）中与峻下逐水的甘遂相伍则入胸膈、少腹攻水破结，主治"心下至少腹硬满而痛"的热实结胸证和结胸邪结偏上者。《本草述》云："《本经》首曰下瘀血血闭，固谓厥功专于血分矣，阳邪伏于阴中，留而不去，是即血分之结热，唯兹可以逐之。"在《伤寒杂病论》中，活血化瘀的方剂约11首，其中8首用大黄，如桃核承气汤、抵当汤（丸）、下瘀血汤中与桃仁相伍等，可见张仲景还善用大黄以治疗血分热结。

2. 依其性味归经、升降浮沉之性而用大黄　《伤寒杂病论》在应用大黄时，十分注重其性味归经、升降浮沉。大黄性味苦寒，主降泄，色黄气香，性与土比，主胃肠，荡涤肠胃，推陈致新，故凡燥屎、寒积、宿食、痰饮、湿热等一切有形之邪阻结肠中，皆用大黄以荡涤之。如仲景三承气汤治肠中热结之证，虽所治病证有轻重之别，药味、药量有多寡之异，然三方均用大黄。大黄以根入药，生于山谷，禀阴气最盛，故其性沉而不浮。然大黄性虽沉降，却善动不居，走而不守。故大陷胸汤证之用大黄，一是借其迅猛善走之性开水结，二是借其苦寒沉降之性导水热从肠腑而出。大黄除入胃、大肠经外，还入肝经血分，借其善走之性，可以破血中之瘀结，茵陈蒿汤是其代表方。

3. 用量不同功用有别　从张仲景用大黄的经验分析，他善于根据证候病机调整大黄的用量，凡取其泻下有形实邪如燥屎、食、痰饮、瘀血时，用量均较大（六两、四两、三两），如调胃承气汤、小承气汤、大承气汤等方中大黄都用四两；大陷胸汤、厚朴大黄汤中大黄用量为六两；桃核承气汤中大黄用四两；抵当汤中大黄用三两。大黄性峻猛，《药录》称其为"将军"，其用量较大时，应以"知"为度，故注文后多附观察大便的要语，如"初服""得快利，止后服""日三服，当微利""温一升，不下更服"等。不过，张仲景用大黄清泄无形热结或开通气机时，用量一般较小。如大黄黄连泻心汤中用大黄二两，此方大黄功在清热开痞，而非泻下燥结。《伤寒贯珠集》曰："盖热邪入里，与糟粕相结，则为实热，不与粕相结即虚热，本方……盖以泻热，非以荡实也。"

4. 煎法不同大黄功效有别　《伤寒论》中大黄共有后下、同煎、先煎、汤渍4种不同用法。大承气汤中大黄后下，煎煮时间短，取生者力锐，以荡涤肠胃、推陈致新，因泻下力峻猛，文后注"得下余勿服"；桃核承气汤中大黄与诸药同煎；大陷胸汤中大黄先煎，因熟者气缓使大黄泻下力减缓而活血化瘀、泄热破结之功更突出；大黄黄连泻心汤中大黄以麻沸汤浸渍，这是因为大黄芳香走窜，水渍以取其气，旨在薄其味，使之利于清上部无形邪热而不专门泻下里实。

（三）芒硝

芒硝始载于《神农本草经》，味苦性寒。2020版《中华人民共和国药典》记载，芒硝为硫酸盐类矿物芒硝族芒硝经加工精制而成的结晶体。主含含水硫酸钠（$Na_2SO_4 - 10H_2O$），主泻下通便、润燥软坚、清火消肿。临床应用芒硝已有千年的历史，因其具有成分单一、作用明确、经济易得等优势，在临床上应用非常广泛。

《伤寒论》中用芒硝共6方。具体为大承气汤、调胃承气

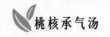

汤、桃核承气汤、柴胡加芒硝汤、大陷胸汤及大陷胸丸。5 方入汤剂，1 方入丸剂。主要以内服入汤剂为主。具体的有 7 种文字记载。大承气汤的用法"去滓，内芒硝，更上微火一两沸"；调胃承气汤的用法"去滓，内芒硝，更上火微煮令沸"；桃核承气汤的用法"去滓，内芒硝，更上火，微沸下火"；柴胡加芒硝汤的用法"去滓，内芒硝，更煮微沸"；大陷胸汤的用法"去滓，内芒硝，更煮一二沸"。其中共同的用法均为"去滓，内芒硝，更上火一两沸"。不同的是煮沸的程度有所不同，从一二沸到微沸不等。

《伤寒论》中芒硝具体剂量：大承气汤，芒硝三合；调胃承气汤，芒硝半升；桃核承气汤，芒硝二两；柴胡加芒硝汤，芒硝二两；大陷胸汤，芒硝一升。

（四）甘草

甘草，又称国老，味甘性平，《本草纲目》云："甘草外赤中黄，色兼坤离，味浓气薄，资全土德，协和群品，有元老之功，普治百邪……可谓药中之良相也。"《神农本草经》将甘草列为上品，叙甘草："味甘平，主五脏六腑寒热邪气，坚筋骨，长肌肉，倍力，金疮肿，解毒。久服轻身延年。"陶弘景曰："甘草为众药之主，经方少不用者。"的确，甘草于《伤寒论》中运用极多，114 方（含一方失佚）共有 70 方含有甘草。《伤寒论》六经病篇，以表证、虚证、寒证、虚实夹杂者中多有用到甘草。

在张仲景《伤寒论》所载 113 方中，含有甘草的经方达 70 方之多，君、臣、佐、使均可应用，可以说仲景将甘草这味药用到了极致。现就张仲景在《伤寒论》中对甘草的使用浅析如下。

1. **甘草之功效**　仲景在《伤寒论》中共有 70 方用到甘草，其中除甘草汤和桔梗汤用生甘草，其余 68 方皆用炙甘草。

（1）益气通阳　甘草这一功效主要在炙甘草汤、桂枝甘草汤、桂枝加桂汤、茯苓甘草汤、甘草干姜汤等方中充分体现。《素问》云"气味辛甘发散为阳"，在仲景方中将甘草与桂枝、干姜等合用共奏辛甘化阳之功。《伤寒论》第 64 条曰："发汗过多，其人叉手自冒心，心下悸，欲得按者，桂枝甘草汤主之。"病人过汗所致心阳暴虚，阳气鼓动不足，导致心中悸动不安，而出现叉手自冒心的被动体位。仲景用桂枝甘草汤治疗，方用桂枝、甘草二味，一辛一甘，温助心阳，养心定悸。炙甘草汤、桂枝加桂汤、茯苓甘草汤、甘草干姜汤等方中用甘草，或温心阳，或助脾阳，皆是取其益气通阳之效。

（2）和解诸药　《本经疏证》言："《伤寒论》《金匮要略》两书中，凡为方二百五十，用甘草者，至百二十方。非甘草之主病多，乃诸方必合甘草，始能曲当病情也。凡药之散者，外而不内（如麻黄、桂枝、青龙、柴胡、葛根等汤），攻者下而不上（如调胃承气、桃仁承气、大黄甘草等汤），温者燥而不濡（四逆、吴茱萸等汤），清者冽而不和（白虎、竹叶石膏等汤），杂者众而不群（诸泻心汤、乌梅丸等），毒者暴而无制（乌梅汤、大黄䗪虫丸等），若无甘草调剂其间，遂其往而不返。以为行险侥幸之计，不异于破釜沉舟，可胜而不可不胜，讵诚决胜之道耶。"由此可见，仲景和阴阳、和营卫、和寒热、和温燥、和上下、和内外等组方用药均离不开甘草的和解诸药这一功效。

（3）调和药性　甘草在仲景许多方剂中都起到调和药性的

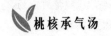

作用，如四逆汤、调胃承气汤等。或通过其解毒，降低方中某些药（如附子、大黄）的毒烈之性；或用其缓解方中某些药（如大黄等）刺激胃肠引起的腹痛等不适症状。正如李东垣所言："甘草，其性能缓急，而又协和诸药，使之不争，故热药得之缓其热，寒得之缓其寒，寒热相杂者，用之得其平。"后世《本草疏证》中也指出："甘草解百药毒，如汤沃雪，不我欺也。"

（4）缓急止痛　张仲景在《伤寒论》中继承并发扬了《内经》"急者缓之"这一治疗思路，取甘草缓急止痛之功效，并用于芍药甘草汤、小建中汤等方。芍药甘草汤，白芍与甘草相配，酸甘化阴柔筋缓急，用于治疗伤寒汗出伤阴后出现脚挛急之症，后世更将此方列为缓急止痛之基础方。小建中汤治疗气血两虚，腹中肌肉失养引起的腹中拘急疼痛。甘草与芍药相配伍，起到酸甘化阴，缓急止痛的作用。

（5）化痰止咳　仲景用甘草治痰饮咳喘的方剂甚多，如麻黄杏仁甘草石膏汤治邪热壅肺咳逆气急，小青龙汤治外寒内饮之咳喘，麻黄汤治太阳伤寒表实之咳喘等，甘草不仅对细辛、干姜等药物温化痰饮有佐助作用，同时甘草益气健脾，脾之运化功能正常，生痰之源乃绝，其化痰止咳作用也体现于此。

（6）清热解毒　《伤寒论》第311条："少阴病，二三日，咽痛者，可与甘草汤；不差，与桔梗汤。"此二方中甘草生用，味甘性凉，取其清热解毒之效，且甘草尤擅清解阴经毒热，在此取其消肿利咽之功。

2. 甘草之剂量　仲景在《伤寒论》中十分重视药物的用量，对甘草的用量也有其独到的见解。《伤寒论》中用甘草的方中，其最大量用至4两，最小量仅为6铢。全书用甘草之方

70 首，其中用至四两者 5 首（炙甘草汤、芍药甘草汤、甘草干姜汤、甘草泻心汤、桂枝加人参汤）；三两者 9 首（桂枝加附子汤、小青龙汤、芍药甘草汤、附子汤、半夏泻心汤、生姜泻心肠、旋覆代赭汤、黄连汤、小柴胡汤、理中丸）；二两者 45 首（大青龙汤、小建中汤、四逆汤、四逆加人参汤等）；一两二铢者 1 首（桂枝二麻黄一汤）；一两者 6 首（麻黄汤、桂枝麻黄各半汤、茯苓甘草汤、栀子柏皮汤、柴胡桂枝汤、柴胡加芒硝汤）；十八铢者 1 首（桂枝二越婢一汤）；用量最小的是麻黄升麻汤，仅 6 铢；用作散类的有四逆散、半夏散及汤，每次散剂的服用量仅为方寸匕，用量则更少。我们发现仲景在使用甘草过程中的些许规律，用于益气通阳、缓解止痛、和解诸药者甘草多炙用，且用量偏多，多在 3 ~ 4 两；用于清热解毒时为生用，用中等剂量，一般为 2 两；用于发汗或佐使药时，多炙用 1 两或者 1 两以下。由此可见，《伤寒论》中使用甘草时，生炙不同，用量各异，显然这其中差异不是任意为之，细细品味不难发现，仲景均依据临床需要，取甘草不同功效而用之，这也充分体现了仲景"有是证，用是药"的辨证论治的用药理念。

3. 甘草之禁忌　仲景在《伤寒论》诸方中对甘草的使用达 6 成之多，可以说对甘草的应用极为普遍，尽管如此，这并不代表甘草在经方中可以任意配伍使用。首先，《伤寒论》第 17 条写道："若酒客病，不可与桂枝汤，得之则呕，以酒客不喜甘故也。"这一条文直接指出了伤寒使用甘草的禁忌——湿热内盛者不可用。其次，中药十八反中，甘草反甘遂、芫花、大戟、海藻，《伤寒论》十枣汤中，仲景未用甘草而改用大枣应该是考虑到了这一点。但王玮莉等通过对文献及现代药理研究

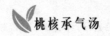

认为，甘草可与海藻同用，这一观点有待于学者进一步临床及科研研究。此外，《伤寒论》腑实证、危急重证中仲景没有使用甘草，如大承气汤、白通汤、白通加猪胆汁汤方等，究其原因，正如《黄帝内经》中所言"急则治其标"，甘草有甘缓、补益之功，于实证中恋邪，于危急重证中则有碍药物快速起效，故忌用之。此外，金京丽等结合现代临床研究认为，单独大剂量服甘草或长期服用，可引起钠潴留、浮肿、高血压、四肢无力、痉挛麻木及低血钾等症，贫血、肾炎、低血钾、心脏病患者及老年人在应用甘草时应持谨慎态度，所谓"不可不用亦不可妄用"。

4. 小结　仲景在《伤寒论》诸方配伍中广泛使用甘草，或为君臣，或为佐使，都发挥着不可替代的作用，不仅如此还存在着巧妙的剂量变化、严谨的用法差异及应用禁忌，其使用范围之广、用法之灵活，后世医家亦无出其右者，可以说将一味甘草用到了极致。经过千年传承，而今医者使用甘草却甚为随意，一般 3 ~ 6g 了事，仅仅用来调和诸药，抑或点缀处方而已，完全忽略了甘草这味药本身应当发挥的作用及在配伍中的价值，如此甚为可惜。虽然甘草在临床上作为常用的药物出现，但我们不能等闲视之，如何合理地使用并发挥其最大功效，是在学《伤寒论》的过程中需要细细体味的。

第二节　功效与主治

桃核承气汤具有破血下瘀之功。

用于治疗太阳表邪不解，外邪化热入里与血结于下焦之证。

证见少腹急结，大便色黑，小便自利，甚则谵语烦渴，其人如狂，至夜发热，及血瘀经闭、痛经，产后恶露不下，脉沉实或涩。

桃核承气汤由调胃承气汤减芒硝之量，再加桃仁、桂枝而成。瘀热互结于下焦，故少腹急结；热在血分而不在气分，膀胱气化受影响，故小便自利；热在血分，故至夜发热；瘀热上扰心神，故心神不宁，甚则谵语如狂。此时治当破血下瘀，并除血分之热。方中桃仁与大黄并用为君，桃仁活血破瘀，大黄破瘀泄热，两者配伍，瘀热并治。桂枝通行血脉，助桃仁活血行瘀，配于寒凉破泄方中，亦可防止寒凉凝血之弊；芒硝泄热软坚，助大黄下瘀泄热，共为臣药。炙甘草护胃安中，缓诸药峻烈之性，以为佐使。5味配合，共奏破血下瘀之功，服后微利，使蓄血去，瘀热清，诸症自平。

本证的病位，有医家认为一为具体在膀胱，即热结膀胱，另为动态在肠腑，即热在下焦。杨宁认为太阳蓄血证的病位在大肠和胞中，涉及膀胱。也有人认为蓄血证的部位在血脉，但目前对本方的病位认识尚不统一。

本方证候，大多数学者认为桃核承气汤当以"少腹急结""其人如狂"为主症。日医汤本求真认为"本方证虽多冲逆于上部，引发如狂，然急结之症亦有波及右侧或下方，发生膀胱、尿道、生殖道、直肠诸种之疾病者，故桃核承气汤当以少腹急结证为主目的"，而对小便利与不利通常不作为辨证关键。赵英霖认为"凡蓄血在少腹、血室、肠道者，多有小便自利；如蓄血在肾与膀胱，肾关不通，膀胱热结、气化失司，必有小便不利"。基本病机为"瘀热互结"的看法较为统一。李炎坤认为桃核承气汤类方适应证广泛，然而都离不开共同的病机，即"瘀热内结，或夹胃肠燥热，腑气不通"。唐建明等认为桃核承

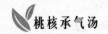

气汤的基本病机是瘀热互结下焦，临床辨证时应注意"瘀热俱症"。在临床应用中，不论何处的瘀血，只要具备瘀热互结这一基本病机，均可加减使用。

临床可用于产后下肢深静脉血栓、子宫内膜异位症、晚期卵巢癌、肠梗阻、便秘、肝性脑病、急性胰腺炎、急性脑出血、脑梗死、2型糖尿病、糖尿病肾病、高脂血症、高尿酸血症、泌尿系结石、慢性前列腺炎等疾病。

临证新论

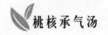

第三章 桃核承气汤临证概论

第一节 古代临证回顾

桃核承气汤在《伤寒论》中原治邪在太阳不解，传入下焦，瘀热互结所致之下焦蓄血证。瘀热结于下焦，故少腹急结；因系下焦蓄血而非蓄水，故小便自利；热在血分，故至夜发热；瘀热上抚心神，故其人如狂、烦躁不安，甚至谵语昏狂。证属瘀热互结，治当逐瘀泄热。此方不仅是治疗下焦蓄血证的主方，临床还可用于多种疾病，临证应用时，关键在于抓住"瘀""热"这两个辨证要点。凡因瘀热互结，造成的气血运行受阻、脏腑功能失常，均可用此方活血化瘀，清热泻实以治疗。

《伤寒贯珠集》：此即调胃承气汤加桃仁、桂枝，为破瘀逐血之剂。缘此证热与血结，故以大黄之苦寒，荡实除热为君；芒硝之咸寒，入血软坚为臣；桂枝之辛温，桃仁之辛润，擅逐血散邪之长为使；甘草之甘，缓诸药之势，俾祛邪而不伤正为佐也。

《经方实验录》：（案例）住毛家弄鸿兴里。门人沈石顽之妹，年未二十，体颇羸弱。一日出外市物，骤受惊吓，归即发狂，逢人乱殴，力大无穷。石顽亦被击伤腰部，因不能起。数日后，乃邀余诊。病已七八日矣，狂仍如故。石顽扶伤出见。问之，方知病者经事二月未行。遂乘睡入室诊察，脉沉紧，少腹似胀。因出谓石顽曰，此蓄血证也，下之可愈。遂疏桃核承气汤与之。

桃仁一两，生军五钱，芒硝二钱，炙甘草二钱，桂枝二钱，枳实三钱。

翌日问之，知服后下黑血甚多，狂止，体亦不疲，且能啜粥，见人羞避不出。乃书一善后之方与之，不复再诊。

按：狂上体不疲者，以病者体弱不甚，而药复适中病也。即使病者体气过虚，或药量过剂，致下后疲惫者，不妨用补剂以调之。病家至此，慎勿惊惶，反令医者不克竟其技也。

第二节 现代临证概述

一、单方妙用

（一）斑秃

患者，女，26岁。2008年夏秋之交因脱发10年就诊。患者少年发病，历经诸多中药、西药及外用药而未愈。诊见中等身材，营养良好，肤白而干，面有泽，头顶和枕部头发稀疏明显，发质黑泽，梢无分叉，头皮无红斑、丘疹等，指尖欠温，舌体稍大，无齿痕，无瘀点，舌苔白。左天枢穴区略内侧压迫痛明显。月经准时但伴痛经，经量中等，有少量紫块。胃纳可，无口苦、口干、恶心，大便干，夜寐安。辨证要点：①病位在头，在"血之余"的发。②体质状态为营养可，肤白而干，面泽，指尖欠温。③舌象无胖嫩滑苔，无瘀点，左天枢穴区压痛。④痛经，无口苦、口干、便干，夜寐安。考虑瘀血作祟，处桃

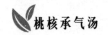

核承气汤原方，药用：桃仁 10g，桂枝 12g，大黄 6g，芒硝 4g（冲服），炙甘草 6g。在服第 2 周时出现黑便并带少量新鲜血（否认消化道溃疡和肛管病史）。坚持服完两周药后，脱发区新发迅速长出，未出现既往用药中先长后脱的情况，守方 1 周后处桂枝汤间断服用 3 个月痊愈，且左天枢穴区压痛消失，随访 4 个月未出现反复。

（二）黑甲

患者，女，54 岁。2010 年 3 月因双手指甲黑线半年就诊，身体健康，便畅，平素脾气暴躁，身体结实，面红声亮，唇暗红，舌质老，色暗红，苔白微薄黄，左天枢穴区压痛，拇指、食指、中环指为主纵行均匀黑线，处桃核承气汤原方，药用：桃仁 10g、桂枝 12g、大黄 6g、芒硝 4g（冲服）、炙甘草 6g。5 日后面诊述色去过半，查色退明显，原方加大黄 10g，再进 5 剂而痊愈。

（三）慢性荨麻疹

患者，女，39 岁。因慢性荨麻疹 3 年，于 2009 年秋季就诊。3 年来不明原因全身出现游走性红色风团，瘙痒甚，风团在 24 小时内自隐，不遗痕迹。否认消化道溃疡、甲状腺功能亢进症、假体植入等。患者中等身材，营养良好，肤色苍而不干，面有光泽，手指温，舌老、两边前 1/2 色紫红，舌苔白，脉浮有根，皮疹见躯干四肢有散发红色风团，线状抓痕。月经准时但伴痛经，经量中等。胃纳可，无口苦、口干、恶心，大便干，夜寐安。辨证要点：①病位在表，皮疹见红色风团，非白、非紫红。②体质状态为营养可，肤色苍而不干，面光泽，手指温。③舌老两侧前 1/2 色紫红，舌苔白，脉浮有根。④痛经，无口苦，口干，大便干，夜寐安。初考虑外有寒血，有瘀热，处麻黄连翘赤小豆汤 7 剂，药用：麻黄 6g（先煎去沫）、连翘 10g、赤小豆 30g、杏仁 10g、桑白皮 10g、生姜 3 片、炙甘草 3g。药后 4 天痒止、风团隐。再诊，因得效而守方 1 周，但皮疹增多，瘙痒依旧。三诊查舌苔变薄白，舌两侧前 1/2 色紫红不退，按左天枢穴区压痛明显，考虑瘀血作祟，处桃核承气汤原方，药用：桃仁 10g、桂枝 6g、大黄 6g、芒硝 4g（冲服）、炙甘草 6g。两剂后痒止、风团隐。四诊舌边紫红退去 2/3，左天枢穴区压隐痛，守方 10 剂，每 2 日 1 剂，痊愈。随访 4 个月未出现反复。

（四）男性早秃

患者，男，31 岁。脱发 3 年，2008 年秋季就诊。3 年来不明原因出现顶发稀软，发际上移，伴瘙痒。否认家族史。未治疗。患者中等身材，营养良好，肤色苍而干，面有泽，头顶发稀软，两额角尤为显著，发黑泽，梢无叉，脂溢不多，头皮无红斑、丘疹等，手指温，舌老、色紫红、苔白。左天枢穴区压痛强阳性。平素脾气暴躁，胃纳可，无口苦、口干、恶心，二便畅，每日于子时后入睡。辨证要点：①病位在头，在"血之余"发。②体质状态为营养可，肤色苍而干，面光泽，手指温，脾气暴躁。③舌老、色紫红、苔白。左天枢穴区压痛强阳性。④胃纳可，无口苦、口干，二便畅，子时后入睡。考虑瘀血作祟，处桃核承气汤原方，药用：桃仁 10g、桂枝 6g、大黄 3g、芒硝 4g（冲服）、炙甘草 3g，并嘱早睡以养气血。2 周后发明显长出，头痒止，左天枢穴区压痛减弱。守方治疗 3 个月基本痊愈，左天枢穴区压痛隐约，随访 3 个月未出现反复。用

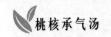

药方法为每2或3天1剂。用药过程中无便血。

（五）慢性皮炎

患者，女，47岁。2009年冬季就诊。左小腿中段外侧直径7cm范围暗红色斑块3年反复不愈，皮肤外伤史，便结，三四天一行，中等身材，偏胖而结实，面红唇暗，腹大而有弹性，舌质老，色暗红，苔白而干带微薄黄，处桃核承气汤原方，药用：桃仁10g、桂枝12g、大黄6g、芒硝4g（冲服）、炙甘草6g。5天后面诊述痒止，便畅，每日一行，皮损处只有色素沉着，原方再进7剂，色素沉着转淡粉色而停药。

（六）乳腺增生

吕某，女，35岁，教师。2010年5月18日以"经前期乳房胀痛10年加重1周"为主诉求治。自述10年前出现上症，近1周来月经将至乳房胀痛加重，乳头不敢贴衣，烦躁易怒，甚者如狂，大便干结如羊粪，小便黄赤。问之月经提前5~7天，色红有血块，量中等。查体：双乳外观正常，未有乳头凹陷及橘皮样改变，两腋窝未触及肿大淋巴结，两乳外上象限可触及肿大的条索样包块，按之有压痛，左侧少腹急结。舌边尖红，有瘀斑，苔黄腻。脉沉弦有力。B超示：双侧乳腺增生。遂处方如下：大黄60g、芒硝30g、桃仁20g、桂枝30g、炙甘草30g。2剂。上方以水1400mL，煮取500mL，去滓，内芒硝，更上火微沸，下火，先食温服100mL，日3服。此证似肝郁化火，当用丹栀逍遥散加减。而桃核承气汤其病机乃"瘀热互结"，其烦躁易怒，甚者如狂，大便干结如羊粪，小便黄赤，舌边尖红，苔黄腻，脉沉弦有力，当属热证；又左侧少腹急结，月经色红有血块、舌有瘀斑，当为血瘀。《伤寒论》有云："太阳病不解，热结膀胱，其人如狂……但少腹急结者，乃可攻之，宜桃核承气汤。"今病机相投，且病人烦躁，甚者如狂，大便干结如羊粪，小便黄赤，用此方釜底抽薪，或许可收快利之效。中医有"同病异治、异病同治"之说，其"异治""同治"均为病机所定，病机相同，则可异病同治，病机不同，自然同病异治。桃核承气汤虽为治疗蓄血证而设，今用之治疗经前期紧张综合征，其理亦同。上方服后，诸症皆失，月经按期而至，色鲜红量不多，嘱其经前一周用药，先后用逍遥散加减调治3个月，病告痊愈。

（七）血尿

患者李某，女，54 岁，天津人。2012 年 8 月 29 日初诊。主诉：突发肉眼血尿，加重 2 天。患者自述平素有憋尿习惯，每次解小便必回到家中。前天因外出办事，回家解小便时，发现小便红色带血块，并持续加重，无尿痛。自觉会阴部酸胀，大便干结难下，3 日 1 次，饮食、睡眠尚可。刻诊：舌质红，有点状瘀斑，苔黄腻，脉弦滑。尿常规示：白细胞（＋＋＋），蛋白质（＋＋），潜血（＋＋＋），镜下白细胞 10～15/HP，镜下红细胞充满视野。辨证为瘀热互结下焦膀胱，兼有湿热。治疗以逐瘀泄热、化瘀止血、清利湿热为主，方以桃核承气汤加减。处方：桃仁20g，桂枝10g，白茅根20g，阿胶珠10g，三七粉5g（分冲），滑石10g，车前子30g（包煎），通草5g，蒲黄10g，藕节10g，熟大黄10g，柴胡5g，小蓟10g。3 剂，每日 1剂，水煎分 2 次服。嘱切勿憋尿，卧床休息，忌食辛甘厚味。9月 1 日二诊，尿液颜色淡黄，会阴部酸胀减轻，大便 1 日 1 次，舌质瘀斑消失，脉滑。尿常规示：白细胞（＋＋），镜下白细

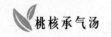

胞 5 ~ 6/HP。前方白茅根减为 10g，加炙甘草 10g，去阿胶珠、藕节。3 剂。患者复诊，余症皆除。

按：血尿是临床常见症状，以尿中红细胞增多为主要表现。包括镜下血尿和肉眼血尿，前者尿色正常，需经显微镜检查方能确定，后者是指尿呈洗肉色或血色，肉眼可见的血尿。中医学认为本病主要由风热袭肺、阴虚火旺、湿热内蕴、脾不统血、肾气不固及瘀血阻络等病机所致，治疗上根据相关病机，随症加减，辨证施治。

天津市公安医院李岩主任医师认为，此患者由于长期憋尿，尿液停聚于膀胱，腑气不通，因"六腑以通为用""气为血之帅"而致气滞血瘀于膀胱，气血瘀滞日久则化热，导致瘀热互结；尿为阴，郁久而为湿热；气滞、瘀血、湿热阻碍气血运行，加之热邪内灼血络，使血不循经，溢于脉外，从尿道排出而为血尿。综上辨本病为瘀热互结下焦膀胱，兼有湿热。治疗以桃核承气汤加减，配伍清热利湿止血之品。用桃核承气汤中桃仁、桂枝、熟大黄为主药，以逐瘀泄热，配白茅根、滑石、车前子、通草、蒲黄以清热利湿、化瘀止血，加柴胡以行气，最终收获良效。

桃核承气汤首出于张仲景《伤寒论》106 条："太阳病不解，热结膀胱，其人如狂，血自下，下者愈。其外不解者，尚未可攻，当先解其外，外解已，但少腹急结者，乃可攻之，宜桃核承气汤。"本方由桃仁、大黄、桂枝、芒硝、甘草五味药组成，配伍精炼。方中桃仁苦甘平，活血破瘀；配大黄、芒硝以下瘀泄热、软坚；桂枝助阳化气，温通经脉，并防硝、黄苦寒之弊；甘草护胃缓诸药之峻烈，共奏逐瘀泄热之功。实验研究表明，桃核承气汤具有抑制血栓形成和血小板聚集的作用，且大黄酸为桃核承气汤在体内产生活血化瘀的重要药效成分之一。

从条文的所述病机看，当属下焦蓄血证。条文中虽名言"热结膀胱"，但临床上不可拘泥于此。后世医家对此有不同看法，主要有蓄血膀胱说、蓄血中焦说、蓄血下焦说、蓄血回肠说、蓄血子宫说。因而"血自下"亦有有血从大便出、血从小便出、血从外阴出的看法，这些观点都有参考价值。本患者即是血蓄于下焦膀胱，血从小便出的佐证。桃核承气汤在临床上应用广泛，有报道表明桃核承气汤用于产后下肢深静脉血栓、子宫内膜异位症、肠梗阻、急性胰腺炎、2型糖尿病、前列腺增生、下肢骨折后水肿、胸腰椎骨折等临床各科疾患。因此不论病位在何处，只要辨明病机属瘀热互结即可用之，不必受条文的约束，如此才能灵活应用桃核承气汤，并扩大其主治范围。

（八）癫狂

案例1 陈某，男，26岁，农民。先患感冒，经当地两位医生按感冒治疗，病未愈，且出现神情异常，由其父兄陪伴前来诊治。审视其面色微黄，胡言乱语，稍坐片刻即怒目视人，手拳紧握，伸张如欲击人状，动作反复，触其身无寒热，少腹胀满，便秘，脉沉涩，舌苔黄暗，底面露鲜红色，根据舌、脉、症，病已入血分。《内经》曰："血在上善忘，血在下如狂。"此即《伤寒论》太阳蓄血证，热结膀胱，少腹急结，其人如狂发狂。治宜桃核承气汤加味，处方：桃仁12g、大黄12g（后下）、桂枝6g、炙甘草6g、芒硝10g（后下）、牡丹皮12g、茯苓9g、黄芩10g、龙骨30g、牡蛎30g。水煎服，每日1剂。连服3剂后症状大减，问答正确，自述口苦、食少、烦闷、眠差，

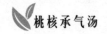

上方再加柴胡 9g、夜交藤 30g、神曲 30g，共服 10 剂，病愈，追访至今未复发。

案例 2 张某，女，32 岁，就诊时间 2008 年 4 月 15 日。据家人介绍，因其孩子患病忧劳过度，始出现心烦、眠差。1 周后忽然精神失常，终日骂人，疑人整害，狂躁不安，口干舌燥，大便四日未解。按其少腹坚硬，脉弦数，口臭。诊断：癫狂（下焦热结症）。方以桃核承气汤加味。处方：桃仁 30g、大黄 30g（后下）、芒硝 15g（后下）、牡丹皮 20g、龙骨 30g、牡蛎 30g、夜交藤 30g。煎汤灌下，8 小时后下黑粪蛋十余枚。次日神情安定，情绪好转。但仍时有胡语。将上方减量治疗，处方：桃仁 15g、大黄 10g、芒硝 10g、牡丹皮 10g、龙骨 30g、牡蛎 30g、郁金 15g、茯苓 10g、甘草 6g、夜交藤 30g。每日 1 剂，半月后治愈。

案例 3 李某，女，23 岁，已婚。因跌伤致早产后小腹作痛，伴腰痛。3 日后，出现悲伤欲哭，时而发笑，不能自主，劝说不止，由其母及姐陪伴就诊，察体质尚佳，时而语言不休，诉烦闷不舒，小腹作痛，时而又沉默寡言，问不答话，愣神发呆，脉沉实有力，舌质红，苔薄白。证属早产后下焦蓄血证致癫狂，投以桃核承气汤加减：桃仁 12g、大黄 12g、桂枝 6g、炙甘草 6g、芒硝 6g、益母草 30g。水煎服，每日 1 剂。3 剂后下腹痛好转，神志清醒，问话能答，诉胸闷不舒，乃因早产丧子之忧，以桃核承气汤合逍遥散调治，共服 22 剂病愈，至今未复发。

（九）肾结石、肾绞痛

王某，男性，48 岁，农民，2009 年 8 月 14 日初诊。患者 1

周前突发左侧少腹部绞痛并牵引腰部作痛，痛剧时伴恶心呕吐，肉眼血尿，小便尚利。B超示左侧肾盂有约 1.0cm×0.8cm 强光团，左肾结石。尿常规检查红细胞（＋＋＋），白细胞（＋）。西医诊断为左肾结石、肾绞痛。患者要求中医药治疗。查体：急性痛苦面容，心肺（－），左肾区叩击痛（＋），右肾区叩击痛（－），少腹部稍硬满。舌质红，苔薄黄腻，脉沉有力。证属太阳膀胱蓄血证，予桃核承气汤原方：桃仁 15g（冲）、大黄 20g、桂枝 10g、炙甘草 10g、芒硝 10g（化）。以水 1400mL，煮前 4 味，取 500mL，去滓，纳芒硝，更上火微沸，下火，空腹时温服 100mL，每日 1 剂，分 3 次服。服上方 2 剂后，疼痛即止，肉眼血尿已消，大便稍稀，小便正常，余无不适。遂以上方半量加金钱草 30g，乌药 10g，又服 3 剂后，小便时排出黄豆大小结石 1 枚。B超复查结石消失，尿常规正常。

按：此例患者中医诊为太阳膀胱蓄血证，经西医学检查证实病位在肾，肾与膀胱相表里，故仲景《伤寒论》以小便利否作为膀胱蓄血、蓄水的辨证要点，蓄血证病在膀胱之里，属血分证，属脏；蓄水证病在膀胱之表，属气分证，属腑。肾结石、肾绞痛患者，乃因热在下焦，入里动血，热与血结，瘀而作痛。故本例患者遵仲景攻下热结，泄热行瘀，瘀去而痛自止。临证之时，务必谨慎，在此必须特别指出，肾结石、肾绞痛，虽属血分，但若小便不利、尿频、尿急、尿痛、发热、脉浮者，则属血气同病，脏腑俱损，当遵仲景"其外不解者，尚未可攻"之训，不可莽撞攻之，误用桃核承气汤，加重脏腑损伤。"当先解其外"，治宜先表后里，用五苓散之类化气利水、兼以解表，先治气分，至"外解已，但少腹急结者，乃可攻之，宜桃核承气汤"。

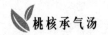

（十）急性阑尾炎并穿孔术后夜间发狂

李某，男，19 岁，学生，2009 年 6 月 14 日初诊。急性阑尾炎并穿孔术后夜间发狂 1 个月。患者 1 个月前因暴饮暴食后腹部疼痛难忍，送入某医院诊为急性阑尾炎并穿孔，经急诊手术治疗后病情好转，3 天后肠气通，1 周大便未解，且出现夜间烦躁、发狂等精神症状，外用"开塞露"后，可解大便，但夜间烦躁、发狂等精神症状无明显好转，求诊于余。诊见：急性病容，面色潮红，头痛头汗，脘腹硬结，舌质红，苔薄垢腻，脉沉实。查体：T37.6℃，P89 次/分，R20 次/分，BP 120/80mmHg。血常规：WBC 5.5×10^9/L，RBC 5.8×10^{12}/L，Hb 150g/L，N0.54，L0.45。其父代诉，白日神志尚可，入夜则烦躁、谵语、发狂不宁，诊为阳明热入血室证，治以针刺期门放血泄热，随其实而泻之，并以桃核承气汤原方 1 剂内服（桃仁15g、大黄20g、桂枝10g、炙甘草10g、芒硝10g）。次日其父来告，谓昨服药后即泻乌黑稀溏大便满盆，腥臭无比，当夜烦躁、谵语、发狂不宁即消失。随访至今未复发。

按：阳明热入血室证应与阳明腑实证相鉴别，二证均可有下血、谵语等症，但阳明热入血室证其热已内入血室，其结为热与血结，属血分证，属阴，入夜则发烦躁、谵语、发狂不宁等精神症状；辨证要点为头汗出，乃血中之热不能透发于外，熏蒸于上所致；病位在血室，乃血室之瘀热循经上扰于肝，致肝不藏魂，入夜才发谵语。而阳明腑实证其热仍在肠腑，其结为热与燥结，属气分证，属阳，日晡才发烦躁、谵语、发狂不宁等精神症状；辨证要点为全身汗出，乃阳明燥热逼迫津液外越所致；病位在肠腑，乃阳明燥热循阳明经别上扰于心，致心神被扰，日晡才发谵语。

（十一）月经不调、不孕

邢某，女，26 岁，教师，已婚，2001 年 3 月 8 日初诊。月经先后无定期 8 年，婚后 5 年未孕。患者诉月经 12 岁初潮，开始期、量、质等均基本正常，8 年前月经开始出现失调，周期短则半月，长则 3 个月；经量时多时少，行经不畅并常伴有小血块；行经期短则 3 天，长则十余日；每至月经则心烦意乱、脾气暴躁，伴有少腹拘痛、腰痛、胁肋及乳房胀痛、不欲饮食、恶心干呕、大便干燥、失眠等症状，经后一切恢复正常。婚后性生活正常，未避孕，5 年未孕，多次到各级医院妇产科求治不孕，均未得明确诊断，治疗无效（具体用药不详），经朋友介绍特来求笔者诊治。查：舌质红，苔薄黄，脉沉涩。遂诊为少阳热入血室证，治以经前针刺期门放血泄热，并以小柴胡汤加活血化瘀药调治半年，患者病情虽有减轻，但仍时轻时重，一直未能痊愈。后偶有一次患者复诊，诉大便已 3 天未解，小便正常，失眠、烦躁较甚。笔者顿悟此莫非为下焦蓄血证乎？试以桃核承气汤原方（桃仁 8g、大黄 10g、桂枝 5g、炙甘草 5g、芒硝 5g）1 剂服之，第 2 日患者来告，谓服药后大便即泻 3 次，虽泻而自觉舒畅，失眠、烦躁明显减轻，要求继服此药。效不更方，遂又予 3 剂，嘱服至月经来潮即止，慎莫贪服。又隔 1 周，患者复诊，谓服 2 剂后月经来潮即遵嘱停药，且此 2 剂大便未泻，只稍稀而已，此次自觉疗效甚好，问后该何治？至此，下焦蓄血证诊断已明，告患者每月经前烦躁即可服桃核承气汤，至经潮停药，经后再以化痰、疏肝、健脾、养心之法随证调之。如上法又治半年，患者月经基本正常，诸症皆消，

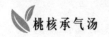

停服桃核承气汤，只与疏肝、健脾、养心、益肾助孕之品于月经经后 1 周或散服 12 剂调之。再逾 1 年余，患者丈夫偶遇笔者告曰其妻于 2003 年 12 月已顺产一男婴。

按：少阳热入血室证初期发热呈寒热往来证，后期热退后疼痛不舒部位多在胁肋。治疗初期宜予小柴胡汤和枢解郁、疏风清热，后期则予小柴胡汤加活血化瘀药以弘活血化瘀、散结清热之功。太阳膀胱蓄血证初期发热呈发热恶寒证，后期热退后疼痛不舒部位多在少腹。治疗初期宜予五苓散化气利水、散寒解表，后期则予桃核承气汤攻下热结、泄热行瘀。本例患者既似少阳热入血室证，又似太阳膀胱蓄血证，症状错综复杂，且病程较长，确实难辨，然笔者认为，本例患者应诊为下焦蓄血证，方用桃核承气汤治疗。

（十二）胰囊肿术后高热

赵某，男，52 岁，1998 年 4 月 6 日诊。高热四五日不解，体温 39.4℃，因胰脏假性囊肿行胰肠吻合术。术后发热，体温升高。予以菌必治等头孢类抗生素治疗无效。患者精神萎靡，神识不清，烦躁不宁，腹满呕吐。诊见腹胀、脐腹压痛，唇舌干燥，舌暗红，苔厚，脉细数，大便不爽，小便黄赤。诊为吸收热，以蓄血证辨治。方用桃核承气汤加味：桃仁 12g、大黄 15g、桂枝 6g、甘草 9g、芒硝冲服 15g。服药 1 剂，大便 3 行，体温始降。日再剂，次晨患者脉静身凉，体温 36.5℃，如法调治 1 周而愈。

按：患者术后发热，是囊内溶物滞留肠腑，吸收入血所致，血蓄肠腔，故见腹胀、脐腹压痛。瘀热内结，上扰神明，则躁扰不宁。正所谓"热结膀胱，其人如狂，少腹急结"之证。方用桃核承气汤使热从下泻，瘀随下通，"血自下，下者愈"。

（十三）化脓性阑尾炎高热

杨某，女，19岁，2000年9月12日诊。腹痛1日余。右下腹包块，痛不可近，发热，体温40.2℃，面红气粗，神昏谵语，烦躁不安，舌红，苔黄厚，脉洪大。血常规检查：白细胞23.4×10^9/L，中性粒细胞0.90。诊系化脓性阑尾炎并脓毒败血症。证属毒热蕴结，气营两燔。方用桃核承气汤加味：桃仁10g、大黄24g、芒硝冲服15g、甘草9g、桂枝6g、白花蛇舌草30g、败酱草30g、枳壳24g、厚朴15g、牡丹皮15g。水煎频饮服，日2剂。服药后排出大量黏液粪便，翌日体温38℃。第3日热退，腹痛解，精神清爽。如法巩固治疗八九日愈。血常规检查：白细胞8.9×10^9/L，中性粒细胞0.74。

按：腹痛、右下腹包块痛不可近，乃热结所致。热壅血瘀，燔灼气营，故见高热神昏，烦躁不安。方用桃核承气汤通腑泄热，化瘀散结，热结散则诸症自解。

（十四）中毒性菌痢案

毋某，男，58岁。寒战发热半日余，体温40℃，服解热镇痛药后大汗出而热不解，烦躁口渴，恶心呕吐，大便2日未行，少腹切痛，舌红，苔白厚，脉滑数。血常规检查：白细胞数22.3×10^9/L，中性粒细胞0.92。以少腹急结、热结下焦蓄血证辨治。投以桃核承气汤加味：桃仁9g、桂枝6g、大黄15g、芒硝冲服15g、生石膏60g、知母12g、枳壳15g、甘草10g。急煎，频服。药后半日排出多量脓血便，大便镜检红细胞（＋＋＋），白细胞（＋＋＋），体温下降，诊断为中毒性菌痢。续服上方，3日后便脓血自解，体温正常，7日后大便镜检红细胞

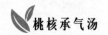

（－），白细胞（－），再以化湿健脾调治以善其后。

按：中毒性菌痢，高热在先，常因迟发的消化道症状脓血便，而延误诊断。而早发的少腹切痛、烦躁等热结下焦的证候又为辨治提供了先期依据。不失时机地投以桃核承气汤为截断病情、扭转病势创造了良好的条件。方中桃仁、桂枝破瘀逐血，大黄荡除实热，芒硝入血软坚，甘草和诸药而护脾胃，共收清热散结之效。以切中病机，应手而愈。

（十五）肝硬化腹水感染发热并消化道出血

杨某，男，69 岁，2003 年 3 月 8 日诊。腹痛半日，伴呕恶，黑便，发热，全腹痛，少腹痛甚，大便隐血，舌红少津，脉细数。体温 39℃。CT 提示肝硬化腹水。血常规检查：白细胞 7.9×10^9/L，中性粒细胞计数 0.87。既往曾因肝硬化腹水、消化道出血行胃底静脉结扎术。诊为肝硬化腹水消化道出血并腹膜炎。以瘀热结于下焦，投以桃核承气汤加减，处方：生大黄 15g、芒硝冲服 15g、桃仁 10g、牡丹皮 15g、赤芍 15g、枳实 30g、川厚朴 15g、白花蛇舌草 30g。一服则黑便数升，腹痛、发热、呕恶尽解，神清气爽，中性粒细胞计数 0.72。

按：患者肝硬化腹水伴消化道出血并弥漫性腹膜炎，虽病情复杂，但少腹切痛甚，仍可按热结辨证，投桃核承气汤，荡涤结热，热结去，瘀血清，便血止，腹痛呕恶顿除。

（十六）慢性泌尿系感染

患者李某，女，41 岁。2013 年 10 月 15 日初诊。患者 6 年前出现尿频、尿急、尿痛，于某医院诊断为急性尿路感染，予抗生素治疗，症状可缓解，但停药后又反复发作。刻下：小便频数，夜间尤甚，约 25 次/日，遇寒或劳累后加重，小便浑浊，尿道灼热，小腹下坠感，少腹疼痛，寐差，舌质暗红，苔少，舌上有瘀点，脉沉细。尿常规示潜血（＋＋），白细胞（＋＋＋）。西医诊断：慢性尿路感染。中医诊断：淋证（劳淋）；辨证：气阴两虚，枢机不利，湿热瘀结三焦。治宜益气养阴，转疏枢机，清热利湿，活血化瘀。方用清心莲子饮合桃核承气汤加减，处方：太子参20g、制首乌15g、柴胡10g、黄芩10g、莲子10g、麦冬15g、丹参30g、车前子20g（包煎）、白花蛇舌草15g、桃仁10g、酒大黄10g、肉桂10g、砂仁10g、甘草10g。7剂，水煎服，日1剂，早晚分服。二诊（2013年10月22日）：尿频次数减少，约14次/日，小便浑浊较前明显好转，小腹下坠感有所减轻，尿道灼热、少腹疼痛消失，舌质暗红，苔少，舌上有瘀点，脉沉细。复查尿常规示潜血（＋），白细胞（＋），前方加小茴香10g，14剂。后以上方加减续服3个月，诸症消失，尿常规（－）。

按：本例患者，久病耗气伤阴，气阴两虚；湿邪内郁，郁久化热，湿热壅遏，膀胱气化不利；热伤血络，迫血妄行，离经之血，日久成瘀，终致湿热瘀结三焦，形成气阴两虚，枢机不利，湿热瘀结的虚实夹杂病机特点。故单纯以清利或温补之剂，难以奏效。而黄老用清心莲子饮合桃核承气汤加减以益气养阴，转疏枢机，清热利湿，活血化瘀。清心莲子饮出自《太平惠民和剂局方》，曰："心中蓄积，时常烦躁，因而思虑劳力，忧愁抑郁，是致小便白浊，或有沙膜，夜梦走泄，遗沥涩痛，便赤如血。"方中太子参、制首乌、肉桂益气养阴，温补中下二焦；丹参、麦冬清心安神，莲子交通心肾，清养上下二焦；柴胡、黄芩清解郁热，疏利少阳枢机，转疏三焦；车前子利湿通淋；酒大黄通腑逐瘀，通利下焦；白花蛇舌草、桃仁清

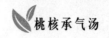
热解毒、活血化瘀；砂仁、甘草护胃和中。诸药合用，补虚泻实，标本兼顾，三焦得通，气阴得复，枢机得利，湿热得清，瘀血得化，诸症自除。对于虚实夹杂疾患，若虚损较重而瘀血阻络较轻时，黄老常辨证选用肉桂易桃核承气汤中桂枝。

二、多方合用

本方在临床中应用广泛，常与其他经方、后世方合方应用。

1. 真武汤合桃核承气汤加减、参芪地黄汤合桃核承气汤加减可以治疗糖尿病肾病。

2. 温胆汤合桃核承气汤加减联合针灸可以治疗帕金森病便秘。

3. 半夏泻心汤合桃核承气汤可以治疗糖尿病胃轻瘫。

4. 桃核承气汤合失笑散加减可以治疗胸腰椎压缩骨折、腹胀、便秘。

5. 八正散合桃核承气汤加减、猪苓汤合桃核承气汤加减可以治疗慢性前列腺炎等。

三、临证思维

在《伤寒论》中，张仲景用桃核承气汤治疗热结膀胱证，主要临床表现为少腹急结，其人如狂。

本证的病机关键在于下焦蓄血，瘀血与邪热相结。

临床运用桃核承气汤，还要注意以下几个问题：一是本方有较强的泄热逐瘀作用，运用时一定要以患者的体质壮实为前提，如果体质弱则不能轻易使用。二是在服药时间上，一般以空腹时为佳，因为病位在下焦，而桃核承气汤又是攻下瘀血的方剂，所以，空腹服药有利于攻逐瘀热。

第四章　临床各论

第一节　内　科

一、糖尿病

糖尿病是一种由于胰岛素分泌缺陷或胰岛素作用障碍所致的以高血糖为特征的代谢性疾病。持续高血糖与长期代谢紊乱等可导致全身组织器官，特别是眼、肾、心血管及神经系统的损害及其功能障碍和衰竭。严重者可引起失水、电解质紊乱和酸碱平衡失调等急性并发症酮症酸中毒和高渗昏迷。

糖尿病的症状可分为两大类：一大类是与代谢紊乱有关的表现，尤其是与高血糖有关的"三多一少"，多见于 1 型糖尿病，2 型糖尿病常不十分明显或仅有部分表现，另一大类是各种急性、慢性并发症的表现。

（一）临床表现

1. *典型症状*　三多一少症状，即多尿、多饮、多食和消瘦。多尿是由于血糖过高，超过肾糖阈（8.89～10.0mmol/L），经肾小球滤出的葡萄糖不能完全被肾小管重吸收，形成渗透性利尿，血糖越高，尿糖排泄越多，尿量越多，24 小时尿量可达 5000～10000mL，但老年人和有肾脏疾病者，肾糖阈增高，尿

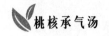

糖排泄障碍，在血糖轻中度增高时，多尿可不明显。多饮主要由于高血糖使血浆渗透压明显增高，加之多尿，水分丢失过多，发生细胞内脱水，加重高血糖，使血浆渗透压进一步明显升高，刺激口渴中枢，导致口渴而多饮，多饮进一步加重多尿。多食的机制不十分清楚，多数学者倾向是葡萄糖利用率（进出组织细胞前后动静脉血中葡萄糖浓度差）降低所致，正常人空腹时动静脉血中葡萄糖浓度差缩小，刺激摄食中枢，产生饥饿感，摄食后血糖升高，动静脉血中浓度差加大（＞0.829mmoL/L），摄食中枢受抑制，饱腹中枢兴奋，摄食要求消失，然而糖尿病病人由于胰岛素的绝对或相对缺乏或组织对胰岛素不敏感，组织摄取利用葡萄糖能力下降，虽然血糖处于高水平，但动静脉血中葡萄糖的浓度差很小，组织细胞实际上处于"饥饿状态"，从而刺激摄食中枢，引起饥饿、多食，另外，机体不能充分利用葡萄糖，大量葡萄糖从尿中排泄，因此机体实际上处于半饥饿状态，能量缺乏亦引起食欲亢进。糖尿病患者尽管食欲和食量正常甚至增加，但体重下降，主要是由于胰岛素绝对或相对缺乏或胰岛素抵抗，机体不能充分利用葡萄糖产生能量，致脂肪和蛋白质分解加强，消耗过多，呈负氮平衡，体重逐渐下降，乃至出现消瘦，一旦糖尿病经合理的治疗，获得良好控制后，体重下降可控制，甚至有所回升，如糖尿病患者在治疗过程中体重持续下降或明显消瘦，提示可能代谢控制不佳或合并其他慢性消耗性疾病。另外，乏力在糖尿病患者中亦是常见的，由于葡萄糖不能被完全氧化，即人体不能充分利用葡萄糖和有效地释放出能量，同时组织失水，电解质失衡及负氮平衡等，因而感到全身乏力，精神萎靡。不少糖尿病患者在早期就诊时，主诉视力下降或模糊，这主要可能是高血糖导致晶体渗透压改变，引起晶体屈光度变化所致，早期一般多属功能性改变，一旦血糖获得良好控制，视力可较快恢复正常。

2. **不典型症状**　一些 2 型糖尿病患者症状不典型，仅有头昏、乏力等，甚至无症状。有的发病早期或糖尿病发病前阶段，可出现午餐或晚餐前低血糖症状。

3. **急性并发症的表现**　在应激等情况下病情加重。可出现食欲减退、恶心、呕吐、腹痛、多尿加重、头晕、嗜睡、视物模糊、呼吸困难、昏迷等症状。

4. **慢性并发症的主要表现**　①糖尿病视网膜病变：有无视力下降以及下降的程度和时间；是否检查过眼底或眼底荧光造影；是否接受过视网膜光凝治疗。②糖尿病性肾病：有无浮肿，尿中泡沫增多或者蛋白尿。③糖尿病神经病变：四肢皮肤感觉异常，麻木、针刺、蚁走感。足底踩棉花感，腹泻和便秘交替，尿潴留，半身出汗或时有大汗，性功能障碍。④反复的感染：例如反复的皮肤感染，如疖、痈，经久不愈的小腿和足部溃疡。反复发生的泌尿系感染，发展迅速的肺结核。女性外阴瘙痒。⑤糖尿病足：糖尿病足是指糖尿病患者足部由于神经病变使下肢保护功能减退，大血管和微血管病变使动脉灌注不足致微循环障碍而发生溃疡和坏疽的疾病状态。根据糖尿病足部病变的性质，可分为湿性坏疽、干性坏疽和混合性坏疽 3 种临床类型。糖尿病足是糖尿病一种严重的并发症，是糖尿病患者致残，甚至致死的重要原因之一，不但给患者造成痛苦，而且使其增添了巨大的经济负担。

（二）诊断

糖尿病的诊断一般不难，空腹血糖≥7.0mmol/L，和/或餐

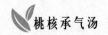

后两小时血糖≥11.1mmol/L 即可确诊。诊断糖尿病后要进行分型：1 型糖尿病：发病年龄轻，大多 <30 岁，起病突然，多饮多尿多食消瘦症状明显，血糖水平高，不少患者以酮症酸中毒为首发症状，血清胰岛素和 C 肽水平低下，ICA、IAA 或 GAD 抗体可呈阳性。单用口服药无效，需用胰岛素治疗。2 型糖尿病常见于中老年人，肥胖者发病率高，常可伴有高血压、血脂异常、动脉硬化等疾病。起病隐袭，早期无任何症状，或仅有轻度乏力、口渴，血糖增高不明显者需做糖耐量试验才能确诊。血清胰岛素水平早期正常或增高，晚期低下。

（三）治疗

糖尿病的治疗包括糖尿病教育、饮食治疗、运动治疗、药物治疗、血糖监测，以及其他心血管疾病危险因子的检测和控制等几个方面。

糖尿病一旦确诊，即应对病人进行糖尿病教育，包括糖尿病的一般知识、自我血糖和尿糖的监测。降糖药物的用法，不良反应的观察和处理等。以及各种并发症的表现及防治。

饮食治疗的原则：控制总热量和体重。减少食物中脂肪，尤其是饱和脂肪酸含量，增加食物纤维含量，使食物中碳水化合物、脂肪和蛋白质的所占比例合理。控制膳食总能量的摄入，合理均衡分配各种营养物质。维持合理体重，超重/肥胖患者减少体重的目标是在 3~6 个月期间体重减轻 5%~10%。消瘦患者应通过均衡的营养计划恢复并长期维持理想体重。

运动疗法也是糖尿病的基本治疗方法之一。应根据病人的实际情况，选择合适的运动项目，量力而行，循序渐进，贵在坚持。运动方式、强度、频率应结合患者实际情况而定。一般推荐中等强度的有氧运动（如快走、打太极拳、骑车、打高尔夫球和园艺活动），运动时间每周至少 150 分钟。当血糖 > 14 ~ 16mmol/L、明显的低血糖症或血糖波动较大、有糖尿病急性代谢并发症以及各种心肾等器官严重慢性并发症者暂不适宜运动。

主要口服降糖药物根据作用机制不同，分为促胰岛素分泌剂（磺脲类、格列奈类）、双胍类、噻唑烷二酮类胰岛素增敏剂、α - 糖苷酶抑制剂、二基肽酶 - Ⅳ（VDPP - Ⅳ）抑制剂等。药物选择应基于 2 型糖尿病的两个主要病理生理改变—胰岛素抵抗和胰岛素分泌受损来考虑。此外，患者的血糖波动特点、年龄、体重、重要脏器功能等也是选择药物时要充分考虑的重要因素。联合用药时应采用具有机制互补的药物，以增加疗效、降低不良反应的发生率。

2 型糖尿病的一级预防的目标是预防 2 型糖尿病的发生；二级预防的目标是在已诊断的 2 型糖尿病患者中预防糖尿病并发症的发生；三级预防的目标是减少已发生的糖尿病并发症的进展、降低致残率和死亡率，并改善患者的生存质量。

（四）临床应用

熊曼琪等选用加味桃核承气汤，药用大黄 6 ~ 12g、桃仁 9 ~ 12g、桂枝 6 ~ 12g、玄明粉 3 ~ 6g、甘草 3 ~ 6g、玄参 12 ~ 15g、生（熟）地黄 12 ~ 15g、麦冬 12g、黄芪 30 ~ 45g。共治疗 2 型糖尿病 106 例，总有效率为 79%，与西药优降糖组疗效相当，在降糖幅度和临床主要症状的改善方面均较优降糖组为优。认为加味桃核承气汤的作用机制是"益气养阴、活血化瘀、润肠通下"。

孟庆海用桃核承气汤加减治疗 2 型糖尿病 35 例，药用：大

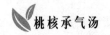

黄 12g、桃仁 12g、桂枝 6g、甘草 6g、玄参 12g、生地黄 12g、麦冬 12g、黄芪 20g、丹参 12g。日 1 剂，水煎取汁 200mL，早晚分 2 次服，2 个月后观察疗效。性别分布：男 19 例，女 16 例。符合：①未合并严重的大血管、微血管及神经系统病变。②2 周内未用过中草药。③口服格列吡嗪不少于 2 周且日用剂量≤20mg。治疗前后测空腹血糖（FBG）、餐后 2 小时血糖（2hPBG）糖化血红蛋白（HbAlC）及胆固醇（TC）、甘油三酯（TG）。结果桃核承气汤加减治疗 2 个月后，患者 FBG、2hPBG 及反映平均血糖水平的 HbAlC 较用药前有显著改善，说明桃核承气汤加减对 2 型糖尿病患者的糖代谢异常有良好的改善作用（$P < 0.01$）。症状改善方面，35 例糖尿病患者中有便秘症状者均有不同程度的改善；合并有手脚麻木感等较轻末梢神经病变者症状也明显缓解。

按：中医学认为，2 型糖尿病以瘀热互结为主要病理特点，患者在发病初始，燥热内盛，灼血伤津，血脉涩滞，血热壅塞，引起血脉运行不畅，导致血瘀气滞，进而引起糖尿病的发生。加味桃核承气汤主方具有泄热逐瘀的功效，因此，采用加味桃核承气汤对 2 型糖尿病进行治疗，可以辨证治其本，提高治疗效果。同时，西医学认为，在 2 型糖尿病的发病原因中，胰岛素抵抗和 β 细胞的胰岛素分泌缺陷是两个最基本的发病机制，前者主要表现为胰岛素受体缺陷及血循环中对抗胰岛素激素的存在，后者主要表现为胰岛素相对分泌不足，以 β 细胞分泌、释放胰岛素功能的迟缓为主要特点。而相关药理研究显示，加味桃核承气汤能够提高 β 细胞的分泌能力，促进 β 细胞中内源性胰岛素的分泌，对胰及胰外组织中胰高糖素的分泌产生抑制作用，并在一定程度上促进胰岛内分泌细胞的功能修复，从而减轻患者体内的胰岛素抵抗，有效改善胰腺的微循环，抑制肝糖原分解，进而有效地控制和降低血糖。

中医学没有糖尿病病名，但据临床表现属中医学"消渴"等范畴。消渴病以阴虚为本，燥热为标，阴虚其本在肾，少阴热化，津伤肠燥，邪归阳明，胃肠燥结成实，故大便坚硬。糖尿病患者大多有便秘倾向，有些患者便秘非常顽固严重，大便呈结块，栗子状，数日一行。故在糖尿病患者中，以便秘干结、腹部胀满疼痛为主要临床表现，应急下瘀热，以存阴津。瘀血是消渴病常见的病理产物和致病因素，是影响糖尿病发生发展的一个重要机制。消渴病早期，燥热内盛，伤津灼血，血脉涩滞，且血受热灼易于壅塞，使血脉运行不利，导致瘀血阻滞，瘀血一旦形成，即成为新的致病因素，如血瘀气滞可影响水津的输布和吸收，使水液停蓄成痰，形成痰瘀互结，从而形成糖尿病多种慢性并发症的发生，瘀热互结是 2 型糖尿病的病机特点之一。而桃核承气汤正是泄热逐瘀的主方，现代药理研究结果表明，桃核承气汤能降低糖尿病及正常大鼠的空腹血糖，促进 β 细胞分泌内源性胰岛素，抑制胰及胰外组织分泌胰高糖素，对胰岛内分泌细胞有一定的修复功能及增加 β 细胞分泌能力，抑制肝糖原分解。

二、糖尿病胃轻瘫

糖尿病胃轻瘫（DGP）是无机械性肠梗阻存在的，以胃动力障碍和排空延迟为主要表现的糖尿病慢性并发症。据国内外资料统计，50%～76%的糖尿病患者并发胃轻瘫。其临床主要症状为早饱、餐后饱胀、反复呃逆、恶心、发作性干呕或呕吐、厌食等症状。

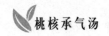

中医学虽无糖尿病胃轻瘫这一病名，但古医家对糖尿病胃轻瘫已经有了较系统的认识，根据其厌食、恶心、呕吐、早饱、腹胀等症状特点，多将其归属于"痞满""呕吐""反胃"等范畴。生理上，脾主运化、主升清；胃主受纳、主通降。中焦是气机升降的枢纽，脾气虚弱，运化失常，脾不升清则影响胃气的正常和降，即所谓脾不升而胃不降，中焦气滞气逆而成痞满；病理上，消渴病日久，气阴两伤，脾胃失于濡养，脾胃虚弱不能腐熟运化水谷，运化无力，精微不布，水谷精微和水液不能散布全身而停聚于中焦，湿邪痰浊内生，加之饮食不节，情志不畅，土虚木旺，肝气横逆，使气机逆乱，升降失和，则易产生痞满。正如《丹溪心法》中说："有中气虚弱，不能运化精微为痞者；有饮食痰饮不能施化为痞者。"现代临床研究中秦颖琦认为，糖尿病胃轻瘫病位虽在胃，但其发病与肝脾关系密切，消渴病日久，损伤了脾胃的运化功能以及肝的疏泄功能，使食积、气滞、痰浊、血瘀等阻于中焦脾胃，中焦气机郁闭，有碍脾胃升降运化功能而发病。刘桠等认为脾胃亏虚、升降失调是发病的中心环节，病变部位可涉及肺肝脾肾，病证或虚或实、或寒或热、或气滞或血瘀、或湿阻或食滞。聂斌认为本病的发生主要由于消渴病日久阴损耗气，致中气虚弱、脾胃升降失调为主，脾气虚弱、运化无力为本，气滞、血瘀、湿阻、痰浊、食积、湿热等为标。梁幼雅认为脾虚是糖尿病胃轻瘫的基本病机，因虚致实而虚实夹杂是病机特点。综上所述，糖尿病性胃轻瘫多为虚实夹杂之证，以气阴两虚、脾气虚弱、运化无力为本，以食积、气滞、血瘀、痰饮、湿浊为标。其病位在胃，与脾关系密切。而桃核承气汤对血瘀型糖尿病胃轻瘫具有较好的功效。

何丽清等为观察半夏泻心汤与桃核承气汤合方治疗糖尿病胃轻瘫的临床疗效，选取了60例糖尿病胃轻瘫患者，纳入标准如下：①符合糖尿病胃轻瘫的诊断标准。②糖尿病病史>5年。③持续至少两个月以上的胃肠动力紊乱患者。④年龄在40～75岁。⑤排除胃肠道梗阻肝功能异常者。⑥排除血糖未控制的糖尿病酮症酸中毒及其他代谢紊乱性疾病。⑦停用胆碱能拮抗剂、镇静剂、钙离子拮抗剂、抑酸剂、止吐剂、前列腺素类药及其他促动力药1周以上者。⑧愿意接受本方案治疗、能按医嘱坚持服药者。并将60例患者随机分为治疗组和对照组各30例。治疗组予半夏泻心汤桃核承气汤合方，药物组成：姜半夏9g、黄连4g、黄芩6g、党参9g、干姜6g、大枣9g、炙甘草9g、桃仁10g、桂枝6g、大黄6g、芒硝6g，对照组予吗丁啉口服。用药疗程均为30天。观察治疗前后胃排空率、血流变。结果：半夏泻心汤桃核承气汤合方能显著改善糖尿病胃轻瘫患者的胃排空功能和血液流变学的各项指标。

讨论：糖尿病胃轻瘫（DGP）是一种胃动力障碍但不伴有机械性梗阻的疾病，包括胃排空的极度延缓及与胃排空有关的胃动力紊乱。现代医学对DGP的认识，其中之一为糖尿病微血管病变造成局部缺血，可直接影响胃壁神经结构和平滑肌细胞，从而影响平滑肌的正常舒缩功能。中医学认为病变日久，多种致病因素重复损伤脾胃，脾胃虚弱，脾升胃降功能失常，中焦气机阻滞，久病入络，气滞血瘀，瘀血阻滞胃络，形成虚实夹杂之证，属于"痞满"范畴，治疗当应标本兼顾。

半夏泻心汤方用半夏降逆止呕，干姜、黄芩、黄连辛开苦降，寒温互用，阴阳并调，人参、大枣、甘草补益脾胃，助健运之功。诸药合用，共奏和中降逆消痞之功。现代药理研究证

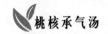

明本方能保护胃黏膜，调节胃分泌，改善胃黏膜循环，杀幽门螺杆菌，对胃肠道有选择性兴奋作用。桃核承气汤方中桃仁核活血化瘀，桂枝温经通脉，大黄泄热通下、祛瘀生新，临床药理研究本方可改善血液流变学指标，明显降低全血黏度和血浆黏度等。文献中尚无将二方合用治疗 DGP 的报道，本实验首次将二方合用，正合 DGP 脾胃气机升降失常，胃之血脉痹阻，虚实夹杂之病机，且收效比较理想，为经方治疗 DGP 提供了新的思路，值得临床进一步观察和推广。

三、糖尿病肾病

糖尿病肾病（DN）是糖尿病引起的严重和危害性最大的一种慢性并发症，由糖尿病引起的微血管病变而导致的肾小球硬化，是本症的特点，亦是胰岛素依赖型糖尿病（IDDM，也称 1 型糖尿病）患者主要死因。糖尿病患者出现的感染性病变如肾盂肾炎、肾乳头坏死，大血管病变如肾动脉硬化，不属糖尿病肾病的范畴。随着糖尿病治疗手段及技术的不断进步，死于糖尿病急性并发症如酮症酸中毒的患者越来越少，而糖尿病并发的心血管疾病和肾脏疾病却成为近年来糖尿病患者的主要致死、致残原因。

糖尿病肾病起病隐袭，缓慢进展，早期的肾脏病有关症状不多。肾病初期肾脏增大，肾小球滤过功能亢进和微量蛋白尿可持续多年，也不容易被注意，因此大多数糖尿病肾病患者是在出现明显蛋白尿或显著水肿时方被觉察。

（一）分期

从糖尿病进展至肾病，一般可分为 5 个阶段，丹麦学者

Mogensen 将糖尿病肾病分为以下 5 期。

1 期（功能改变期）又称肾小球功能亢进期或滤过率增高期。为糖尿病早期肾小球滤过率增高，这阶段可持续数年。肾血流量逐渐增高，肾小球滤过率增大，血清肌酐和尿素氮较正常人为低。此期，肾脏体积约增大 20%，肾血流量增加，内生肌酐清除率增加约 40%，肾脏无组织学改变。肾小球滤过率增加与肾脏体积、重量增加，肾小球和肾小管体积增大有关。观察证实糖尿病早期肾小球滤过率增高和肾血流量相关。糖尿病的高滤过率和入球小动脉扩张和出球小动脉收缩有关。

2 期（早期肾小球病变期）又称静息期，或正常白蛋白尿期。常出现在胰岛素依赖性糖尿病病程 18～24 个月。本期特点是出现肾小球结构损害，首先是基底膜轻度增厚，2～3 年后肾小球系膜基质开始扩张，3.5～5 年基膜明显增厚。此期超滤依然存在。运动后尿微量清蛋白排泄率升高，是本期唯一的临床证据。

3 期（隐性肾病期）或早期糖尿病肾病，常出现在胰岛素依赖性糖尿病 5～15 年后。本期主要损害肾小球基底膜电荷屏障，使构成肾小球基底膜成分的硫酸肝素和唾液酸减少，则负电荷相应减少，电荷屏障破坏，清蛋白排出增加。尿蛋白呈间歇性，蛋白尿有所加重，肾功能开始减退。这与糖尿病控制不佳，组织缺氧，肾微循环滤过压增高有关，常由高血压、高血糖、运动、尿路感染和蛋白负荷促进或诱发。此期肾小球滤过率仍高于正常，随病情发展，尿蛋白排泄率（UAER）升高并逐渐固定在 20～200μg/min，本期后阶段可出现血压升高。

4 期（糖尿病肾病期）又称持续性蛋白尿期或临床糖尿病肾病。患病高峰在病程 15～20 年时，有 20%～40% 胰岛素依赖

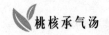

性糖尿病进入该期，24 小时尿蛋白 > 0.5g，如不采取措施，肾小球滤过率迅速下降。

此期可有大量蛋白尿，伴有低蛋白血症、水肿和高脂血症。低蛋白血症除尿蛋白丢失外，与糖尿病本身蛋白质代谢失调和蛋白质摄入不足有关。临床还可见到血浆蛋白水平还高于其他原因肾病时就出现水肿，这是由于糖尿病病人的清蛋白转变为糖基化清蛋白，而后者穿过毛细血管膜比正常清蛋白容易。糖尿病引起的肾病综合征预后较为险恶，较快地进入氮质血症。一旦进入氮质血症，肾小球滤过率降低，尿蛋白常迅速减少。

5 期（尿毒症期）即终末期肾病（简称 ESRD）。胰岛素依赖性糖尿病中 30% ~ 40% 在患病后 20 ~ 30 年发展为终末期肾病，此时出现尿毒症表现和相应组织学改变。肌酐清除率稍高于非糖尿病病人。据统计胰岛素依赖性糖尿病从诊断到进入临床糖尿病肾病平均时间约 19 年，持续蛋白尿到死亡平均 6 年，总病程 25 年左右。在欧美国家糖尿病肾病已成为终末期肾衰竭需透析或肾移植的单个最主要原因。

（二）临床表现

1. 蛋白尿　蛋白尿是糖尿病肾病的第一个临床表现，初为间断性，后转为持续性。用放免法测定尿中白蛋白或微白蛋白，可较早诊断蛋白尿，对控制病情有益。

2. 水肿　糖尿病肾病发生水肿时多由于大量蛋白尿所致，此阶段表明已发展至糖尿病肾病后期。多伴有 GFR 下降等肾功能减退的临床表现，提示预后不良。

3. 高血压　高血压出现较晚。到糖尿病肾病阶段时血压多升高，可能与糖尿病肾脏阻力血管的结构和功能的改变有密切关系，此外，水钠潴留也是高血压的因素之一。高血压能加重肾脏病变的发展和肾功能的恶化，因此控制高血压至关重要。

4. 贫血 有明显氮质血症的糖尿病性肾病患者，可有轻至中度的贫血。贫血为红细胞生成障碍，用铁剂治疗无效。

5. 肾功能异常 从蛋白尿的出现到肾功能异常，间隔时间变化很大，若糖尿病得到很好控制，可多年蛋白尿而不出现肾功能异常。若控制不好，就会出现氮质血症、肾功能不全。另外，糖尿病性肾病往往伴有糖尿病视网膜病变。

（三）临床应用

王廷春等用桃核承气汤加味治疗糖尿病肾病，将 138 例糖尿病肾病患者随机分为两组，治疗组用桃核承气汤加基础治疗与对照组单纯用基础治疗进行对比，治疗组药用：桃仁 12g、大黄 6g、桂枝 6g、芒硝 6g、生黄芪 20g、丹参 15g、沙参 10g、太子参 12g。头煎加水 600mL，浸泡 2 小时，文火煎约 30 分钟，煎至 250mL；二煎加水 500mL，煎约 20 分钟，取汁 250mL，两煎混合，于早、中、晚 3 餐前 0.5 小时等量分次温服，每日 1 剂。以上两组均以 2 个月为 1 个疗程，疗程结束后复查观察指标。结果治疗组 FPG、2 小时 PBG、24 小时尿蛋白定量、胆固醇、甘油三酯均明显下降，内生肌酐清除率升高，与治疗前相比差异有显著性（$P < 0.01$ 或 $P < 0.05$）。基础组除 FPG、PBG 明显下降外，其他变化不明显，认为桃核承气汤能改善糖尿病肾病患者糖脂代谢紊乱，逆转其肾小球滤过率逐步下降的趋势，减少尿蛋白排出量。

熊曼琪等在电镜下观察了加味桃核承气汤对糖尿病鼠肾小球毛细血管基底膜的影响，结果表明，具有活血化瘀、益气养

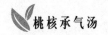

阴作用的加味桃核承气汤能减轻或延缓糖尿病鼠肾小球毛细血管基底膜的增厚，而优降糖无此作用，从而为本组方药用于糖尿病及其并发症的防治提供了依据。

陈艳萍选取74例糖尿病肾病患者作为研究对象，采用数字单双号法分为对照组（常规治疗）与研究组（加味桃核承气汤治疗）各37例，观察比较两组患者的临床疗效。结果：经过治疗，研究组患者治疗总有效率为89.19%，明显高于对照组的70.27%，差异具有统计学意义（$P < 0.05$）。结论：采用加味桃核承气汤治疗糖尿病肾病疗效显著。

按：糖尿病肾病主要为多种因素共同作用所引发的，包含组织缺氧、肾微循环障碍、体内纤溶系统障碍、血管硬化、肾内动脉壁慢性增厚、渗血流量减少、血液流变学显著异常、纤维蛋白原增高、血浆黏度及糖代谢异常等因素。基层医院就诊患者因自身对疾病认知程度的不足，其处于糖尿病肾病的早期阶段（微量白蛋白尿阶段），通常较难及时发现。现阶段研究提出，糖尿病肾病发展可被阻止在任何阶段或得到有效延缓，因此减少蛋白尿对肾功能的保护作用具有重要的意义。临床通常采用西医治疗，主要通过调脂、降压、降糖及控制蛋白质摄入量等方案有效控制各危险因素，延缓糖尿病肾病的发展，但疗效并不理想。糖尿病属于中医学的"消渴"范畴，糖尿病肾病为消渴病的变症，属于"肾消"的范畴。临床大部分患者均体现为本虚标实证，本虚主要包含五脏六腑及阳、阴、血、气虚损，标实主要包含瘀血与湿热。证候较少单独出现，其会随着病程、病情的不断发展，呈一定的规律演变。本虚主要责之为脾、肾，脾虚运化失健，肾虚阴津亏损，水谷精微输布失常，引发血行不畅的情况，最终发展为瘀血，阻碍肾络，产生尿蛋白。临床实践认为，糖尿病肾病中医病机应以瘀血内阻为标，脾肾气虚为本，采用益气活血思路治疗，选取桃核承气汤组方加味治疗。加味桃核承气汤为《伤寒论》中著名的蓄血证治疗方案，在妇科、内科及外科等各科室应用较为广泛。加味桃核承气汤各味药材配伍，不仅有效发挥泄热逐瘀、补肾补脾的作用，同时可有效调节患者内分泌及胰岛细胞的功能，且具有益气养阴、活血化瘀的作用。采用加味桃核承气汤治疗糖尿病肾病疗效显著，可改善患者生活质量，值得临床推广应用。

（四）医案精选

患者李某，男，55 岁。2012 年 1 月 31 日初诊。糖尿病史 10 年余。1 年前患者因尿中泡沫较多，于天津某三甲医院查空腹血糖 8.12mmol/L，尿蛋白（＋＋＋），糖化血红蛋白 9.73%，B 超示双肾、输尿管及膀胱结构未见明显异常，24 小时尿蛋白定量 1.39g；诊断为 2 型糖尿病、2 型糖尿病肾病。予降糖、改善肾循环及中药汤剂等治疗，病情好转后出院。3 天前患者尿中泡沫增多，今求治于黄老门诊，刻下症见口干咽燥，多饮，乏力，多尿，尿中泡沫，舌红苔薄黄，脉沉滑。查血糖 9.99mmol/L，尿素氮 13.10mmol/L，血肌酐 125μmol/L，24 小时尿蛋白定量 1.28g，纤维蛋白原 4.17g/L。中医诊断：肾衰病，消渴，尿浊。辨证：气阴亏虚，瘀浊阻络。治宜益气养阴，泻浊通络，活血化瘀。方用参芪地黄汤合桃核承气汤加减，处方：生黄芪 30g，太子参 30g，生地黄 30g，山茱萸 20g，山药 30g，苍术 30g，玄参 30g，丹参 30g，葛根 30g，桃仁 10g，桂枝 10g，酒大黄 10g，黄连 10g，覆盆子 30g。7 剂，水煎服，日 1 剂，早晚分服。二诊（2012 年 2 月 7 日）：口干多饮消失，乏

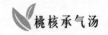

力减轻，尿中泡沫减少，舌红苔薄黄，脉细弦。前方加土茯苓30g、鬼箭羽20g、土鳖虫10g。14剂。三诊（2012年2月21日）：乏力渐轻，足胫部阵发性刺痛，夜间尤甚，舌红苔黄，脉细弦。查血糖6.41mmol/L，尿素氮9.34mmol/L，血肌酐95μmol/L（正常），24小时尿蛋白定量0.95g。前方加水蛭10g。14剂。后以上方加减续服半年余，诸症缓解，肾功能正常。

按：本例系消渴病久，阴损气耗，而致气阴两虚；久病入络，气血不畅，瘀浊阻络，形成以气阴两虚为本，瘀浊阻络为标的病机特点。黄老用参芪地黄汤合桃核承气汤加减以益气养阴，泻浊通络，活血化瘀，为黄老治疗糖尿病肾病的常用方。方中生黄芪、太子参健脾益肾，生地黄、山茱萸、山药、玄参、葛根养阴生津，苍术健脾燥湿，丹参、桃仁、桂枝、酒大黄活血通络，黄连清热燥湿，覆盆子固精缩尿。全方标本兼顾，健脾益肾，除湿化瘀通络。生黄芪与山药、苍术与玄参、丹参与葛根为黄老治疗糖尿病之常用对药。桃核承气汤去芒硝为黄老经验用法，黄老认为芒硝咸寒，润燥软坚，一般多用于燥屎内结，故弃用之。二诊三诊加土鳖虫、水蛭等虫类药以化瘀通络。虫类药的应用，是黄老治疗肾病的一大特色，黄老认为糖尿病肾病出现大量尿蛋白以及多种并发症时，为久病入络，邪结肾络隐曲之中，瘀血顽痰凝聚络脉，此时，非虫类药不能入络搜剔顽痰死血。

四、慢性肾脏病

2002年美国国家肾脏基金会所属"肾脏病预后质量倡议"（kidney disease outcomes quality initiative，K/DOQI）工作组制定

了慢性肾脏疾病（CKD）评估、分期和分层临床实践指南，对慢性肾脏病做了如下定义：肾脏损害（肾脏的结构与功能异常）伴有或不伴有肾小球滤过率（GFR）的下降≥3 个月。肾脏损害是指下列两种情况之一：①异常的病理改变。②出现肾脏损害的标志，包括血或尿成分的异常，以及影像学检查的异常。GFR < 60mL/（min · 1.73m^2），≥3 个月，伴有或不伴有肾脏的损害。

慢性肾脏疾病（chronic kidney disease，CKD）具有患病率高、知晓率低、预后差和医疗费用高等特点，是继心脑血管疾病、糖尿病和恶性肿瘤之后，又一严重危害人类健康的疾病。

（一）分期

1 期：GFR > 90mL/（min · 1.73m^2）。

2 期：GFR60 ~ 89mL/（min · 1.73m^2）。

3 期：GFR30 ~ 59mL/（min · 1.73m^2）。

4 期：GFR15 ~ 29mL/（min · 1.73m^2）。

5 期：GFR < 15mL/（min · 1.73m^2），或已经透析者。

（二）综合治疗

1. 调整生活方式 ①体育锻炼：提倡慢性肾脏病患者在医生指导下参加能够耐受的体育锻炼（每周至少5 次，每次30 分钟）。②保持健康体重：维持 BMI18.5 ~ 24.0kg/m^2。③戒烟。④规律作息，避免疲劳；防止呼吸道感染的发生；放松心情，避免情绪紧张。

2. 营养治疗 低盐低脂限量优质蛋白饮食。

3. 控制蛋白尿 过多的白蛋白等蛋白质经肾小球滤过及肾小管重吸收过程中，可损伤肾小球滤过膜和肾小管细胞，促进

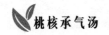

肾小球硬化和小管间质纤维化。

糖尿病肾病患者，蛋白尿目标值应控制在 AER < 30mg/d；非糖尿病患者，蛋白尿目标值应控制在 PER < 300mg/d［每日尿蛋白定量超过 150mg 或尿蛋白（mg）/肌酐（g）大于 200mg/g 称为蛋白尿。24 小时尿白蛋白排泄率在 30～300mg 称为微量白蛋白尿］。控制蛋白尿措施如下：

RAS 阻断剂：ACEI 和 ARB 具有降压及独立于降压之外的肾脏保护作用。尿白蛋白 30～300mg/d 的糖尿病患者推荐使用 ACEI 或 ARB。尿白蛋白 > 300mg/d 时，无论是否存在糖尿病，均推荐使用 ACEI 或 ARB。目前不提倡联合应用 ACEI 和 ARB 延缓慢性肾脏病的进展。在应用 RAS 系统阻断剂时需注意：①避免用于肾动脉狭窄患者。②GFR < 45mL/（min·1.73m²），患者宜从小剂量开始。③初始应用或加量时，应在 1～2 周监测 GFR 和血清钾浓度，若血肌酐较基线值上升幅度 < 30%，可继续使用；若超过基线水平 30%，应及时减量或停药并寻找原因。④GFR < 30mL/（min·1.73m²）时仍具有肾脏保护作用，不一定需要终止用药。

4. 糖皮质激素及免疫抑制剂 多种原发性或继发性肾小球疾病，如膜性肾病或狼疮性肾炎，其发病机制主要由异常免疫反应所介导，需要使用糖皮质激素及免疫抑制剂治疗以达到蛋白尿持续缓解，常用的免疫抑制剂包括环磷酰胺、环孢素 A、他克莫司、吗替麦考酚酯、硫唑嘌呤、来氟米特等。应用时应根据病理类型和蛋白尿程度，并结合患者性别、年龄、体重、生育要求、有无相关药物使用禁忌证及个人意愿等，个体化地制订治疗方案。注意检测和防治相关药物的副反应。

5. 控制高血压 高血压本身可导致肾损害，也可促进 CKD

进展，还能引起心、脑及周围血管等靶器官损害，更使 CKD 患者预后不良。无论是否合并糖尿病，AER ≤ 30mg/d 时，维持收缩压 ≤ 140mmHg，舒张压 ≤ 90mmHg；AER > 30mg/d 时，维持收缩压 ≤ 130mmHg，舒张压 ≤ 80mmHg。血压控制措施具体如下。

根据患者病情合理选用降压药物，做到个体化治疗。无蛋白尿 CKD 高血压患者（在未使用降压药物的情况下诊室收缩压 ≥ 140mmHg 和/或舒张压 ≥ 90mmHg，称为高血压）可选用 ACEI、ARB、CCB 等；有蛋白尿 CKD 高血压患者，首选 ACEI 或 ARB；严重高血压患者可选择 2 种或 2 种以上的抗高血压药物联合治疗。老年患者应综合考虑年龄、合并症等情况，并密切关注降压治疗相关不良事件，如电解质紊乱、急性肾损伤、体位性低血压等。

6. 控制高血糖　糖尿病肾病是糖尿病最常见的微血管并发症之一，无论是 1 型还是 2 型糖尿病，25%~40% 患者可出现肾脏受累。2 型糖尿病患者中，5% 在确诊糖尿病时就已出现肾损害。高血糖造成的肾脏血流动力学变化及代谢异常是肾损害的基础。血糖控制目标值 HbA1c 为 7.0%；糖尿病患病时间短、预期寿命长、无心血管并发症并能很好耐受治疗者，可更加严格控制 HbA1c（< 6.5%）；预期寿命较短、存在合并症或低血糖风险者，HbA1c 目标值可放宽至 7.0% 以上。

血糖控制措施应根据 GFR 水平调整胰岛素及口服降糖药剂量，以防止低血糖及其他副反应的发生。GFR 为 10~50mL/(min·1.73m^2) 时胰岛素用量宜减少 25%，GFR < 10mL/(min·1.73m^2) 时，胰岛素用量应减少 50%。

7. 控制血脂　血脂异常是促进 CKD 进展的重要因素，也

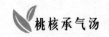

是介导 CKD 患者心脑血管病变、肾动脉粥样硬化和靶器官损害的主要危险因素。升高的血脂成分和异常的脂质组分如氧化低密度脂蛋白（oxLDL）、糖化 LDL 可损伤肾小球固有细胞和肾小管间质，促使细胞外基质产生增多，导致肾小球硬化和肾间质纤维化。

根据疾病的风险评估（CKD 分期，患者年龄，是否有透析、肾移植，有无冠心病、糖尿病、缺血性脑卒中病史）而不是根据血浆胆固醇、低密度脂蛋白胆固醇的水平来确定治疗措施。具体控制措施如下：

他汀类或加依折麦布适用于 50 岁以上的 CKD 未透析（G1～G5 期）患者、成人肾移植和开始透析时已经使用这类药物的患者。对 18～49 岁、未透析肾移植患者，他汀类用于有以下 1 项或以上者：冠心病（心肌梗死或冠状动脉重建术）、糖尿病、缺血性脑卒中、10 年间发生冠心病风险大于 10%。注意部分他汀类药物要根据 eGFR 调整剂量。高甘油三酯血症患者，建议改变生活方式治疗，包括饮食、运动。

8. 控制高尿酸血症 高尿酸血症是心血管事件危险因素，也是肾功能损害的独立危险因素，可引起急性肾损伤（急性尿酸性肾病）、CKD（慢性尿酸性肾病）及尿酸结石，并加速 CKD 的进展。正常嘌呤饮食状态下，非同日 2 次空腹血尿酸水平：男性 > 420μmol/L，女性 > 360μmol/L，称为高尿酸血症。根据血尿酸水平和尿尿酸排泄多少，高尿酸血症分为尿酸排泄不良型、尿酸生成过多型和混合型。尿酸性肾病患者：血尿酸 < 360μmol/L；对于有痛风发作的患者，血尿酸 < 300μmol/L。CKD 继发高尿酸血症患者，当血尿酸大于 480μmol/L 时应干预治疗。具体控制措施如下：

低嘌呤饮食，尿量正常者多饮水，适当碱化尿液，避免长期使用可能引起尿酸升高的药物（噻嗪类及襻利尿剂、烟酸、小剂量阿司匹林等）。降低尿酸的药物包括抑制尿酸合成的药物（别嘌呤醇、非布司他等）和增加尿酸排泄的药物（苯溴马隆、丙磺舒等），根据患者高尿酸血症的分型及 GFR 水平选择药物、调整用量：别嘌呤醇 G3 期应减量，G5 期尽量避免使用；非布司他轻中度肾功能不全无需调整剂量；当 GFR < 20mL/（min·1.73m^2）应避免使用苯溴马隆。CKD 继发高尿酸血症患者应积极治疗慢性肾脏病，降低尿酸的药物是否可延缓 CKD 病情进展尚存争议。

谨慎用药：注意应根据 GFR 调整慢性肾脏病患者的用药剂量。GFR <45mL/（min·1.73m^2）患者在一些药物诱导下发生急性肾损伤（AKI）风险增高时，应暂停有潜在肾毒性和经肾排泄的药物，如 RAS 系统阻断剂、利尿剂、非甾体抗炎药、二甲双胍、地高辛等。慢性肾脏病患者应在医生或药师的指导下使用非处方药或蛋白营养品。GFR <45mL/（min·1.73m^2）患者行静脉内含碘造影剂造影时应坚持以下原则：①避免使用高渗造影剂。②尽可能使用最低剂量。③检查前后暂停具有潜在肾毒性的药物。④检查前、检查中和检查后充分水化。⑤检查后48～96 小时检测 GFR。对于含钆造影剂，GFR < 30mL/（min·1.73m^2）患者不建议使用。

9. 中医治疗　中医学的辨证论治为 CKD 提供了又一治疗手段，雷公藤多苷、大黄、黄芪等中药制剂已广泛用于 CKD 的治疗。但某些中药也具有肾毒性（如含有马兜铃酸的中药），还有部分中药长期服用可致高钾血症，需引起重视。

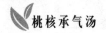

（三）CKD 并发症的防治

1. 贫血　以下患者应行贫血评估：G1～G2 期，存在贫血症状；G3a～G3b 期，至少每年检测 1 次；G4～G5 期，至少每年检测 2 次。多数 CKD 贫血患者需要使用红细胞生成刺激剂（ESA）治疗，治疗 4 周后开始调整剂量，调整幅度在 25%。同时应对铁状态进行评估（主要指标包括铁蛋白和转铁蛋白饱和度）。对于非透析 CKD 贫血成人患者未给予铁剂治疗者，如转铁蛋白饱和度≤30%、铁蛋白≤500g/L，建议给予 1～3 个月口服铁剂治疗。ESA 治疗贫血过程中应注意以下 3 点：①血红蛋白水平低于 100g/L 的非透析 CKD 患者，建议需根据其血红蛋白下降程度、先前对铁剂治疗的反应、ESA 治疗的风险和贫血合并症状，决定是否开始 ESA 治疗。②大多数 CKD 患者应用 ESA 时，血红蛋白维持在 100～120g/L，不宜超过 130g/L。③不推荐将 ESA 用于活动性恶性肿瘤或近期有恶性肿瘤病史者。

2. 心血管疾病　CKD 患者心血管疾病（CVD）风险增高，且两者相互影响，合理管理 CVD 将延缓 CKD 进展。应针对潜在的心脏疾病，采取与非 CKD 患者一样的筛查和处理措施；存在动脉粥样硬化风险的 CKD 患者，除非出血风险大于心血管获益，应给予抗血小板药物治疗；CKD 并发心力衰竭者，在治疗措施调整和/或临床症状恶化时，应加强 eGFR 和血清钾浓度的监测。此外应注意，脑钠肽在 G3a～G5 期患者中诊断心力衰竭和评估容量负荷的可靠性相应降低；不存在急性冠状动脉综合征（ACS）的 CKD 患者血肌钙蛋白也可升高，肌钙蛋白用于诊断 CKD 患者 ACS 时需慎重。

3. 慢性肾脏病－矿物质－骨代谢异常　骨矿物质和钙磷代

谢紊乱在 CKD 早期即出现改变，并随肾功能下降而进展，即慢性肾脏病－矿物质－骨代谢异常（CKD－MBD）。对于 G3 期患者应限制磷摄入量为 800～1000mg/d，若血磷水平仍高于目标值，应服用肠道磷结合剂。血钙浓度应维持在正常范围内。控制甲状旁腺激素（iPTH）目标水平尚不清楚，建议控制在正常值上限的 2～5 倍。

4. 酸中毒　当 CKD 患者血 HCO_3^- 浓度 <22mmol/L 时，应口服碳酸氢钠等碱制剂，使血 HCO_3^- 浓度维持在正常水平。

5. 感染　CKD 患者感染风险是正常人的 3～4 倍，防治感染可有效减少 CKD 肾功能急剧恶化的风险，延缓 CKD 进展。平时应注意预防上呼吸道和泌尿道等部位各种感染，虽然 CKD 患者对疫苗反应性有所降低，但亦可获益，建议采用疫苗预防感染。除非有禁忌证，所有 CKD 成人宜每年接种流感疫苗；G4～G5 期患者和肺炎高危人群（如肾病综合征、糖尿病或接受免疫抑制剂治疗者）应接种多价肺炎疫苗，并在 5 年内复种；G4～G5 期患者应接种乙肝疫苗。注意在使用灭活疫苗之前应充分评估患者的免疫状态，遵守政府机构的相关接种文件。

6. 同型半胱氨酸血症　高同型半胱氨酸（Hcy）血症是冠心病、卒中等血管疾病的重要危险因素。血清同型半胱氨酸正常值为 5～15μmol/L，70% 经肾脏排泄。CKD 患者尤其是 ESRD 患者血清同型半胱氨酸普遍升高，ESRD 患者血清同型半胱氨酸每升高 1μmol/L，CVD 发生风险就可增加 1%。目前较常用的治疗方法是补充叶酸。但补充叶酸能否降低 CKD 患者 CVD 的发生风险还有待于进一步研究。

终末期肾病的替代治疗：肾脏替代治疗方式包括透析（血液透析和腹膜透析）和肾移植。由于肾脏供体缺乏，目前大多

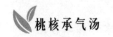

数终末期肾病患者需要透析以维持生命。

（四）临床应用

许阿亮等为了观察加减桃核承气汤对血瘀型慢性肾衰竭病人的临床疗效，选取了60名患者分为2组，纳入标准如下：①中医证型符合血瘀型诊断标准。②血清肌酐（Scr）介于133～707μmol/L。③年龄在18～75岁之间。

治疗方法： 两组患者均给予常规西医饮食治疗、降压、控制血糖，纠正酸碱平衡、贫血、电解质紊乱等。治疗组在常规西医治疗基础上加用加减桃核承气汤方。桃仁10g、酒大黄6g、枳实6g、厚朴6g、桂枝6g、当归10g、淫羊藿12g、党参15g、茯苓12g、姜半夏6g、泽兰6g等。伴恶心欲呕、纳差者，加荷叶10g，黄连1.5g；伴胃虚寒者，加干姜6g、砂仁6g（后入）；伴乏力较甚者加黄芪60g、高丽参10g（另炖）；瘀血较重者，加水蛭6g、地龙10g；贫血较重者，加阿胶6g（冲服）、肉苁蓉15g；皮肤瘙痒者，加乌梢蛇10g、白花蛇舌草30g；尿蛋白较多者，加益智10g、补骨脂15g；水肿较甚者，加猪苓10g、大腹皮10g；腰痛甚者，加杜仲15g、续断15g、葛根30g；口干甚者，加天花粉30g、乌梅10g。每剂加水600mL，浓煎取汁100mL，每日1剂，分2次早晚饭后温服。两组患者均以1个月为1个疗程。3个疗程后观察两组临床疗效，比较两组治疗前后血肌酐（Scr）、血白蛋白（ALB）、内生肌酐清除率（Ccr）、血总胆固醇（TC）、血甘油三酯（TG）、血红蛋白（Hb）等指标的变化。

结果： 自拟加减桃核承气汤方能明显改善治疗组的临床症状和体征，降低血清 Scr、TC、TG 水平，提高 ALB、Hb、Ccr

水平，与对照组比较差异具有统计学意义（$P < 0.05$）。

讨论：慢性肾衰竭由于其起病较缓慢，病程较长，中医又素有"久病多瘀""久病入络"之说，近年来许多中医家认为CRF的主要病机是邪毒深入营血，化热成毒，而致肾络瘀阻，所以从瘀论治一直是慢性肾衰竭的一个重要方法。加减桃核承气汤是根据汉代张仲景《伤寒杂病论》本是治疗下焦蓄血证的名方"桃核承气汤"加减而成，桃核承气汤已有动物实验表明其治疗慢性肾衰竭安全有效，加减桃核承气汤在其基础上根据慢性肾衰竭的临床特点进行合理加减，使其更适合临床使用，疗效更佳。加减桃核承气汤，去原方中峻下之芒硝，使其更适合慢性肾衰竭患者长期服用。方中以小承气汤（酒大黄、枳实、厚朴）合桃仁为君活血祛瘀，通利排毒，对于慢性肾衰竭晚期各种毒素蓄积可以起到很好的清除作用。同时辅以桂枝温经通脉，助心行血，对血液循环起到动力作用；当归养血补血，党参健脾益气，两药同用，气血双补，对人体虚弱起到支持作用；茯苓利水宁心，姜半夏降逆止呕，对慢性肾衰竭后期恶心呕吐、失眠起到很好的改善作用；淫羊藿补肾壮阳，从根本上治疗肾脏虚弱，且温而不燥，滋而不腻，非常适合慢性肾衰竭病情；泽兰加强下焦的活血功能，对于因血瘀而小便不利的情况甚为合适。现代药理研究表明：大黄酸可抑制 TGF - β_1 诱导的肾小球系膜细胞的增生、肥大以及基质的产生，淫羊藿能抗脂质过氧化作用、改善脂代谢和血液流变学，减少细胞外基质在肾脏的分布，减轻肾脏的组织学改变，改善肾血流量，使残余肾小球内压降低，减轻高灌注、高滤过的危害。桃仁、当归、泽兰、姜半夏、茯苓等药均能改善血流和脂质代谢，防治肾间质纤维化。加减桃核承气汤通过活血化瘀，温阳通下，从而降

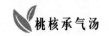

低 Scr、BUN、TC、TG 的水平，延缓慢性肾衰竭进程。通过临床观察表明，加减桃核承气汤能较好改善血瘀型慢性肾衰竭患者中医临床证候，降低 Scr、BUN、TC、TG 水平，升高患者的 Ccr、HB、Alb 水平，延缓的慢性肾衰竭的进展，同时改善其贫血、血脂水平，提高患者生活质量，表明加减桃核承气汤是治疗血瘀型慢性肾衰竭的良好方剂，值得临床推广及进一步研究。

（五）医案精选

患者丙，男，56 岁，于 2013 年 8 月 12 日初诊。主诉：IgA 肾病 7 年，发现血肌酐升高两个月。患者 7 年前因泡沫尿就诊，血压：162/90mmHg、尿常规：蛋白质（＋＋），隐血（＋＋），行肾穿检查：IgA 肾病，伴局灶球性肾小球硬化，平时服用洛汀新、金水宝等控制病情，血压波动在（120～130）/（80～90）mmHg、未规则门诊，随诊中两个月前因纳差、恶心，于外院门诊查血肌酐 454μmol/L，尿常规：蛋白质（＋＋），隐血（＋），予以安内真、开同、肾衰宁等治疗，患者症状较前无明显好转，并伴有心烦，夜尿小便频数短涩，尿痛伴腰痛，遇劳即发，转诊我院复查血肌酐 478μmol/L，舌质暗，苔腻，脉沉涩，诊断：慢性肾衰竭。辨证：脾肾亏虚为本，湿热、瘀血阻于下焦。治宜补益脾肾，清化湿热，活血化瘀，兼以通腑降浊。处方：黄芪 30g、党参 30g、山药 15g、桃仁 15g、丹参 15g、川芎 12g、赤芍 15g、白术 15g、紫苏 12g、姜半夏 10g、茵陈 30g、陈皮 10g。并配合中药保留灌肠，处方：附子 10g、大黄 10g、蚕沙 30g、牡蛎 30g、丹参 30g、白花蛇舌草 30g、蒲公英 30g、水煎至 100mL，保留灌肠 1 小时，每晚 1 次。药进 3 剂后，心烦、恶心、纳差缓解，守方 3 周后复查血肌酐 379μmol/L，夜尿频数、腰痛症状消失。

按：慢性肾衰竭是由多种肾脏病引发肾小球滤过率下降，肾小管间质纤维化，肾功能进行性减退，并因此产生各种酸碱、电解质代谢紊乱和临床症状的综合征，依据慢性肾衰竭的临床表现与演变规律，与中医古籍所载"关格""癃闭""溺毒"相近。笔者认为，本病病机多为本虚标实，以脾肾亏虚为本，湿热、瘀血为标，结合本病病理变化，认为肾小球硬化、球囊粘连、肾小管间质纤维化等微观变化都可视为"瘀血"。瘀血虽为标证，却在慢性肾衰竭发展过程中占有举足轻重的地位，既是慢性肾衰竭漫长病程中形成的病理产物，同时也是加重本病的一个重要致病因素。脾虚，血液失于统摄，妄行，可致离经之血，临床上表现为出血、瘀血。脾虚，水谷精微运化失司，气血生化不足，气弱不行血，血运不畅，血络瘀阻，加之病延日久，而致典型瘀热互结下焦之蓄血证时，治疗当以破血下瘀为主，可用桃核承气汤原方。对于无典型瘀热互结下焦之蓄血证，笔者认为本病病程迁延，用药不当、过量可致病情急剧变化，不可过激，应对桃核承气汤进行灵活化裁，减弱其峻烈之性，保留其活血化瘀、通腑泻浊、健脾护胃之意，中药应以补益脾肾、侧重健脾，兼顾化湿降浊、活血化瘀为主。制方多以党参、山药、茯苓、甘草平补脾气，辅以陈皮、紫苏、半夏化湿和胃降浊；桃仁、丹参、川芎、赤芍活血化瘀；去辛燥之桂枝，加以黄芪益气通行血脉；去猛峻之大黄、芒硝，并通过中药灌肠方以通腑降浊，清热解毒为法，选用附子、大黄、蚕沙、牡蛎、丹参、白花蛇舌草、蒲公英等，使邪有出路，从而又防硝、黄凉凝、峻下之弊，以达扬长避短之功。

桃核承气汤主治证在病机和症状特点上与慢性肾衰竭有相

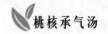

关性，尿毒症患者由于体内小分子毒物如肌酐，以及中分子毒物甲基胍、胍基琥珀酸等大量积聚，胃肠道反应突出，消化系统症状严重，甚至成为首发就诊症状，轻者表现为饮食减少或恶心呕吐，严重者会导致消化道出血而见呕血、便血或黑便，与桃核承气汤证中之"少腹当硬满""血自下"以及"大便反易，其色必黑"等症状相似。另外，患者多有面色晦暗或黧黑，舌质暗红或青紫、舌边尖有瘀斑或瘀点，肌肤干燥或甲错等瘀血内停证的特征，同样属于桃核承气汤主治之瘀热互结证的临床表现。其次，桃核承气汤主要组成药物多有延缓慢性肾衰竭的药理作用。早在 1980 年，即有临床观察发现该方对伴有便秘症状的慢性肾衰患者有推迟使用肾脏替代治疗的作用。国内的临床观察也发现该方可明显降低血清尿素氮和肌酐，改善患者的高凝状态。以此方加味（红花、丹参等）治疗慢性肾衰在改善患者症状的同时，可提高内生肌酐清除率。桃核承气汤、真武汤以及二者合方具有抑制细胞外基质中纤连蛋白（FN）、层粘连蛋白（LN）和 IV 型胶原的作用。此方还可以延缓肾间质纤维化，降低肿瘤坏死因子（TNF）、白细胞介素等炎症因子。原方五味药中的大黄和桃仁更是抗脏器纤维化常用中药。桃仁是此方君药，对该药本身及其复方的研究均证实其延缓慢性肾衰竭进展的作用。大黄更是有多年研究结果的抗肾纤维化药物，其主要作用机制在于降低促肾纤维化因子的表达，促进细胞外基质（ECM）降解、抑制成纤维细胞增殖和系膜细胞增生。

综上所述，桃核承气汤可以作为干预药物用于延缓慢性肾衰竭进展的相关研究。通过对相关研究的总结，可以得到以下启示。首先，通过何种途径和方法拓展古方的主治证候和临床应用范围是中医研究者应该关注的。桃核承气汤用于延缓 CRF 进展的临床和实验研究，是通过桃核承气汤主治之"太阳蓄血证"与 CRF 在病机和症状特点的比较上实现的。二者在病机上均有瘀血阻滞的特征，临床表现也有类似之处，故而能有进行相关研究的可能。其次，应该注意到，慢性肾衰竭是多种慢性肾脏疾病的最终结局，病机特点可以概括为"虚实夹杂，本虚标实"，临床应用活血化瘀方剂治疗时应注意患者的具体临床表现，判断正虚与邪实的主次关系。以运用桃核承气汤而言，此方重于活血化瘀而轻于补虚扶正，实验研究或可原方应用，以便明确作用机制，但临床应用时则应加减变化，以适应临床不同情况。

五、多囊肾

多囊肾（PKD）是一种常见的常染色体遗传病，为单基因遗传，遗传学上将其分为显性和隐性两大类，两种类型均造成双侧肾脏发生病变。其中常染色体显性遗传性多囊肾病（ADPKD）最常见，主要特点为肾小管上皮细胞来源的充满液体的囊泡不断地形成和扩张，且典型病例在中年时期会发展到终末期肾脏疾病（ESRD）阶段，终末期肾脏病患者中使用肾脏替代治疗的 5%～10% 均由 ADPKD 引起。ADPKD 多于成年后发病，发病率高（为 1/400～1/1000）且预后不良，但目前临床上尚无有效治疗方法。

（一）临床表现

ADPKD 是多囊肾中最常见的类型，进行性形成并增多的囊肿导致两侧肾脏进行性增大是其最主要特点。ADPKD 伴有多种

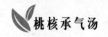

肾外表现，常损害到肝、脾及血管等。患者发病年龄一般较大，多在 40 岁以后，多有腰痛、上腹痛、高血压、血尿及腹部肿块等，这些临床表现的出现常常是肾实质已遭到严重破坏的信号，更严重的是这些损害将不断加重。尽管多数患者在中年以后发病，但目前很多证据表明 ADPKD 最早在胎儿期即可被诊断，且病情比成年发病者更重。

（二）临床应用

Selistre 等选取 52 例儿童期发病的 ADPKD 患者，平均年龄（10 ±4）岁，年龄分布 1 ~ 17 岁。研究证实了肾脏部位存在确切损害，且其中 77% 的患者出现了高血压、蛋白尿以及肾功能损害。因此，在诊断 ADPKD 时，不应仅局限于中年以上患者，而应更加重视及早发现早年发病患者，并进行及时干预，延缓疾病进展，提高其生存质量。

（三）医案精选

患者王某，男，45 岁，2014 年 10 月 8 日初诊。主诉腰酸伴排肉眼血尿两天。多囊肾、多囊肝病史 10 年，5 年前曾行"多囊肾去顶术"。此次发病于两天前活动后出现腰酸胀，伴全程排肉眼血尿，无腰痛，无排尿中断，于我院查尿常规：蛋白质（＋），隐血（红细胞）（＋＋＋），红细胞（高倍视野）8111.3 个，考虑多囊肾出血。予以"酚磺乙胺注射液、白眉蛇毒血凝酶、肾上腺色腙片"对症止血，并配合凉血止血等治疗，两周后仍为肉眼血尿，尿色较前无变化。刻诊患者面色黧黑，腹部胀满急结，肉眼血尿，血色暗红，舌淡白，舌体有瘀斑，脉弦涩，考虑为下焦蓄血，瘀血内停而致持续出血，即拟处方桃仁 20g、大黄 10g、桂枝 6g、炙甘草 10g、芒硝 10g、白术 15g、干姜 5g。2 剂，当晚及次日清晨各进 1 剂，尽剂而愈，复查尿常规：隐血（红细胞）（+），红细胞（高倍视野）8.6个/HP，随访 2 个月未再排肉眼血尿。约 2 个月后此患者无明显诱因出现左肾区疼痛，呈绞痛，无向他处放射，每次持续数小时，阵发性加剧，改变体位不能缓解，无排肉眼血尿，伴烦躁、畏冷、低热，心烦不宁，坐卧不安，小便不利，即于我院泌尿系查 B 超：双肾多发囊肿伴强光斑，考虑多囊肾伴多发结石超声改变，尿常规：蛋白质（+），隐血（++），白细胞阴性，红细胞（高倍视野）60.2 个/HP，白细胞（高倍视野）2.0 个/HP。分析此次突发左肾区疼痛，痛点固定仍为血瘀下焦之象，败血瘀而化热，上扰心神故见心烦不宁、坐卧不安，其面色黧黑、舌体瘀斑，脉弦涩仍为瘀血内阻之征，即予以桃仁承气汤加减：桃仁 10g、桂枝 10g、大黄 10g、芒硝 10g、牡丹皮15g、当归 10g、鸡血藤 30g、败酱草 30g、金银花 15g、连翘15g、玉米须 30g。进药 1 剂，药后 3 小时，尿出血性尿膜如花生米大数粒，当晚排脓血尿约 1000mL，即查尿常规：蛋白质（+++），隐血（+++），白细胞（+++），红细胞 570.2（高倍镜），白细胞 4806.2（高倍镜），随后小便如注，24 小时尿量达 4000 多毫升，诸症缓解，其病如失，次晨查尿常规：隐血（+），白细胞阴性。

讨论：同一患者病症截然不同，而详审病机，应用经方皆应手取效。多囊肾病是一种先天性肾脏异常的遗传性疾病，双侧肾脏的皮髓质均可累及，双侧多个小管节段或肾小球囊进行性扩张，形成多个液状囊肿，导致不同程度的肾功能损害。在多囊肾病的发生和发展过程中，囊肿进行性增大并压迫邻近肾实质，造成肾实质缺血和高压，可造成肾脏出血。肾脏体积越

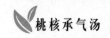

大，囊肿数量越多，肾功能越差，肉眼血尿发作次数较多。中医学并无"多囊肾"这个病名，《灵枢·本脏》曰："肾大则善病腰痛，不可以俯仰，易伤以邪。"《灵枢·胀论》曰："肾胀者，腹满引背央央然，腰髀痛。"根据本病腰痛、腹内结块、血尿、高血压、腰部或胀或痛的表现，以及后期肾功能受损，多参照"积聚""痞块""腰痛""尿血"等论治，出现慢性肾衰竭终末期多按中医"关格"辨证治疗。多囊肾病肉眼血尿的发病过程中，其中脾肾亏虚和瘀血内积为两条主要矛盾，肉眼血尿多由瘀血内阻而致，瘀血不去则血尿不易停止，而如果过度应用止血药物则会导致败血内停，致瘀而生热，大便不通，甚则狂躁不安，神智模糊。在治疗过程中亦应注意分清标本缓急，急则治其标，在出血期可以应用峻下之桃仁承气汤治疗血热互结之证；缓则治其本，以健脾补肾、顾护肾元为主，以延缓病情进展。

六、慢性肾小球肾炎

慢性肾小球肾炎简称慢性肾炎，是由多种不同病因、不同病理类型组成的一组原发性肾小球疾病。临床特点为病程长、发展缓慢，症状可轻可重，多有一段无症状尿检异常期，然后出现不同程度的水肿、蛋白尿、镜下血尿，可伴高血压和/或氮质血症，及进行性加重的肾功能损害。

（一）临床特点

本病的临床表现呈多样化，早期患者可无明显症状，也可仅表现为尿蛋白增加，尿沉渣镜检红细胞增多，可见管型。有时伴乏力、倦怠、腰酸、食欲不振、水肿时有时无，多为眼睑水肿和/或下肢凹陷性水肿，一般无体腔积液。肾小球滤过功能及肾小管浓缩稀释功能正常或轻度受损。部分患者可突出表现为持续性中等程度以上的高血压，可出现眼底出血、渗出，甚至视盘水肿。有的患者可表现为大量蛋白尿（尿蛋白 > 3.5g/24h），甚至呈肾病综合征表现。在非特异性病毒和细菌感染后病情可出现急骤恶化，慢性肾炎患者急性发作时，可出现大量蛋白尿，甚至肉眼血尿，管型增加，水肿加重，高血压和肾功能恶化。经适当处理病情可恢复至原有水平，但部分患者因此导致疾病进展，进入尿毒症阶段。

本病病因不明。起病前多有上呼吸道感染或其他部位感染，少数慢性肾炎可能是由急性链球菌感染后肾炎演变而来，但大部分慢性肾炎并非由急性肾炎迁延而来，而由其他原发性肾小球疾病直接迁延发展而成，起病即属慢性肾炎。该病根据其病理类型不同，可分为如下几种类型：①系膜增殖性肾炎：免疫荧光检查可分为 IgA 沉积为主的系膜增殖性肾炎和非 IgA 系膜增殖性肾炎。②膜性肾病。③局灶节段性肾小球硬化。④系膜毛细血管性肾小球肾炎。⑤增生硬化性肾小球肾炎。

（二）常见并发症

1. 感染　长期蛋白尿导致蛋白质大量丢失、营养不良、免疫功能紊乱易并发各种感染。如呼吸道感染、泌尿道及皮肤感染等，感染作为恶性刺激因素，常诱发慢性肾炎急性发作，使病情进行性加重。

2. 肾性贫血　慢性肾炎晚期出现肾实质损害，可并发血液系统多种异常，如贫血、血小板功能异常、淋巴细胞功能异常和凝血机制障碍等。其中贫血是最为常见的并发症。

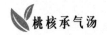

3. 高血压　慢性肾炎肾功能不全期，常出现严重的心血管并发症，如高血压、动脉粥样硬化、心肌病、心包炎以及肾功能不全等，其原因主要是慢性肾炎肾功能不全期（CRF）本身发展过程代谢异常引起的。

慢性肾炎最终将导致慢性肾衰竭，但其病变进展速度个体差异很大，主要与其病理损害类型及有否并发症（特别是高血压）、是否重视保护肾脏及治疗是否恰当有关。病理类型为系膜毛细血管性肾炎者，常可迅速发展为严重肾衰竭。合并高血压、感染、血容量不足，使用肾毒性药物等可加快发展成慢性肾衰竭。一般从首次发现尿异常到发展至慢性肾衰竭，可历时10～20年以上。为了确定慢性肾炎的肾小球病变的性质，需要做肾活检，这对于评估预后有好处。

（三）治疗原则

本病一旦明确诊断，应积极进行治疗和预防，防止肾功能进行性恶化，尽量避免和延缓患者进入必须接受肾脏替代治疗的阶段。①避免感染、劳累等加重病情的因素。②严格控制饮食，保证充足营养。③积极控制和治疗并发症。④慎用或免用肾毒性和易诱发肾损伤的药物。⑤使用中医药治疗，根据患者病情，辨证论治，立法方药，用传统的中医疗法改善和延缓肾衰竭的进展。本病治疗以防止或延缓肾功能进行性损害、改善或缓解临床症状及防治严重并发症为主，而不是以消除蛋白尿、血尿为目的。一般采取综合治疗措施，强调休息，避免剧烈运动，限制饮食，预防感染。

（四）医案精选

患者侯某，女，35岁，于2013年8月12日初诊。主诉：

突发肉眼血尿 4 天。患者 5 年前曾于我院行肾穿检查，提示 IgA
肾病，平素于我院随访示尿常规蛋白质阴性，血尿（＋～＋
＋）。4 天前进食肥甘厚腻，解小便时发现小便红色带血块，并
持续加重，伴小便不畅。自觉腹部胀满，大便干结难下，2 天
一行，饮食尚可，睡眠欠佳。舌质红，有点状瘀斑，苔黄腻，
脉弦滑。尿常规示：蛋白质（＋），潜血（＋＋＋），红细胞
570.2 个（高倍镜）。辨证为瘀热互结下焦膀胱，兼有湿热。治
疗以逐瘀泄热、化瘀止血、清利湿热为主。方以桃核承气汤加
减。处方：桃仁 10g、桂枝 6g、大黄 6g、白茅根 30g、猪苓
10g、滑石 10g、阿胶 10g、玉米须 30g、茜草 10g、小蓟 10g，3
剂。嘱多饮水，卧床休息，忌食辛甘厚味。8 月 15 日二诊：尿
液颜色淡黄，小便畅通，腹胀减轻，大便 1 天一行，舌质瘀斑
消失，脉滑；蛋白质（微量），潜血（＋），红细胞 7 个（高倍
镜）。原方去阿胶、大黄，再进 3 剂。患者复诊，余症皆除。

按： 慢性肾小球肾炎是由多种原因、多种病理类型组成，
原发于肾小球的一组疾病。临床特点为病程长，可能有一段无
症状期，呈缓慢进行性病程。尿常规检查有不同程度的蛋白尿，
沉渣镜检常可见到红细胞，大多数患者有程度不等的高血压和
肾功能损害。临床上，大多数患者的病因不清楚，治疗困难，
预后较差。

中医学中虽无慢性肾小球肾炎病名，但根据其以血尿、蛋
白尿及水肿为主要临床表现，并结合其病机特点，可归属于
"尿血""水肿""尿浊""腰痛""虚劳"等范畴。在治疗慢性
肾小球肾炎时笔者认为尿血、水肿、尿浊均为水道之病，与桃
核承气汤证有相通之处；瘀血在慢性肾小球肾炎的发生、发展
过程中贯穿始终，有外见于脉症变化的，也有无明显外在症状

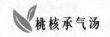

的，但患者必有舌质暗、有瘀斑，甚则舌下脉络迂曲。在辨证时应当将宏观辨证与微观辨证相结合，即具体的病理学改变或表现与中医辨证分型的关系相结合，肾小球囊粘连、肾内疤痕形成、细胞外基质积聚、肾小管纤维化、肾小球节段硬化等属于微观范围的肾内瘀血，属于"肾微癥积"，其治则与桃核承气汤颇为相似，亦当以活血化瘀、软坚破积为主。临床应用桃核承气汤时证候未必悉具，若见到尿中红细胞阳性病人，其脉弦紧、涩，或有少腹拘急、硬满、疼痛、不适感，或有排尿不畅之一者，均可以桃仁承气汤治之，临床中若伴有大便秘结，则更是适合桃核承气汤。笔者亦注意到慢性肾小球肾炎病情缓慢，以脾肾亏虚为本，长期治疗还应以健脾补肾为主，宜避免长期应用芒硝等攻坚散结治疗，应中病即止，以免耗伤正气。

七、冠状动脉粥样硬化性心脏病

冠状动脉粥样硬化性心脏病是冠状动脉血管发生动脉粥样硬化病变而引起血管腔狭窄或阻塞，造成心肌缺血、缺氧或坏死而导致的心脏病，常常被称为"冠心病"。但是冠心病的范围可能更广泛，还包括炎症、栓塞等导致管腔狭窄或闭塞。世界卫生组织将冠心病分为5大类：无症状心肌缺血（隐匿性冠心病）、心绞痛、心肌梗死、缺血性心力衰竭（缺血性心脏病）和猝死。临床中常常分为稳定性冠心病和急性冠状动脉综合征。

冠心病的危险因素包括可改变的危险因素和不可改变的危险因素，可改变的危险因素有：高血压、血脂异常（总胆固醇过高或低密度脂蛋白胆固醇过高、甘油三酯过高、高密度脂蛋白胆固醇过低）、超重/肥胖、高血糖/糖尿病，不良生活方式包括吸烟、不合理膳食（高脂肪、高胆固醇、高热量等）、缺少体力活动、过量饮酒，以及社会心理因素。不可改变的危险因素有：性别、年龄、家族史。此外，与感染有关的因素如巨细胞病毒、肺炎衣原体、幽门螺杆菌等。

冠心病的发作常常与季节变化、情绪激动、体力活动增加、饱食、大量吸烟和饮酒等有关。

（一）临床表现

典型的临床表现为胸痛，因体力活动、情绪激动等诱发，突感心前区疼痛，多为发作性绞痛或压榨痛，也可为憋闷感。疼痛从胸骨后或心前区开始，向上放射至左肩、臂，甚至小指和无名指，休息或含服硝酸甘油可缓解。胸痛放散的部位也可涉及颈部、下颌、牙齿、腹部等。胸痛也可出现在安静状态下或夜间，由冠脉痉挛所致，也称变异型心绞痛。如胸痛性质发生变化，如新近出现的进行性胸痛，痛阈逐步下降，以至稍事体力活动或情绪激动甚至休息或熟睡时亦可发作。疼痛逐渐加剧、变频，持续时间延长，祛除诱因或含服硝酸甘油不能缓解，此时往往怀疑不稳定心绞痛。

（二）分级及诊断

心绞痛的分级 国际上一般采用 CCSC 加拿大心血管协会分级法。Ⅰ级：日常活动，如步行，爬梯，无心绞痛发作。Ⅱ级：日常活动因心绞痛而轻度受限。Ⅲ级：日常活动因心绞痛发作而明显受限。Ⅳ级：任何体力活动均可导致心绞痛发作。发生心肌梗死时胸痛剧烈，持续时间长（常常超过半小时），舌下含服硝酸甘油不能缓解，并可有恶心、呕吐、出汗、发热、甚至发绀、血压下降、休克、心衰等症状。

冠心病的诊断主要依赖典型的临床症状，再结合辅助检查

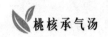

发现心肌缺血或冠脉阻塞的证据，以及心肌损伤标志物来判定是否有心肌坏死。发现心肌缺血最常用的检查方法包括常规心电图和心电图负荷试验、核素心肌显像。有创性检查有冠状动脉造影和血管内超声等。但是冠状动脉造影正常不能完全否定冠心病。在临床上通常会首先进行无创方便的辅助检查。

（三）治疗

冠心病的治疗包括： ①生活习惯改变：戒烟限酒，低脂低盐饮食，适当体育锻炼，控制体重等。②药物治疗：抗血栓（抗血小板、抗凝），减轻心肌氧耗（β受体阻滞剂），缓解心绞痛（硝酸酯类），调脂稳定斑块（他汀类调脂药）。③血运重建治疗：包括介入治疗（血管内球囊扩张成形术和支架植入术）和外科冠状动脉旁路移植术。药物治疗是所有治疗的基础。介入和外科手术治疗后也要坚持长期的标准药物治疗。对同一病人来说，处于疾病的某一个阶段时可用药物理想地控制，而在另一阶段时单用药物治疗效果往往不佳，需要将药物与介入治疗或外科手术合用。

（四）临床应用

王丽华等为观察加减桃核承气汤治疗冠心病室性早搏的临床效果，选取 30 例患者，分为治疗组和对照组。治疗组在常规治疗基础上口服加减桃核承气汤，药物组成：人参 25g、党参 25g、苦参 15g、五味子 20g、麦冬 15g、桃仁 15g、延胡索 15g、山楂 15g、酒大黄 10g、甘草 10g、桂枝 15g，每日 1 剂，日 2 次，早晚分服，共用 30 天。对照组在常规治疗基础上口服稳心颗粒（党参、黄精、三七、琥珀、甘松），每次 1 包（9g），每日 3 次。共用 30 天。比较动态心电图、临床症状。结果：治疗组疗效优于对照组（$P < 0.05$）。

讨论：冠心病室性早搏多数归属于中医学的"心悸"范畴。心悸病位在心，其发病与肺、脾、肾、肝四脏功能失调相关。本病病机以本虚标实为主，本虚以气、血、阴、阳不足为主，标实以痰浊、血瘀、气郁、水饮等致病因素为主。吴氏认为早搏形成常与心气不足、胸阳不振、水饮内停、精神因素、瘀血阻络等原因有关，主要病因病机是心气虚，心脉瘀阻。张氏认为早搏的主要证型，一是阴阳俱虚的虚证，一是痰火扰心的实证。卢氏认为，室早涉及心肝二脏，证有虚实之分，实证多责肝经郁火，火邪扰心；虚证由心气亏虚，心阴不充而失司其职。结合多年临床经验，发现冠心病室性早搏以气阴两虚兼瘀血型最为常见，故采用古方桃核承气汤加减来治疗本病，此方由人参、党参、苦参、五味子、麦冬、桂枝、桃仁、元胡、甘草、山楂、酒大黄组成。人参、党参、五味子、麦冬同用具有益气养阴作用，《神农本草经》曰人参："主补五脏，安精神，定魂魄，止惊悸，除邪气，明目，开心益智。"苦参味苦，性寒。归心、脾、肾经，苦寒纯阴，功能清火燥湿，沉降下行，又可通利小便。桃仁破血行瘀血且又味甘生新血，苦泄可除滞血；元胡味辛活血行气止痛，《雷公炮炙论》："心痛欲死，速觅延胡。"桃仁、延胡索、山楂、酒大黄诸药合用共用有活血化瘀血的作用；桂枝辛甘性温，能助心阳，通血脉，止悸动。通过本临床研究，选用桃核承气汤加减治疗冠心病所致的室性早搏取得了较满意临床疗效，药物安全性好，值得临床广泛应用。

（五）医案精选

许某，男，58 岁，退休工人，初诊于 1986 年 11 月 20 日。

主诉：有高血压病史 8 年余，素体肥胖，近两年来时觉心前区刺痛，并有紧缩感，少寐，烦躁不宁，大便常燥结，常因疾行登高，或情绪激动而诱发心绞痛，痛反射至左肩内侧，日发作 3～4 次，服硝酸甘油片症状缓解，舌质紫有瘀点，舌下瘀筋，苔黄，脉弦涩滞，BP 186/110mmHg，心电图提示：左心室肥厚伴劳损（ST 段下移，T 波倒置）。西医诊断为"冠心病心绞痛"，中医属气滞血瘀，心脉痹阻之"心痛"，治当行气化瘀，止痛通腑。方选桃核承气汤：桃仁 12g、生大黄、桂枝、川芎各 10g、玄明粉 9g、甘草 6g、降香 7g、丹参 30g。三剂。11 月 24 日二诊：药后大便日行两次，心绞痛减轻，日发作 1～2 次，舌红苔微黄，脉弦。BP 160/94mmHg。效不更方，上方加广郁金 12g，继服 10 剂，后减元明粉加全瓜蒌 10g，服半月余，心绞痛已不发作，血压维持在（130～150）/（80～90）mmHg，心电图较前明显改善。

按：本案属中医心血瘀阻范畴，因有烦躁不安，大便燥结之内热腑实之象，故用桃核承气汤加丹参、降香、川芎理气活血之品获效。

冠心病是由于冠状动脉粥样硬化所致的管腔狭窄，冠状动脉供血相对不足，引起心肌缺血、缺氧的心脏疾病。根据其临床表现，归属于中医学"胸痹""胸痹心痛""真心痛"等范畴。张仲景在《金匮要略·胸痹心痛短气病脉证治》中强调"夫脉当取太过不及，阳微阴弦，即胸痹而痛，所以然者，责其极虚也；今阳虚知在上焦，所以胸痹、心痛者，以其阴弦故也"。其中"阳微"即上焦阳气不足，"阴弦"即下焦阴寒气盛。"阳微阴弦"既是对脉象的描述，更是对胸痹病因病机的高度概括，指出胸痹乃"本虚标实"之证。张仲景对"胸痹"

病因病机、症状、脉象及治法的论述，对现代冠心病的诊断和治疗仍起到非常重要的指导作用。随着中医药对冠心病防治干预的进一步加深，中医药诊治冠心病的策略也出现了从肾、从脾、从肝论治等不同的观点。有医家认为虚证是冠心病发病的基础，郁证是冠心病发病的始动因素，瘀阻脉络是冠心病发病的关键环节，瘀血是血液运行不畅，瘀积体内而成的病理产物，包括离经之血及血运不畅而阻滞于经络或脏腑组织内的血液。冠心病是本虚标实夹杂的复合性疾病，瘀阻脉络是冠心病发病的关键环节。

《素问·痹论》有"脉者，血之府也……涩则心痛"的论述，明确指出脉管中血液瘀滞不通是导致胸痹心痛的重要机理。王清任在《医林改错》中论述到"元气既虚，必不能达于血管，血管无气，必停留而瘀"，指出气虚则推动无力，血液运行迟缓、涩滞，进而阻痹脉管而成胸痹。冠心病多发生于老年患者，肾虚在先，随着人们生活质量的提高，又多喜食膏粱厚味，易致脾胃受损，脾胃之气亏虚，精微难化，血中精微物质难以充养血府，日久血府枯涩，脂浊瘀血胶结于固涸之脉管，旧血不解，新血继凝，血瘀凝结不解，形成坚块，血脉不畅，发为胸痹心痛。

八、支气管哮喘

支气管哮喘简称哮喘。支气管哮喘是由多种细胞（如嗜酸性粒细胞、肥大细胞、T淋巴细胞、中性粒细胞、气道上皮细胞等）和细胞组分参与的气道慢性炎症性疾病。这种慢性炎症与气道高反应性相关。通常出现广泛而多变的可逆性气流受限，导致反复发作的喘息、气急、胸闷或咳嗽等症状，常在夜间和/

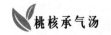

或凌晨发作，多数患者可自行缓解或经治疗缓解。

（一）临床表现及分期

1. **典型的支气管哮喘** 出现反复发作的胸闷、气喘及呼吸困难、咳嗽等症状。在发作前常有鼻塞、打喷嚏、眼痒等先兆症状，发作严重者可短时间内出现严重呼吸困难、低氧血症。有时咳嗽为唯一症状（咳嗽变异型哮喘）。在夜间或凌晨发作和加重是哮喘的特征之一。哮喘症状可在数分钟内发作。有些症状轻重可自行缓解，但大部分需积极处理。发作时出现两肺散在、弥漫分布的呼气相哮鸣音，呼气相延长，有时吸气、呼气相均有干啰音。严重发作时可出现呼吸音低下，哮鸣音消失，临床上称为"静止肺"，预示着病情危重，随时会出现呼吸骤停。哮喘患者在不发作时可无任何症状和体征。

2. **哮喘的分期** 根据临床表现可分为急性发作期、慢性持续期和临床缓解期。慢性持续期是指每周均不同频度和/或不同程度地出现症状（喘息、气急、胸闷、咳嗽等）；临床缓解期是指经过治疗或未经治疗，症状、体征消失，肺功能恢复到急性发作前水平，并持续 3 个月以上。

（二）治疗

哮喘长期治疗的目标是达到并维持症状控制；维持正常的活动水平，包括运动；尽可能维持肺功能接近正常；防止哮喘急性发作；防止哮喘药物治疗的不良反应；避免哮喘死亡。

治疗哮喘的药物：可以分为控制药物和缓解药物两大类：

1. **控制药物** 通过抑制气道炎症，预防哮喘发作，需要长期每天使用。首选吸入性糖皮质激素（ICS），还包括白三烯调节剂、长效 β_2 受体激动剂（须与 ICS 联合应用）、缓释茶碱、色甘酸钠等。

2. 缓解药物　能迅速解除支气管平滑肌痉挛、缓解气喘症状，通常按需使用。首选速效吸入 β_2 受体激动剂，还包括全身用糖皮质激素、吸入性短效抗胆碱药物、茶碱及口服 β_2 受体激动剂等。

（三）临床应用

陈春菊等为观察大柴胡汤合桃核承气汤治疗慢性哮喘对肺功能及 IgE 水平的影响。选取 80 例慢性哮喘患者为研究对象，抽签随机分为观察组与对照组，两组均为 40 例，对照组采取沙美特罗替卡松粉吸入干预，观察组在对照组基础上采取大柴胡汤合桃核承气汤治疗（处方：柴胡、当归各 15g，黄芩、白芍、生姜、枳实、大枣各 10g，大黄、桂枝、炙甘草各 6g，瓜蒌 30g，桃仁 12g。）两组均治疗 1 个疗程后评价临床疗效、肺功能变化、IgE 水平及用药期间不良反应发生率。

观察组治疗 1 个疗程后总有效率 95.00% 与对照组 77.50% 比较显著较高，对比差异有统计学意义（$P < 0.05$）；治疗后观察组 $FEV_1\%$、PEF 与 FEV_1 分别为（51.97 ± 14.02）%、（56.99 ± 10.25）%、（2.46 ± 1.05）%，与对照组（71.86 ± 19.33）%、（76.31 ± 12.85）%、（1.88 ± 1.03）% 比较显著较高（$P < 0.05$）；观察组治疗后 IgE 为（51.64 ± 7.85）$IU \cdot mL^{-1}$ 与对照组（85.66 ± 10.25）$IU \cdot mL^{-1}$ 比较显著较低（$P < 0.05$）；两组治疗期间均未见肝肾功能异常及其他明显不良反应。结论：大柴胡汤合桃核承气汤治疗慢性哮喘效果显著，可改善患者肺功能，降低 IgE 水平，且与西药联合治疗未见明显不良反应，临床应用安全可靠。

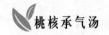

讨论：慢性哮喘为临床常见疾病，是多种炎症介质、炎症细胞共同参与的结果，中医称为哮病，归于"喘证""哮证"范畴，属本虚标实之证，与肾、肺、脾三脏功能异常相关，因水湿内聚，外邪引动导致痰饮等症，气因痰阻，互相搏结，滞于气道，引发气道阻塞、狭窄，此病需早期干预，如治疗不及时可直接导致死亡。慢性哮喘病情延绵，六经角度辨析大多表现为半表半里证，而寒热虚实错杂则大多为柴胡桂枝干姜汤证，伴有痰饮、瘀血等夙根者可合用桃核承气汤、桂枝茯苓丸，合并阳明里实大便不通大柴胡汤证。另此病病发时较少有大便稀薄、畏寒等症，因此并非三阴病，患者多表现为胸胁部闷，与少阳证"胸胁苦满"相似，且哮喘发病进展与正邪进退相关，与邪入半表半里之证吻合，另哮喘患者情绪波动后发病加重，考虑病在少阳，发病时患者大汗淋漓，痰液量多，常见津伤化热之证，因此多见口渴、便秘等阳明热证，故哮喘应辨为少阳阳明合病。

本方柴胡、黄芩合用以解热，除少阳之邪；大黄、枳实合用可行气消痞；白芍与枳实配伍可理气活血；当归补血活血，润肠通便；生姜温肺止咳；大枣补中益气，缓和药性，且与生姜配伍，可营卫而行津液；桂枝通阳化气，与桃仁配伍可活血祛瘀；炙甘草护胃安中，缓和药性；瓜蒌镇咳祛痰；桃仁苦甘平，活血破瘀。本次研究患者多有口干、大便干、胸闷等症，辨证为少阳阳明合病，为大柴胡汤证，且病情痰瘀夙根，合用桃核承气汤可兼治标本，故随症用药，诸症缓解，效果显著。

本次研究显示，在常规西医干预下采取大柴胡汤合桃核承气汤治疗总有效率明显提高，患者肺功能改善显著，优于单一西医干预，且患者 IgE 水平降低。IgE 异常上升已被证实为支气管哮喘的变态反应，而本研究显示，大柴胡汤合桃核承气汤可降低慢性哮喘患者血清中 IgE 浓度，从而缓解病症，考虑降低 IgE 水平可能为本方治疗机制之一。另外经大柴胡汤合桃核承气汤治疗，未见明显不良反应出现，表示其满足长期用药的条件，安全性高，患者可耐受。综上，大柴胡汤合桃核承气汤治疗慢性哮喘疗效确切，安全性高，其治疗机制可能与降低血清 IgE 水平有关。

九、慢性阻塞性肺疾病

慢性阻塞性肺疾病是一种具有气流阻塞特征的慢性支气管炎和/或肺气肿，可进一步发展为肺心病和呼吸衰竭的常见慢性疾病。与有害气体及有害颗粒的异常炎症反应有关，致残率和病死率很高，全球 40 岁以上发病率已高达 9% ~ 10%。

慢性阻塞性肺疾病（COPD）是一种常见的以持续气流受限为特征的可以预防和治疗的疾病，气流受限进行性发展，与气道和肺脏对有毒颗粒或气体的慢性炎性反应增强有关。

慢性阻塞性肺病的确切病因不清楚，一般认为与慢支和阻塞性肺气肿发生有关的因素都可能参与慢性阻塞性肺病的发病。已经发现的危险因素大致可以分为外因（即环境因素）与内因（即个体易患因素）两类。外因包括吸烟、粉尘和化学物质的吸入、空气污染、呼吸道感染及社会经济地位较低的人群（可能与室内和室外空气污染、居室拥挤、营养较差及其他与社会经济地位较低相关联的因素有关）。内因包括遗传因素、气道反应性增高、在怀孕期、新生儿期、婴儿期或儿童期由各种原因导致肺发育或生长不良的个体。

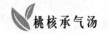
（一）临床表现

1. 慢性咳嗽　常为最早出现的症状，随病程发展可终身不愈，常晨间咳嗽明显，夜间有阵咳或排痰。当气道严重阻塞时，通常仅有呼吸困难而不表现出咳嗽。

2. 咳痰　一般为白色黏液或浆液性泡沫痰，偶可带血丝，清晨排痰较多。急性发作期痰量增多，可有脓性痰。

3. 气短或呼吸困难　慢性阻塞性肺疾病的主要症状，早期在劳力时出现，后逐渐加重，以致在日常生活甚至休息时也感到气短。但由于个体差异，部分人可耐受。

4. 喘息和胸闷　部分患者特别是重度患者或急性加重时出现的。

5. 其他　疲乏、消瘦、焦虑等常在慢性阻塞性肺疾病病情严重时出现，但并非慢性阻塞性肺疾病的典型表现。

（二）体征

1. 视诊　胸廓前后径增大，肋间隙增宽，剑突下胸骨下角增宽，称为桶状胸，部分患者呼吸变浅，频率增快，严重者可有缩唇呼吸等。

2. 触诊　双侧语颤减弱。

3. 叩诊　肺部过清音，心浊音界缩小，肺下界和肝浊音界下降。

4. 听诊　双肺呼吸音减弱，呼气延长，部分患者可闻及湿性啰音和/或干性啰音。

具有以下特点的患者应该考虑 COPD 诊断：慢性咳嗽、咳痰、进行性加重的呼吸困难及有 COPD 危险因素的接触史（即使无呼吸困难症状）。确诊需要肺功能检查，使用支气管扩张剂后

$FEV_1/FVC < 70\%$ 可以确认存在不可逆的气流受阻。根据 FEV_1 占预计值的百分比进行功能分级。COPD 肺功能分级：I级（轻度）：$FEV_1 \geqslant 80\%$；II级（中度）$50\% \leqslant FEV_1 < 80\%$；III级（重度）$30\% \leqslant FEV_1 < 50\%$；IV级（极重度）$FEV_1 < 30\%$ 或 $FEV_1 < 50\%$ 伴呼吸衰竭。

（三）临床应用

叶思文等为观察在西医常规治疗基础上配合中药桃核承气灌肠液灌肠对慢性阻塞性肺疾病（COPD）急性加重期痰瘀阻肺型患者的临床效果。将符合纳入标准的患者随机分为两组，每组 30 例，两组均给予常规治疗，治疗组在常规治疗基础上予中药灌肠液灌肠（组方：桃仁 12g、大黄 12g、桂枝 6g、芒硝 6g、桑白皮 12g、芦荟 12g、甘草 6g），对照组在常规治疗基础上予生理盐水灌肠。结果：治疗组的总有效率为 93.33%，对照组的总有效率为 83.33%，两组比较差异显著（$P < 0.05$）。

在肺与大肠相表里理论指导下，采用桃核承气灌肠液治疗可改善 COPD 急性加重期痰瘀阻肺型患者的临床症状，改善预后，值得临床推广。

讨论：慢性阻塞性肺疾病与中医学"肺胀""喘证"等病证的证候表现相类似，故多把其纳入"肺胀""喘证"等范畴。其临床症状有咳嗽、咯痰、气促、胸胀满等症状，发病特点为迁延难愈，病程反复。至于其发病机理，《诸病源候论·咳逆短气候》记载肺胀的发病机理是由于"肺虚为微寒所伤则咳嗽，嗽则气还于肺间则肺胀，肺胀则气逆，而肺本虚，气为不足，复位邪所乘，壅否不能宣畅，故咳逆，短乏气也"。《丹溪心法·咳嗽》云："肺胀而咳嗽，或左或右不得眠，此痰夹血

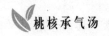

瘀碍气而病。"提示病理因素主要是痰瘀阻碍肺气宣发所致。因肺与大肠相表里，肺气的肃降，有助于大肠传导功能的发挥，大肠传导功能正常，则有助于肃降，若大肠阻滞，腑气不通，则可影响肺的肃降，而产生胸满，喘咳，如肺气不降，津液不能下达，可见大便干燥秘结。肺与大肠的这种相互影响关系，既体现在病机及临床症状上，同时也为我们的治疗方案提供了依据。慢性阻塞性肺疾病痰瘀互结型是临床上最常见的证型，而痰和瘀是疾病过程中相互影响的两种病理产物，由于各种致病因素，导致了机体各脏腑功能的下降，脏腑中肺、脾、肾、肝、三焦、膀胱对水液代谢关系最为密切。肺为水之上源，主宣降，敷布津液，通调水道，脾主运化水湿，肾阳主水液蒸化，肝气疏泄有利于水液输布，三焦为水液运行的道路，膀胱为州都之官，主储尿和排尿，故肺、脾、肾、肝、三焦、膀胱功能失常，均可生痰，痰能阻滞气机，气行则血行，气滞则血瘀，血瘀亦能阻滞气机，气机不畅，水液的运行也受阻，故又生痰，痰瘀互结，其互为因果，难以消除。由于脏腑功能失调，机体的防御功能处于低下状态，故最易复感外邪，诱使病情发作和加重，感受风热或痰郁化热，可表现为痰热夹瘀证，而出现慢性阻塞性肺疾病急性加重期。西医一般采用抗感染、解痉平喘化痰等方法，但是对于疾病痰瘀互结的本质作用是不够的，所以加上中医祛痰化瘀清热的治疗，才能达到更好的效果。因肺与大肠相表里，故可用治大肠而达到治肺的目的，大肠位于下焦，本组病例选用专攻下焦蓄血证之桃核承气汤泻热逐瘀，配以入肺经之桑白皮泻肺平喘，入大肠经之芦荟润肠通便。诸药合用，大肠腑实得通，瘀得化，气得畅，痰得祛，肺的宣降功能得以改善，咳嗽、气促、咯痰、胸满则消失。

肺系病易虚易实，结合本病的特点，可以概括为肺脾肾虚，痰瘀阻肺两个方面。主要病理因素为痰浊、瘀血，两者相互影响，是疾病发生发展的重要环节。血瘀贯穿慢性阻塞性肺疾病始终，是学术界近年来一致的共识。肺、脾、肾三脏之虚成为慢性阻塞性肺疾病反复发作的重要内因。

《素问·至真要大论》谓："诸气膹郁，皆属于肺。"《诸病源候论·咳嗽病诸候·咳逆短气候》记载："肺虚为微寒所伤则咳嗽，嗽则气还于肺间则肺胀，肺胀则气逆，而肺本虚，气为不足，复为邪所乘，壅否不能宣畅，故咳逆、短乏气也。"慢性阻塞性肺疾病是一个缓慢发展的过程，久病入络，病情日久导致痰瘀互结，肺气不畅。《丹溪心法·咳嗽篇》说："肺胀而咳，或左或右不得眠，此痰夹瘀血碍气而病。"因为久病正气不足，气血阴阳失调，五脏虚损，气虚则血脉鼓动无力，脉络瘀阻，形成虚瘀夹杂的病理征象。肺气失司，向上不能宣发，向下不能肃降，气机逆乱，水津停聚，呼吸不利，导致咳喘频作。气虚可致血瘀，血瘀又可加重气虚，两者互为因果，故气虚血瘀是病情发展过程的主要病理因素。COPD 患者存在着不同程度的微循环障碍，血液流变学呈现"浓、黏、聚"的特点，血瘀贯穿于慢阻肺的全过程，是慢阻肺合并肺心病的主要病变基础。

《素问·灵兰秘典论》："肺者，相傅之官，治节出焉。"说明肺有治理调节全身水液代谢及血液运行的作用，此作用是依赖"肺主气"而实现的。肺"宣发"和"通调水道"功能是保证"水津四布"的重要环节，又因"气为血之帅"，血液的运行需要气的推动，若肺气亏虚，则肺失治节，水液运行失常，停蓄为痰，血液运行无力，而致瘀血，终成气虚痰瘀互结。肺

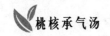

主气，司呼吸，朝百脉。肺吸入的清气及脾胃运化的水谷精气构成的宗气，有走息道而司呼吸、贯心脉以行气血的作用，气行则血行，气虚则血瘀。故治疗中选用桃核承气汤常常有较好疗效。

十、高脂血症

高脂血症（hyperlipidemia）是指由于脂肪代谢或运转异常致使血液中的总胆固醇（TC）、低密度脂蛋白胆固醇（LDL-C）、甘油三酯（TG）等升高的病证。其中主要是指高胆固醇血症和高甘油三酯血症。

根据病因不同，高脂血症可分为原发性与继发性两类。原发性高脂血症多有家族遗传倾向，原因未明；继发性高脂血症多继发于糖尿病、肾脏病、甲状腺功能减退等疾病。

血脂异常与不良生活方式、饮食习惯和年龄的增长有关。经大量的流行病学、临床和实验研究证实，高脂血症是动脉硬化的首要危险因素，与冠心病、脑血管病的发病有直接相关关系。

本病属于中医学"痰饮"等范畴。

（一）临床表现

1. **黄色瘤**　为脂质在真皮内沉积所引起，但发生率不高。

2. **动脉硬化**　是脂质在血管内皮沉积所引起。动脉粥样硬化的发生和发展是一种缓慢渐进的过程。

因此在通常情况下，多数患者并无明显症状和异常体征。不少人是由于其他原因进行血液生化检验时才发现血浆脂蛋白水平升高。

（二）诊断标准

1. 理化检查

（1）血清 TC 在 5.20mmol/L（200mg/dL）以下为合适范围，5.23 ~ 5.69mmol/L（201 ~ 219mg/dL）为边缘升高，5.72mmol/L（220mg/dL）以上为升高。

（2）血清 LDL－C 在 3.12mmol/L（120mg/dL）以下合适范围，3.15 ~ 3.61mmol/L（121 ~ 139mg/dl）为边缘升高，3.64mmol/L（140mg/dl）以上为升高。

（3）血清 HDL－C 在 1.04mmol/L（40mg/dl）以上为合适范围，0.91mmol/L（35mg/dl）以下为减低。

（4）血清 TG 在 1.70mmol/L（150mg/dl）以下为合适范围，1.70mmol/L（150mg/dl）以上为升高。

2. 诊断要点

（1）高胆固醇血症 血清 TC 水平增高。

（2）高甘油三酯血症 血清 TG 水平增高。

（3）混合型高脂血症 血清 TC 和 TG 水平增高。

（4）低高密度脂蛋白血症 血清 HDL－C 水平降低。

（三）治疗

1. 控制理想体重 许多流行病学资料显示，肥胖人群的平均血浆胆固醇和甘油三酯水平显著高于同龄的非肥胖者。除了体重指数（BMI）与血脂水平呈明显正相关外，身体脂肪的分布也与血浆脂蛋白水平关系密切。一般来说，中心型肥胖者更容易发生高脂血症。肥胖者的体重减轻后，血脂紊乱亦可恢复正常。

2. 运动锻炼 体育运动不但可以增强心肺功能、改善胰岛

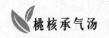

素抵抗和葡萄糖耐量，还可减轻体重、降低甘油三酯和胆固醇水平，升高 HDL – C 水平。为了达到安全有效的目的，进行运动锻炼时应注意以下事项：

（1）运动强度　通常以运动后的心率水平来衡量运动量的大小，适宜的运动强度一般是运动后的心率控制在个人最大心率的80%左右。运动形式以中速步行、慢跑、游泳、跳绳、做健身操、骑自行车等有氧活动为宜。

（2）运动持续时间　每次运动开始之前，应先进行 5 ~ 10 分钟的预备活动，使心率逐渐达到上述水平，然后维持 20 ~ 30 分钟。运动完后最好再进行 5 ~ 10 分钟的放松活动。每周至少活动 3 ~ 4 次。

（3）注意安全　运动时应注意安全保护。

3. 戒烟　吸烟可升高血浆胆固醇和甘油三酯水平，降低 HDL – C 水平。停止吸烟 1 年，血浆 HDL – C 可上升至不吸烟者的水平，冠心病的危险程度可降低 50%，甚至接近于不吸烟者。

4. 饮食治疗　血浆脂质主要来源于食物，通过控制饮食，可使血浆胆固醇水平降低 5% ~ 10%，同时有助于减肥。并使降脂药物发挥出最佳的效果。多数Ⅲ型高脂蛋白血症患者通过饮食治疗，同时纠正其他共存的代谢紊乱，常可使血脂水平降至正常。饮食治疗时机，主要取决于患者的冠心病危险程度和血浆 LDL – C 水平。一般来讲，冠心病的危险程度越高，则开始进行饮食治疗的血浆 LDL – C 水平就越低。高脂血症的饮食治疗是通过控制饮食的方法，在保持理想体重的同时，降低血浆中的 LDL – C 水平。饮食结构可直接影响血脂水平的高低。血浆胆固醇水平易受饮食中胆固醇摄入量的影响，进食大量的饱和脂肪酸也可增加胆固醇的合成。通常，肉食、蛋及乳制品等食物（特别是蛋黄和动物内脏）中的胆固醇和饱和脂肪酸含量较多，应限量进食。食用油应以植物油为主，每人每天用量以 25～30g 为宜。家族性高胆固醇血症患者应严格限制食物中的胆固醇和脂肪酸摄入。

5. 药物治疗　以降低血清总胆固醇和 LDL－C 为主的药物有他汀类和树脂类。以降低血清甘油三酯为主的药物有贝特类和烟酸类。

6. 重度血脂异常的非药物治疗　部分血脂异常的患者通过调整饮食和改善生活方式均可以达到比较理想的血脂调节效果，有极少数患者血脂水平非常高，多见于有基因遗传异常的患者，可以通过血浆净化治疗、外科治疗。基因治疗在未来有可能攻克顽固性遗传性的血脂异常。血脂异常者往往伴有多种心血管危险因素。血脂水平和下降会使得心血管疾病的发生率和死亡率随着血清总胆固醇和 LDL－胆固醇水平的下降而降低。

（四）临床应用

贾孟辉等为探讨桃核承气汤治疗高脂血症的临床疗效，选取确诊为高脂血症患者 80 例，分为两组，两组治疗观察期间，保持与服药前相似的膳食谱和生活方式，合并有高血压、冠心病者可维持原治疗，且剂量与用药方法同治疗前基本保持一致，观察期间不加用任何干扰血脂代谢药物。治疗组服用桃核承气汤方加味：桃仁 15g、桂枝 6g、大黄 10g、炙甘草 6g、芒硝 6g、生山楂 15g、陈皮 8g。日 1 剂，水煎服。1 个月为 1 个疗程。对照组予以脂必妥片，由山楂、白术、泽泻、红花等组成，每片含生药 0.35g，口服，每次 3 片，每日 3 次。1 个月为 1 个

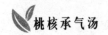

疗程。

对两组血浆总胆固醇（TC）、甘油三酯（TG）、低密度脂蛋白胆固醇（LDL－C）、高密度脂蛋白胆固醇（HDL－C）、载脂蛋白 A（APOA）、载脂蛋白 B（APOB）治疗前后的变化进行分析。结果，治疗组治疗前后比较，TC、TG、APOA 差异均有统计学意义（$P < 0.05$，$P < 0.01$），APOB 基本无变化（$P < 0.05$）；与对照组（服脂必妥片）比较，TC、TG、APOA 差异均有统计学意义（$P < 0.05$）。桃核承气汤加味能够降低血脂，并能防治高脂血症对心脑血管造成的损害。

（五）讨论

高脂血症是导致动脉粥样硬化和冠心病的主要危险因素，胆固醇升高与冠心病的相关性早已为人们所公认。近年来有研究认为，富含 TG 的脂蛋白也有致动脉粥样硬化作用，TG 升高也是冠心病的独立危险因素。运用药物降脂，不仅可使动脉粥样硬化斑块消失，还可以大大减少冠心病临床事件的发生率，降脂、防治高脂血症是预防动脉粥样硬化和冠心病的有效措施。

中医学虽无高脂血症的病名，但类似高脂血症的证候描述则散见于历代医籍中。本病多因饮食不节，过食肥甘，损伤脾胃，或肝肾亏损，肝失疏泄，而致脾失运化，痰瘀内生。中医学认为，血中过多的脂质即是痰浊。因此，本病病因病机关键当为嗜食肥甘厚味，变生痰湿血浊，内蓄脉府，瘀遏气机，变证蜂起。故治疗应以疏畅脉府，泻浊祛瘀为主。

桃核承气汤出自《伤寒论》，以桃仁、桂枝、大黄、芒硝、炙甘草为主，本方以善攻瘀热邪浊而盛。后世医家以此方治疗多种疑难杂症每获奇效。从本方的临床应用看，其适应性虽广，但共同病机均为"瘀热内结",或夹胃肠燥热,腹气不通。该方所治病证的共性为瘀滞之证,故用其加味以治疗高脂血症,可谓切中病机、直中肯綮。

现代研究表明桃核承气汤具有明显改善内毒素血症、异常血液流变学的变化,对抗凝血酶原时间和部分凝血酶原时间缩短,降低纤维蛋白原含量的作用,支持了本方泄热活血的作用。又因桃仁提取物有显著抑制血凝的作用,且能扩张外周血管、增加器官血流量;桂枝能使血管扩张、增强血液循环;桃仁、桂枝配伍使用,能使血液流变学及血流动力学的异常得到改善。大黄不仅可刺激大肠,增强大肠的张力和蠕动,减少水分吸收来实现其泻下作用,还能降低毛细血管的通透性使血管的收缩活动增加,同时还可降脂;芒硝配合大黄,可增强泻浊降脂之力;甘草对体内代谢产物中毒及细菌毒素均有一定的解毒作用。因此,桃核承气汤具有显著的降低血液黏度,降脂泻浊、改善循环障碍的作用。加味山楂能够健脾消食散瘀;陈皮行气化痰,和胃祛浊。现代药理学研究表明,山楂、陈皮有降血脂、抗动脉粥样硬化、降血脂、降低血黏度作用。

本组资料表明,桃核承气汤加味治疗高脂血症的总有效率达88.37%,明显强于脂必妥对照组,证明桃核承气汤加味对高脂血症的血脂及脂蛋白有一定的调节作用。

十一、脂肪肝

脂肪肝是指由于各种原因引起的肝细胞内脂肪堆积过多的病变,是一种常见的肝脏病理改变,而非一种独立的疾病。脂肪肝正严重威胁国人的健康,成为仅次于病毒性肝炎的第二大肝病,发病率在不断升高,且发病年龄日趋年轻化。正常人肝

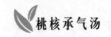

组织中含有少量的脂肪，如甘油三酯、磷脂、糖脂和胆固醇等，其重量约为肝重量的 3%～5%，如果肝内脂肪蓄积太多，超过肝重量的 5% 或在组织学上肝细胞 50% 以上有脂肪变性时，就可称为脂肪肝。其临床表现轻者无症状，重者病情凶猛。一般而言，脂肪肝属可逆性疾病，早期诊断并及时治疗常可恢复正常。

（一）病因

肝脏是机体脂质代谢的中心器官，肝内脂肪主要来源于食物和外周脂肪组织，导致脂质在肝细胞内沉积的代谢异常机制并没有完全明确，目前认为脂肪肝的形成与以下因素有关。

1. **肥胖**　肝内脂肪堆积的程度与体重成正比。30%～50% 的肥胖症合并脂肪肝，重度肥胖者脂肪肝病变率高达 61%～94%。肥胖人体重得到控制后，其脂肪浸润亦减少或消失。

2. **酒精**　长期嗜酒者肝穿刺活检，75%～95% 有脂肪浸润。还有人观察，每天饮酒超过 80～160g 则酒精性脂肪肝的发生率增长 5～25 倍。

3. **快速减肥**　禁食、过分节食或其他快速减轻体重的措施可引起脂肪分解短期内大量增加，消耗肝内谷胱甘肽（GSH），使肝内丙二醛和脂质过氧化物大量增加，损伤肝细胞，导致脂肪肝。

4. **营养不良**　营养不良导致蛋白质缺乏是引起脂肪肝的重要原因，多见于摄食不足或消化障碍，不能合成载脂蛋白，以致甘油三酯积存肝内，形成脂肪肝。

5. **糖尿病**　糖尿病患者中约 50% 可发生脂肪肝，其中以成年患者为多。因为成年后患糖尿病者有 50%～80% 是肥胖者，其血浆胰岛素水平与血浆脂肪酸增高，脂肪肝病变既与肥胖程度有关，又与进食脂肪或糖过多有关。

6. 药物　某些药物或化学毒物通过抑制蛋白质的合成而致脂肪肝，如四环素、肾上腺皮质激素、嘌呤霉素、环己胺、依米丁以及砷、铅、银、汞等。降脂药也可通过干扰脂蛋白的代谢而形成脂肪肝。

7. 妊娠　多在第一胎妊娠 34～40 周时发病，病情严重，预后不佳，母婴死亡率分别达 80% 与 70%。

8. 其他　结核、细菌性肺炎及败血症等感染时也可发生脂肪肝，病毒性肝炎患者若过分限制活动，加上摄入高糖、高热量饮食，肝细胞脂肪易堆积；接受皮质激素治疗后，脂肪肝更容易发生。还有所谓胃肠外高营养性脂肪肝、中毒性脂肪肝、遗传性疾病引起的脂肪肝等。

（二）分类

脂肪肝一般分为酒精性脂肪肝和非酒精性脂肪肝两大类。根据脂肪变性在肝脏累及的范围，又可分为轻、中、重三型，通常脂肪含量超过肝脏重量的 5%～10% 时为轻度脂肪肝，超过 10%～25% 为中度脂肪肝，超过 25% 为重度脂肪肝。

（三）临床表现

脂肪肝的临床表现多样，轻度脂肪肝多无临床症状，患者多于体检时偶然发现。疲乏感是脂肪肝患者最常见的自觉症状，但与组织学损伤的严重程度无相关性。中、重度脂肪肝有类似慢性肝炎的表现，可有食欲不振、疲倦乏力、恶心、呕吐、肝区或右上腹隐痛等。

当肝内脂肪沉积过多时，可使肝被膜膨胀、肝韧带牵拉，

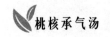

而引起右上腹剧烈疼痛或压痛、发热、白细胞计数增多，常被误诊为急腹症而行剖腹手术。此外，脂肪肝患者也常有舌炎、口角炎、皮肤瘀斑、四肢麻木、四肢感觉异常等末梢神经炎的改变。少数患者也可有消化道出血、牙龈出血、鼻衄等。重度脂肪肝患者可以有腹腔积液和下肢水肿、电解质紊乱如低钠、低钾血症等。脂肪肝表现多样，遇有诊断困难时，可做肝活检确诊。

脂肪肝可以是一个独立的疾病，也可以是某些全身性疾病的并发表现：①常并发酒精中毒的其他表现，如酒精依赖、胰腺炎、周围神经炎、贫血舌炎、酒精性肝炎、肝硬化等。②营养过剩型脂肪肝，可并发的疾病如肥胖症、糖尿病、高脂血症、高血压、冠状动脉粥样硬化性心脏病（简称冠心病）、痛风、胆石症等。③营养不良性脂肪肝，常与慢性消耗性疾病并存，如结核病、溃疡性结肠炎等。④妊娠急性脂肪肝，常并发有肾衰竭、低血糖、胰腺炎、败血症、弥散性血管内凝血（DIC）等。⑤重症脂肪肝进展为肝硬化后，可有腹腔积液和下肢水肿，其他还可有蜘蛛痣；男性乳房发育、睾丸萎缩、阳痿；女性有闭经、不孕等。

（四）治疗方法

1. 一般治疗

（1）找出病因　有的放矢采取措施。如长期大量饮酒者应戒酒。营养过剩、肥胖者应严格控制饮食，使体重恢复正常。有脂肪肝的糖尿病患者应积极有效地控制血糖。营养不良性脂肪肝患者应适当增加营养，特别是蛋白质和维生素的摄入。总之，祛除病因才有利于治愈脂肪肝。

（2）调整饮食结构　提倡高蛋白质、高维生素、低糖、低脂肪饮食。不吃或少吃动物性脂肪、甜食（包括含糖饮料）。多吃青菜、水果和富含纤维素的食物，以及高蛋白质的瘦肉、河鱼、豆制品等，不吃零食，睡前不加餐。

（3）适当增加运动　促进体内脂肪消耗。主要应选择有氧运动，比如慢跑、快走、骑自行车、上下楼梯、打羽毛球、跳绳和游泳等，以运动时脉搏为 100～160 次/分钟为宜，持续 20～30 分钟，运动后疲劳感于 20 分钟内消失为宜。

（4）适当补硒　能让肝脏中谷胱甘肽过氧化物酶的活性达到正常水平，对养肝护肝起到良好作用。

2. 药物治疗　到目前为止，尚无防治脂肪肝的特效药物。西药常选用保护肝细胞、降脂及抗氧化剂等药物，如维生素 B、维生素 C、维生素 E、卵磷脂、熊去氧胆酸、水飞蓟素、肌苷、辅酶 A、还原型谷胱甘肽、牛磺酸、肉毒碱乳清酸盐以及某些降脂药物等。也可用丹参、山楂、决明子、泽泻、柴胡汤、五苓散等中药治疗。

（五）预防

1. 合理膳食　每日三餐膳食要调配合理，做到粗细搭配营养平衡，足量的蛋白质能清除肝内脂肪。禁酒戒烟，少吃过于油腻的食物，控制脂肪的摄入量，尤其要避免动物性脂肪的摄入。

2. 适当运动　每天坚持体育锻炼，可视自己体质选择适宜的运动项目，如慢跑、打乒乓球、羽毛球等运动。要从小运动量开始循序渐进逐步达到适当的运动量，以加强体内脂肪的消耗。

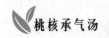

3. 慎用药物 任何药物进入体内都要经过肝脏解毒，在选用药物时更要慎重，谨防药物的毒副作用，特别对肝脏有损害的药物绝对不能用，避免进一步加重肝脏的损害。

4. 保持心情开朗 不暴怒，少气恼，注意劳逸结合等也是相当重要的。

（六）临床应用

李少松等为观察桃核承气汤合保和丸治疗脂肪肝的疗效，选取了 48 例患者，年龄最大 60 岁，最小 20 岁，平均 36 岁。病程 1~3 年。全部病例均有不同程度的高脂血症。糖尿病史 8 例，高血压病史 12 例，肥胖 25 例，无症状者 11 例。全部病例均经 B 超及血脂分析检查确诊。本组病例属轻度脂肪肝者多无临床症状，而于体检时偶然发现。随着病情发展，逐渐出现神疲乏力，食欲不振，腹胀，腹泻，恶心，肝区胀痛不适；严重者出现鼻出血，牙龈出血，黄疸等。但诊断主要依靠病史和化验室检查，特别以 B 超和 CT 检查确诊为依据。

治疗方法：本组病例均以桃核承气汤冲服保和丸治疗。基本方：桃仁 15g、大黄 12g、芒硝 6g、桂枝 6g、炙甘草 10g、丹参 20g、柴胡 15g。血压高者加牛膝 12g、菊花 15g、石决明 15g；肝区胀闷不适者加郁金 12g、川楝子 12g。上方水煎 300mL，分 2 次冲服，同时冲服保和丸 1 粒，每天 1 剂，1 个月为 1 疗程。

治疗结果：临床治愈（B 超复查脂肪肝声影消失，表现正常声影图，无明显临床症状）26 例，有效（B 超复查脂肪肝声影图明显减轻，临床症状减轻或消失）17 例，无效（B 超复查脂肪肝声影图治疗前后无明显变化或加重，临床症状无改善）5

例。总有效率 89.5%。初服上药患者有轻微腹泻，大便次数增多，一般服 5～10 剂药后恢复正常，无其他明显副作用。

讨论：中医学并无脂肪肝病名，有症状表现者可归属"痞证""积聚"范畴辨证，无症状者可借助现代理化检查及舌脉情况进行施治。其发病最重要的原因是饮食与营养问题。在现代生活机制下，饮酒过度或者是嗜食肥甘厚味，而滋生痰浊，痰浊阻滞，气机不畅，血脉瘀阻，致使气、血、痰、浊互相搏结而发病。其临床表现也多以实证为主。在桃核承气汤合保和丸方剂中，桃仁入肝经，活血化瘀；大黄、芒硝荡涤湿瘀之邪，且软坚散结。现代研究证明：大黄可使甘油三酯含量下降，血清高密度脂蛋白升高，抑制血清胆固醇的沉积，同时大黄能促进胆汁排出，增加胃肠道的蠕动，减轻甘油三酯、胆固醇在体内蓄积；桂枝疏通经络，宣导瘀湿痰浊；山楂、神曲消导酒食陈腐之积，且山楂活血化瘀消脂作用；陈皮半夏化痰行气；茯苓健脾祛湿；莱菔子辛甘下气，化痰导滞；连翘清热散结。用汤药冲服丸剂可达徐徐收功之效。

（七）医案精选

王某，男，34 岁，于 1999 年 12 月 4 日初诊。右上腹胀闷反复发作 3 月余。伴疲倦乏力，肢体倦怠，胃脘饱闷不适，平素嗜食肥甘。查体：BP 130/80mmHg，形体肥胖，腹部膨隆，按之软，无压痛反跳痛，肝脾不大，肝区有叩疼，舌淡红，苔厚腻，脉弦滑。实验室检查：肝功能、胆固醇正常，甘油三酯 3.1mmol/L。B 超检查诊断：脂肪肝。中医诊为痞证，证属肝郁气滞，湿瘀交阻。治宜疏肝理气，祛湿化瘀。方用桃核承气汤加减，处方：桃仁 5g、大黄 12g、芒硝 6g、桂枝 6g、炙甘草

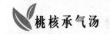

10g、丹参 20g、柴胡 15g、川楝子 12g。上方每天 1 剂，水煎
300mL 分两次服用，同时冲服保和丸，每次 1 粒，1 日 2 次。
服用上方 5 剂后，自觉症状减轻，但大便次数增多，每日两次，
减芒硝。效不更方，守方进退服用两个疗程，自觉症状消失，
精神佳，体重亦较前减轻。血脂复查：甘油三酯 1.5mmol/L，
胆固醇仍正常。肝脏 B 超复查提示：脂肪肝样变性消失。患者
以后注意体育锻炼，并节制饮食，随访两年，身体健康。

按：中医学没有脂肪肝的病名，但根据其临床表现一般将
其归属于胁痛、积聚、痰浊、癥瘕、肥气、鼓胀、黄疸等范畴。
多数学者认为本病病位在肝，与脾、胃、肾等脏腑功能失调密
切相关；本病当责之于痰、湿、瘀，因肝失疏泄，脾失健运，
湿热内蕴，痰浊郁结，瘀血阻滞，痹阻肝脏脉络而形成脂肪肝。
究其病机，多为湿阻、热蕴、痰凝、气滞、血瘀、食积等，致
肝胆失于条达，气血运行不畅所致。

张丽玲等从痰瘀论治脂肪肝，认为痰瘀是脂肪肝病变的关
键，采用化痰祛瘀、调肝降脂法，既可治疗脂肪肝，又可提高
疗效，缩短病程，对治疗和预防脂肪肝起到积极作用。痰是人
体内津液不归正化所变生的病理产物（有害致病因子），既可
因病而生，也可停积致病，故其为病广泛，可表现在许多疾病
之中，历代医家有"百病兼痰"之说。痰、饮、水、湿同为一
源，源虽同而流则异，水属清液，饮为稀涎，湿性黏滞，痰多
厚浊。痰的生成主要是因肺、脾、肾三脏运化水液功能失调和
肝气失于疏泄等，导致三焦气化失宣，经络壅闭，津液失于运
行，积聚为痰。痰之为病，无处不到。

瘀包括血瘀和瘀血，前者是血液循行迟缓，血流不畅的病
理生理状态，后者是病理产物，但二者可互为因果。血瘀之甚

可在局部造成瘀血，一旦瘀血形成，阻滞经脉，又可成为致病因素。瘀血的形成可由多种内外致病因素造成，如忧思郁怒、感受外邪、出血、外伤等，影响血液正常运行，或使血液离经溢于脉外，停积为瘀，成为致病因素。瘀既是某种病因所形成的病理产物，又是导致多种病症的病理因素，在临床涉及广泛。

痰瘀同源是建立在"津血同源"的理论基础上，津血均来源于水谷之精微物质。从生理上讲，津血同源，流行于经脉之内为血，布散于经脉之外组织间隙之中则为津液，二者可相互生化，故《灵枢·营卫生会篇》谓"夺血者无汗，夺汗者无血"之说。从病理上讲，津液代谢障碍，停聚生痰，则气血运行不畅，血络涩滞为瘀，痰浊形成则阻滞脉道，脉络瘀阻则瘀血自生，痰瘀是津血失于正常输化所形成的病理产物。巢元方认为："诸痰者，此由血脉壅塞，饮水积聚而不消散，故成痰也。"现代医学研究表明痰证患者突出表现为血液的浓稠性、黏滞性、凝聚性及凝固性增高，可见痰证与血液循环密切相关。痰瘀是津血为病的两个不同方面，二者皆属于阴，故痰瘀一体，痰瘀同源，痰瘀互生互化、互为因果。

痰和瘀是人体脏腑功能失调，津血为病导致的病理产物。津液凝滞可成痰，而血中的痰浊阻滞可形成瘀血，故痰瘀相因而生，循环往复，二者胶结，缠绵难解。唐容川在《血证论》中指出"痰亦可化为瘀""血积既久，亦能化为痰水"，可见痰阻则血难行，血凝则痰易生，痰瘀互结，停积于肝，发生脂肪肝。朱丹溪提出"痰夹瘀血，遂成窠囊"，可见痰瘀互结是脂肪肝的病理基础，痰瘀相伴为病，易胶结为患。故痰瘀互结，相兼为病，贯穿于脂肪肝的整个过程。正如关幼波教授指出："痰血互相胶固，痰阻血难行，血凝痰难化，所以治痰必治血，

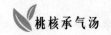

血活则痰化，活血必治痰，痰化血自行。"由痰致瘀或由瘀致痰，痰瘀搏结，既成为新的病因，又使病情缠绵，或病情进展，变生他证。

中医学无脂肪肝病名，但根据其发病症状，可归为"胁痛""痞症""积聚"等范畴。现代医学认为，脂肪肝不是独立病证，而是与遗传、环境、代谢等多种因素造成的脂质代谢障碍，使脂质在肝细胞过多沉积的一种肝脏疾病。多因进食肥甘厚味，劳逸失当，导致肥胖；或嗜酒过量，损伤肝脾；或因情志抑郁，气机不利，肝脉瘀滞，肝郁脾虚，使脾失运化，痰浊内生，肝胆疏泄失常，升降失职，痰浊气阻，血行不畅，脉络壅塞，痰浊气血互结于肝而致病。《古今医鉴》曰："胁痛者……或痰积流注于血，与血相搏。"其病位在肝，与脾、胆、肾密切相关。痰瘀互结、痹阻肝脉是导致脂肪肝的病机，故痰瘀同病既是致病因素，又是病理产物。临床轻度一般无症状，中、重度表现为体型肥胖、胁痛，胁胀，脘腹胀满，乏力，口干，口苦，便秘，舌质偏紫，苔腻，脉细弦等证。

痰由津化，瘀由血生，痰停日久致瘀，瘀阻生痰浊，故瘀同源则同病同治。《读医随笔》指出："痰为血类，停痰与瘀血同治也"，只祛痰则瘀难化，专化瘀则痰难消，惟痰瘀同治方可奏效。现代药理学研究认为，化痰祛瘀的中药可调节细胞因子网络，阻断这些细胞因子参与脂肪肝的发生发展，降低甘油三酯，调整脂肪代谢，减轻肝脏炎症反应，促进血液循环，促进蛋白合成，有较好的保肝降酶作用。抓住痰瘀这一病机关键，采用痰瘀同治的原则，可以化痰祛瘀，痰瘀同治，使气血调和，清升浊降，瘀去痰化。"痰"与"瘀"同属疑难怪病之根，危急病证之源。古人素有"痰为百病之母""怪病多痰"

"怪病属痰"之说，如《杂病源流犀烛·痰饮源流》所载："人自初生，以至临死，皆有痰。"明·龚廷贤谓："一切怪病，此皆痰实盛也。"明·缪希雍云： "种种怪证，皆痰之所为。"清·张秉成曰："痰为百病之母，奇病怪证，皆属于痰。""痰"与"瘀"虽属不同的病理产物，但二者在导致脂肪肝发生的过程中存在密切关系。采用化痰祛瘀、调肝降脂之法，既可治疗脂肪肝，又可防止病情演变。在治疗的同时可结合病因，配以合理膳食及适当运动，改善不良行为和习惯，增强治疗效果。因此，早期治疗对阻止疾病的发展，预防脂肪肝的形成具有重要意义，也体现了中医"治未病"的思想。根据临证多年的治疗经验，获得以下两点心得：①病程越长，痰瘀留滞越深，病情越重。②不能一味见痰治痰、见瘀治瘀，而应辨证与辨病相结合，治病与防病相结合，针对性更强，疗效更好。而桃核承气汤对痰瘀互结之证有较好的疗效。

十二、过敏性紫癜

过敏性紫癜又称自限性急性出血症，是一种侵犯皮肤和其他器官细小动脉和毛细血管的过敏性血管炎，发病原因可能是病原体感染、某些药物作用、过敏等致使体内形成 IgA 或 IgG 类循环免疫复合物，沉积于真皮上层毛细血管引起血管炎。主要表现为紫癜、腹痛、关节痛和肾损害，但血小板不减少。有人认为过敏性紫癜与变应性皮肤血管炎属于同一个谱系疾病。本病是儿童时期最常见的一种血管炎，多发于学龄期儿童，常见发病年龄为 7~14 岁，1 周岁以内婴儿少见。

（一）临床表现

发病原因和机制至今未完全阐明，可能与链球菌感染、病

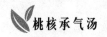

毒感染、药物、食物、虫咬等有关，发生机制是由于抗原与抗体结合形成免疫复合物在血管壁沉积，激活补体，导致毛细血管和小血管壁及其周围产生炎症，使血管壁通透性增高，从而产生各种临床表现。好发于儿童及青少年，开始可有发热、头痛、关节痛、全身不适等症状。

1. **皮肤** 大多数以皮肤紫癜为首发症状。皮损表现为针头至黄豆大小瘀点、瘀斑或荨麻疹样皮疹或粉红色斑丘疹，压之不退色，即为紫癜。紫癜可融合成片，最后变为棕色。一般1～2周内消退，不留痕迹。严重者可发生水疱、血疱，坏死甚至溃疡。皮疹多发生在负重部位，好发于四肢伸侧，尤其是双下肢、踝关节周围和臀部。皮损对称分布，成批出现，容易复发。仅有皮肤损害者也称单纯性紫癜。

2. **消化系统** 约2/3病例出现消化道症状，一般出现在皮疹发生1周以内。常见症状为腹痛，多表现为阵发性脐周痛、绞痛，腹痛也可发生在腹部其他部位，可有压痛，少见反跳痛，同时伴有呕吐。约半数患儿大便潜血阳性，部分可有血便，甚则呕血。如果腹痛在皮肤症状之前出现，易误诊为外科急腹症，甚至误行手术治疗。少数患儿可并发肠套叠、肠梗阻、肠穿孔及出血性小肠炎。伴有腹痛、腹泻、便血，甚至胃肠道出血者也称为胃肠型紫癜。

3. **泌尿系统** 多数于紫癜后2～4周出现肉眼血尿或显微镜下血尿及蛋白尿，或管型尿。泌尿系统症状可在病程的任何时期发生，也可于皮疹消退后或疾病静止期出现。病情轻重不等，重症可出现肾衰竭和高血压。临床上半数以上患儿的肾脏损害可以自行痊愈。伴血尿、蛋白尿等肾损害者也称为肾型紫癜。

4. 关节　大多数患儿仅表现为关节及关节周围肿胀、疼痛、触痛或关节炎，可同时伴有活动受限。膝关节、踝关节等大关节最常受累，腕关节、肘关节及手指也有波及。关节病变常为一过性，多在数日内消失而不留关节畸形。伴有关节肿胀、疼痛、甚至关节积液者称为关节型紫癜。

5. 其他　中枢神经系统症状少见，表现有昏迷、蛛网膜下腔出血、视神经炎及格林巴利综合征。

双下肢紫癜伴腹痛、关节痛或肾脏损害等典型症状者诊断不难。但当全身症状如关节疼痛、腹痛等出现于皮肤紫癜之前时，容易误诊为风湿性关节炎或急腹症，临床上需与这些疾病及其他类型的紫癜和血管炎鉴别。

（二）医案精选

刘某，女，28 岁。1999 年 10 月 11 日初诊。患者 1 周前无明显原因全身皮肤出现散发性瘀斑、瘀点，双下肢尤甚。发病 2 天后出现小腹部持续性疼痛，阵阵作呕，腹泻，日行 5 ~ 10 次，呈暗红色黏液样便，伴灼热和里急后重感。曾在当地医院治疗 6 天，不效而转入我院。入院诊断为过敏性紫癜，给予抗过敏、激素、止血等综合治疗 20 余天，病情反复，转中医治疗。刻诊：全身皮肤可见散在暗红色瘀斑、瘀点，四肢皮肤多见，双下肢呈弥漫性瘀斑融合成片，小腹压痛。血常规：白细胞 1.45×10^9/L，中性 72%，淋巴 28%，血小板 164×10^9/L，大便常规：黏液便，红细胞（＋＋）；尿常规：尿蛋白微量。舌质暗红、苔薄黄，脉沉涩。证属热瘀血结，治拟攻逐血热瘀结。桃核承气汤加味：桃仁 15g、大黄 3g、芒硝 5g、生地、水牛角各 20g、牡丹皮 10g、茜草、白茅根、仙鹤草各 30g、桂枝、

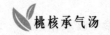

炙甘草各6g。3剂后，皮肤瘀斑、瘀点明显消退，腹痛消失，大便次数减少至每日2次，便质仍较软。上方去芒硝，续进3剂后，诸症若失，各项检查指标正常而康复出院。

按：过敏性紫癜在中医古籍中并无此病名，属于中医学"肌衄""葡萄疫""血证"等范畴。历代医家对本病病因的分析主要包括：外感六淫、伏邪发斑、饮食劳倦、火热内盛。明代陈实功在《外科正宗·葡萄疫》中说："葡萄疫，其……感受四时不正之气，郁于皮肤不散，结成大小青紫斑点，色若葡萄"，文中所述与过敏性紫癜的症状相似，并提出外感六淫为致病因素。隋代巢元方在《诸病源候论·温病发斑候》中说："夫人冬月触冒寒毒者……""毒气不散故发斑疮""又冬月……人感乖戾之气未即发病……毒气不得发泄……温毒始发出于肌肤，斑烂隐疹如锦文也。"明确提出伏邪引发紫斑。《灵枢·百病始生》云："卒然多食饮……起居不节、用力过度则络脉伤……血外溢则衄血……血内溢则后血。"指出饮食及劳倦因素可使脉络损伤而致出血。清代李用粹在《证治汇补》中说："热则伤血，血热不散……出于肌肤而发斑。"明确指出火热内盛可以导致紫癜的发生。

总结历代医家的经验，本病病机可概括为风热伤络、湿热痹阻、血热妄行、瘀血阻络、阴虚血热、气不摄血。清代凌晓五在《凌临灵方》中说："《内经》谓春善病鼽衄……风热外袭……阳络多伤使然也。"提示风热伤络可导致肌肤出血。隋代巢元方在《诸病源候论》中说："斑毒之病……热气入胃。"指出饮食不节，蕴生湿热，两邪相搏，热伤血络，可发为紫斑。明代张景岳在《景岳全书·血证》中说："动者多由于火，火盛则逼血妄行。"提出血热迫血妄行可以导致出血。唐宗海在

《血证论》中指出："既是离经之血，虽清血鲜血，亦是瘀血。"瘀血不去，阻滞脉道，脉内血液运行不畅，溢于脉外，可引起新的出血。李用粹在《证治汇补》中说："热极沸腾发为斑。""热则伤血……出于皮肤而为斑。"由此可见阴虚血热亦为过敏性紫癜病机之一。《素问·示从容论》谓："夫伤肺者……经脉傍绝……不衄则呕。"后世"气虚不能摄血"理论根源即来源于此。国医大师周仲瑛认为本病既不是单一的"血热"，又非独立的"瘀血""血瘀"，因此需要综合立论，从而提出"复合病机学说"。章亚成、季建敏教授在继承周老经验的基础上提出本病是内外因（风、湿、热邪为外因，而瘀、虚则为内因）共同作用的结果，但其侧重外感风热、热毒炽盛。目前临床上西医治疗本病多采用抗生素、肾上腺皮质激素及免疫抑制等对症综合治疗，虽能达到治疗目的，但减量、停药后复发率高，不良反应较多，因此中医治疗本病有潜在的优势。

十三、脑梗死

脑梗塞（死）又称缺血性脑卒中，是指因脑部血液供应障碍，缺血、缺氧所导致的局限性脑组织的缺血性坏死或软化。脑梗塞的临床常见类型有脑血栓形成、腔隙性梗死和脑栓塞等，脑梗塞占全部脑卒中的80%。与其关系密切的疾病有：糖尿病、肥胖、高血压、风湿性心脏病、心律失常、各种原因的脱水、各种动脉炎、休克、血压下降过快过大等。临床表现以猝然昏倒、不省人事、半身不遂、言语障碍、智力障碍为主要特征。脑梗塞不仅给人类健康和生命造成极大威胁，而且给患者、家庭及社会带来极大的痛苦和沉重的负担。

脑梗塞作为一种突发性脑部疾病可发生于任何年龄段，坏

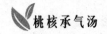

死程度因血栓部位及大小不同而有差别。多见于 45～70 岁中老年人。发病较急，多无前驱症状，局灶性神经体征在数分钟至数小时达到高峰，并且多表现完全性卒中，意识清楚或轻度意识障碍；颈内动脉或大脑中动脉主干栓塞导致大面积脑梗死，可发生严重脑水肿，颅内压增高，甚至脑疝和昏迷，少见痫性发作；椎－基底动脉系统栓塞常发生昏迷。个别病例局灶性体征稳定或一度好转后又出现加重提示梗死再发或继发出血等。

临床上常见的有脑血栓形成、脑栓塞等。前者是由于动脉狭窄，管腔内逐渐形成血栓而最终阻塞动脉所致。后者则是因血流中被称为栓子的异常物质阻塞动脉引起，例如某些心脏病心腔内血栓脱落的栓子。

（一）临床症状

脑梗塞的临床症状复杂，它与脑损害的部位、脑缺血性血管大小、缺血的严重程度、发病前有无其他疾病以及有无合并其他重要脏器疾病等有关，轻者可以完全没有症状，即无症状性脑梗死；也可以表现为反复发作的肢体瘫痪或眩晕，即短暂性脑缺血发作；重者不仅可以有肢体瘫痪，甚至可以发生急性昏迷、死亡。如病变影响大脑皮质，在脑血管病急性期可表现为癫痫发作，以病后 1 天内发生率最高，而以癫痫为首发的脑血管病则少见。常见的症状有：

1. **主观症状**　头痛、头昏、头晕、眩晕、恶心、呕吐、运动性和/或感觉性失语甚至昏迷。

2. **脑神经症状**　双眼向病灶侧凝视、中枢性面瘫及舌瘫、假性延髓性麻痹，如饮水呛咳和吞咽困难。

3. **躯体症状**　肢体偏瘫或轻度偏瘫、偏身感觉减退、步态不稳、肢体无力、大小便失禁等。

（二）脑梗塞部位临床分类

1. 腔隙性梗死　脑梗塞的梗死面积小于 1.5mm，症状表现为亚急性起病、头昏、头晕、步态不稳、肢体无力，少数有饮水呛咳，吞咽困难；也可有偏瘫、偏身感觉减退，部分患者没有定位体征。

2. 中等面积梗死　以基底核区侧脑室体旁丘脑、双侧额叶、颞叶区发病多见。症状表现为突发性头痛、眩晕、频繁恶心、呕吐、神志清醒，偏身瘫痪或偏身感觉障碍、偏盲、中枢性面瘫及舌瘫、假性延髓性麻痹、失语等。

3. 大面积梗死　患者起病急骤，表现危重，可以有偏盲偏瘫、偏身感觉减退甚至四肢瘫、脑疝、昏迷等症状。

中年以上的高血压及动脉硬化患者，静息状态或睡眠中急性起病，一至数日内出现局灶性脑损害的症状和体征，并能用某一动脉供血区功能损伤来解释，临床应考虑急性脑梗塞可能。CT 或 MRI 检查发现梗死灶可明确诊断。

（三）脑梗死的治疗

1. 急性期一般治疗　治疗原则为尽早改善脑缺血区的血液循环、促进神经功能恢复。急性期应尽量卧床休息，加强皮肤、口腔、呼吸道及大小便的护理，注意水电解质的平衡，如起病 48～72 小时后仍不能自行进食者，应给予鼻饲流质饮食以保障营养供应。应当把患者的生活护理、饮食、其他合并症的处理摆在首要的位置。由于部分脑梗塞患者在急性期生活不能自理，甚至吞咽困难，若不给予合理的营养，能量代谢会很快出现问题，这时即使治疗用药再好也难以收到好的治疗效果。

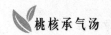

2. 脑水肿的治疗

（1）甘露醇　临床常用20%的甘露醇高渗溶液。甘露醇是最常用的有效的脱水剂之一。

（2）10%甘果糖（甘油果糖）　可通过高渗脱水而发生药理作用，还可将甘油代谢生成的能量加以利用进入脑代谢过程，使局部代谢改善，通过上述作用能降低颅内压和眼压，消除脑水肿、增加脑血容量和脑耗氧量、改善脑代谢。

（3）利尿性脱水剂　如呋塞米（速尿）、利尿酸钠可间断肌内或静脉注射。

（4）肾上腺皮质激素　主要是糖皮质激素如氢化可的松、可的松等，其分泌和生成受促皮质素调节，具有抗炎、免疫抑制、抗休克作用，但一般不常规使用。

（5）人血白蛋白（白蛋白）　人血白蛋白是一种中分子量的胶体在产生胶体渗透压中起着重要作用，有利于液体保留在血管腔内，一般不常规使用。

3. 急性期溶栓治疗　血栓和栓塞是脑梗塞发病的基础，因而理想的方法是使缺血性脑组织在出现坏死之前恢复正常的血流。脑组织获得脑血流的早期重新灌注，可减轻缺血程度，限制神经细胞及其功能的损害。溶栓治疗可采用链激酶、尿激酶。抗凝剂可使用肝素、双香豆素，用以防止血栓扩延和新的血栓发生。

（1）超早期溶栓治疗　可恢复梗死区血流灌注，减轻神经元损伤。①药物溶栓常用尿激酶（UK）：阿替普酶（重组组织型纤溶酶原激活物）；不推荐用链激酶（SK）静脉溶栓，因易引起出血。②动脉溶栓疗法作为卒中紧急治疗，可在数字减影血管造影（DSA）直视下进行超选择介入动脉溶栓。尿激酶动脉溶栓合用小剂量肝素静脉滴注，可能对出现症状 3～6 小时的大脑中动脉分布区卒中者有益。

（2）脑保护治疗 在缺血瀑布启动前用药，可通过降低脑代谢、干预缺血引发细胞毒性机制、减轻缺血性脑损伤。药物包括自由基清除剂（过氧化物歧化酶、巴比妥盐、维生素 E 和维生素 C、21 - 氨基类固醇等）以及阿片受体阻断药纳洛酮、电压门控性钙通道阻断药、兴奋性氨基酸受体阻断药和镁离子等。

（3）抗凝治疗 为防止出现血栓扩展、进展性卒中、溶栓治疗后再闭塞等症状，可以短期应用。常用药物包括肝素、肝素钙（低分子肝素）及华法林等。治疗期间应监测凝血时间和凝血酶原时间，须备有维生素 K、鱼精蛋白等拮抗药，处理可能的出血并发症。

（4）降纤治疗 通过降解血中冻干人纤维蛋白原、增强纤溶系统活性以抑制血栓形成。可选择的药物包括巴曲酶、去纤酶（降纤酶）、安克洛酶蚓激酶等。

（四）临床应用

1. 陈文娟等用桃核承气汤加味治疗糖尿病并发脑梗死 48 例，将入选病例随机分成 2 组，对照组采用常规治疗方法。治疗组在常规治疗的基础上予桃核承气汤加味，药物组成：黄芪 30g、生地黄 20g、玄参 15g、麦门冬 12g、桃仁 12g、桂枝 9g、生大黄 9g、芒硝 5g（后冲）、甘草 3g。两组治疗后的总有效率差异有统计学意义（$P < 0.05$），治疗组神经功能缺损评分和血脂指标变化均优于对照组（$P < 0.01$），说明加味桃核承气汤对糖尿病并发脑梗死患者神经功能缺损的恢复具有促进作用。

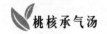

讨论：糖尿病并发脑梗死属中医缺血性中风范畴，由于本病消渴病久，气阴两虚，气虚不能布津，津液不归正化，聚湿生痰；阴虚燥热内生，燥热深入与痰互结为瘀，瘀郁为热，瘀热互结在里，上窜阻滞神府脑脉，神机不利而发为本病，为气阴两虚，瘀热阻络之本虚标实之证，治法应以益气养阴，逐瘀活血，泄热通下为主。故本研究采用加味桃核承气汤治疗，其方中黄芪重用旨在补气，气旺则能生血；生地、麦冬、玄参滋阴润燥泻火；桃仁活血逐瘀；桂枝通经活血；配合大黄、芒硝苦寒泻下，通导瘀热下行，共奏泄热通下、逐瘀活血之功。使邪去正安，病情得以控制。现代医学研究表明，本方有较强的抑制血小板凝聚作用，方中的大黄还有较好的改善糖、脂代谢障碍及高胰岛素血症作用，大黄的缓泻功能还有通便排毒的作用。本方通过改善糖、脂代谢障碍，抗血小板聚集，改善脑的微循环、减轻脑水肿等综合调理作用，达到改善脑梗死区缺血、缺氧状态，促进脑梗死区周边神经细胞的生长与修复，增强其代偿功能，防止血栓再生成。本方在改善神经功能缺损的临床症状方面确有显著疗效。临床实践证明，加味桃核承气汤与常规疗法联用治疗糖尿病并发脑梗死疗效明显，不良反应少。

2. 孙晓明为观察桃核承气汤联合西药治疗痰热腑实型中风的临床疗效，选取了 110 例符合纳入标准的中风患者，用随机数字表法随机（1∶1）分为两组各 55 例。对照组给予胞磷胆碱针 0.75g 加入 5% 葡萄糖 250mL 中，日 1 次，静脉滴注；肠溶阿司匹林 100mg/d，口服；奥扎格雷氯化钠注射液 100mL，日 1 次，静脉滴注；并根据病人情况采取降压、降脂、脱水、降糖等治疗，14 天为 1 个疗程，2 个疗程后统计疗效。治疗组在对照组基础上，加用中药桃核承气汤（方药：桃仁 15g、大黄 9g、芒硝12g、桂枝6g、甘草梢6g）煎剂治疗，200mL/次，日2次，口服，疗程同对照组。结果：治疗组临床痊愈率为45.5%，有效率为92.8%，优于对照组（$P<0.05$）。结论：桃核承气汤煎剂联合胞磷胆碱、奥扎格雷及肠溶阿司匹林治疗痰热腑实型中风，能够明显改善患者临床症状，提高患者生活质量，优于仅用西药治疗。

讨论：中风是以卒然昏仆，不省人事，半身不遂，口眼㖞斜，言语不利为主症的病症。张元素认为："风本生于热，以热为本，以风为标。"刘河间则主中风多为"心火暴盛"。《丹溪心法》云："东南之人，多是湿土生痰，痰生热，热生风也。"认为湿痰生热为本病病因。由此可见，在中风诸因中，痰热腑实者尤为常见，西医急性脑梗死与本病临床症状较为相似，故两者可以互参。痰热腑实型中风为实证，以痰热阻滞，风痰上扰，腑气不通为主要病机，治疗以通腑泄热，息风化痰为主，方用桃核承气汤。桃核承气汤为中风常用方剂，功主逐瘀泄热，尤擅清下焦湿热蕴结，阻滞水道，兼以身有血瘀者，痰热胶结，气滞血瘀，病入血分，而心主血脉而藏神，瘀热上扰，心神不宁，故烦躁谵语如狂，甚则卒然昏仆，半身不遂，邪滞脉络，则口眼㖞斜，言语不利，痰热相结，可见痰多而黏。故方中以桃仁苦甘平，功效活血破瘀，大黄苦寒，下瘀泄热，瘀热并治，共为君药；芒硝泻热软坚，桂枝通行血脉，共为臣药；炙甘草护胃安中，和缓诸药，功为佐使。全方桂枝与大黄、芒硝合用，则温通而不助热；硝、黄得桂枝，则寒下又不凉遏。诸药合用，共奏破血下瘀、通腑泄热、息风化痰之功。

胞磷胆碱能有效改善急性脑梗死患者神经损害状况，奥扎格雷及肠溶阿司匹林能够显著改善患者局部微循环，对脑梗死

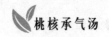

患者的治疗及预防有显著疗效，为目前治疗急性脑梗死的临床一线药物。两者合用，中医通腑泄热、息风化痰与西医营养脑神经、改善微循环有机结合，综合调理与改善局部症状并用，多靶点、不同侧面治疗中风病因，缓解中风临床症状，效果极佳。研究显示桃核承气汤煎剂联合胞磷胆碱、奥扎格雷及肠溶阿司匹林治疗痰热腑实型中风，能够明显改善患者临床症状，提高患者生活质量，优于仅用西药治疗。

脑梗死属中医学"中风"范畴，数千年的临床实践，为中医治疗脑梗死积累了丰富的经验。缺血性中风是由于风、火、痰、瘀等导致脑脉闭阻，脑髓神机受损。病位在脑，脏腑涉及肝、脾、肾。因此，临床上各医家根据不同辨证并结合药物的性味归经而遣方用药。陈德仁认为痰瘀阻滞脑络乃中风急性期的主要病机。因为人到中年后，由壮转弱，精血暗耗，肝肾亏损，脾失健运，痰浊内生，痰浊流于经络，血必瘀滞，而血瘀不流，脉络瘀阻，影响津液疏布流通，则可津聚为痰，痰瘀胶结，阻滞于脑络，导致局部血流中断，脑功能受损，故以化痰逐瘀为主要治则，其中桃仁、大黄等活血化瘀、疏通脑络，桂枝温经通络。诸药合用，共奏活血化瘀、涤痰通络之功，趁痰瘀盘未牢之际，迅速疏通脑络。

十四、脑出血

脑出血是指非外伤性脑实质内血管破裂引起的出血，占全部脑卒中的20%～30%，急性期病死率为30%～40%。发生的原因主要与脑血管的病变有关，即与高血脂、糖尿病、高血压、血管的老化、吸烟等原因密切相关。脑出血的患者往往由于情绪激动、费劲用力时突然发病，早期死亡率很高，幸存者中多数遗留有不同程度的运动障碍、认知障碍、言语吞咽障碍等后遗症。

常见病因有高血压合并小动脉硬化、微动脉瘤或者微血管瘤，其他病因包括脑血管畸形、脑膜动静脉畸形、淀粉样脑血管病、囊性血管瘤、颅内静脉血栓形成、特异性动脉炎、真菌性动脉炎，烟雾病和动脉解剖变异、血管炎、瘤卒中等。

此外，血液因素有抗凝、抗血小板或溶栓治疗，嗜血杆菌感染，白血病，血栓性血小板减少症以及颅内肿瘤、酒精中毒及交感神经兴奋药物等。

用力过猛、气候变化、不良嗜好（吸烟、酗酒、食盐过多，体重过重）、血压波动、情绪激动、过度劳累等为诱发因素。

（一）临床症状

高血压性脑出血常发生于 50～70 岁，男性略多，冬春季易发，通常在活动和情绪激动时发病，出血前多无预兆，半数患者出现剧烈头痛，呕吐，出血后血压明显升高，临床症状常在数分钟至数小时达到高峰，临床症状体征因出血部位及出血量不同而异，基底核、丘脑与内囊出血引起轻偏瘫是常见的早期症状；少数病例出现痫性发作，常为局灶性；重症者迅速转入意识模糊或昏迷状态。

1. 运动和语言障碍　运动障碍以偏瘫为多见；言语障碍主要表现为失语和言语含糊不清。

2. 呕吐　约一半的患者发生呕吐，可能与脑出血时颅内压增高、眩晕发作、脑膜受到血液刺激有关。

3. 意识障碍　表现为嗜睡或昏迷，程度与脑出血的部位、

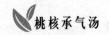

出血量和速度有关。在脑较深部位的短时间内大量出血，大多会出现意识障碍。

4. 眼部症状　瞳孔不等大常发生于颅内压增高出现脑疝的患者；还可以有偏盲和眼球活动障碍。脑出血患者在急性期常常两眼凝视大脑的出血侧（凝视麻痹）。

5. 头痛头晕　头痛是脑出血的首发症状，常常位于出血一侧的头部；有颅内压力增高时，疼痛可以发展到整个头部。头晕常与头痛伴发，特别是在小脑和脑干出血时。

（二）诊断依据

中老年患者在活动中或情绪激动时突然发病，迅速出现局灶性神经功能缺损症状以及头痛、呕吐等颅内高压症状应考虑脑出血的可能，结合头颅 CT 检查，可以迅速明确诊断。脑出血诊断主要依据：

1. 大多数为 50 岁以上，较长期的高血压动脉硬化病史。

2. 体力活动或情绪激动时突然发病，有头痛，呕吐，意识障碍等症状。

3. 发病快，在几分钟或几小时内出现肢体功能障碍及颅内压增高的症状。

4. 查体有神经系统定位体征。

5. 脑 CT 扫描检查可见脑内血肿呈高密度区域，对直径 > 1.5cm 的血肿均可精确地显示，可确定出血的部位、血肿大小、是否破入脑室、有无脑水肿和脑疝形成，确诊以脑 CT 扫描见到出血病灶为准，CT 对脑出血几乎可以 100% 诊断。

6. 腰穿可见血性脑脊液，目前已很少根据脑脊液诊断脑出血。

（三）治疗

脑出血的治疗原则为安静卧床、脱水降颅压、调整血压、防止继续出血、加强护理维持生命功能，防治并发症，以挽救生命，降低死亡率、残疾率，减少复发。

1. 一般应卧床休息 2~4 周，保持安静，避免情绪激动和血压升高。严密观察体温、脉搏、呼吸和血压等生命体征，注意瞳孔变化和意识改变。

2. 保持呼吸道通畅，清理呼吸道分泌物或吸入物。必要时及时行气管插管或切开术；有意识障碍、消化道出血者禁食 24~48 小时，必要时应排空胃内容物。

3. 水、电解质平衡和营养。每日入液量可按尿量 + 500mL 计算，如有高热、多汗、呕吐，维持中心静脉压在 5~12mmHg 水平。注意防止水电解质紊乱，以免加重脑水肿。每日补钠、补钾、糖类、补充热量，必要时给脂肪乳剂注射液（脂肪乳）、人血白蛋白、氨基酸或能量合剂等。

4. 调整血糖。血糖过高或过低者，应及时纠正，维持血糖水平在 6~9mmol/L。

5. 明显头痛、过度烦躁不安者，可酌情适当给予镇静止痛剂；便秘者可选用缓泻剂。

6. 降低颅内压。脑出血后脑水肿约在 48 小时达到高峰，维持 3~5 天后逐渐消退，可持续 2~3 周或更长。脑水肿可使颅内压增高，并致脑疝形成，是影响脑出血死亡率及功能恢复的主要因素。积极控制脑水肿、降低颅内压是脑出血急性期治疗的重要环节。

7. 一般来说，病情危重致颅内压过高出现脑疝，内科保守

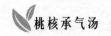

治疗效果不佳时，应及时进行外科手术治疗。

8. 康复治疗。脑出血后，只要患者的生命体征平稳、病情不再进展，宜尽早进行康复治疗。早期分阶段综合康复治疗对恢复患者的神经功能，提高生活质量有益。

（四）临床应用

1. 王延文等为了观察桃核承气汤治疗急性脑出血，选取了26例患者，分为治疗组和对照组。对照组采用常规的西医治疗，予脱水、降血压及减轻脑水肿，20% 甘露醇 250mL 静滴，每日 2～4 次，或速尿 40mg 静注，每日 2～3 次，适当调整血压，吸氧，维持水、电解质平衡等支持疗法。治疗组除采用上述西医常规治疗外，还加用桃核承气汤加味。组方：桃仁 10g、大黄 10g、芒硝 6g、桂枝 6g、鲜竹沥 30g、甘草 6g。上方除鲜竹沥冲服外，余药水煎取汁 300mL，分早晚 2 次服，昏迷患者予以鼻饲，合并上消化道出血时，药液一定要凉后服用。结果：治疗组愈显率明显优于对照组。

讨论： 急性脑出血中医辨证属中风（中脏腑），多是由于肝阳上亢或阴虚阳亢，化火动风，风火相煽，气机逆乱，夹痰夹瘀上阻清窍所致。而痰、饮、瘀同源，相互影响，相互为患，终致痰瘀互阻，清窍闭塞。急性期治疗的关键在于清热活血祛痰，即消除脑水肿。中医学认为，急则治其标，用桃核承气汤可清热泻火，活血化瘀，化痰通腑。《血证论》中有"既是离经之血，虽清血鲜血，亦是瘀血"之说。方中桃仁活血化瘀，祛瘀生新；大黄是治疗本病之上品，近代名医张锡纯创制的镇肝熄风汤主治"脑出血""类中风"等，方重用大黄，既能活血化瘀，推陈致新，又可凉血止血，以防再出血，且性善下行，通腑泻浊，有助于降低颅压，一药三用。大黄配芒硝其奏泄热通腑，乃釜底抽薪之法；桂枝长于通络利水，有利于脑水肿的改善；鲜竹沥清热化痰，开窍醒神。如此诸药配伍简捷精当，使热清、瘀去、痰除，加速了本病的转机。

临床观察发现，中、重度病情的中风患者大多有便秘，而便秘直接影响患者的血压及病情，桃核承气汤可及时缓解便秘，并可预防上消化道出血，促进昏迷患者的早日苏醒。

2. 焦波涛为了观察桃核承气汤治疗急性脑出血的疗效，选取了 30 例患者，所有病例均于入院起采用基础疗法：维持水与电解质平衡、酸碱平衡以及一般支持疗法；颅内压过高时以脱水，用 20% 甘露醇溶液 250mL，每 4~8 小时 1 次静脉快速静脉滴注等。对照组单纯采用基础疗法；治疗组采用基础疗法加桃核承气汤 30mL，2 次/日，昏迷病人 48 小时内以高位保留灌肠，48 小时后予以鼻饲。结果：治疗组的综合疗效明显高于对照组，两组对比有显著差异（$P < 0.01$）。无论是治疗组还是对照组，治疗 20 天后与入院时比较。脑出血病人的中风积分减少较对照组明显，两组对比有显著差异（$P < 0.01$），提示加用桃核承气汤对减少脑出血病人中风积分有较好的效果。且桃核承气汤可以显著改善脑出血患者血液的浓稠、黏滞、易凝状态，对血液中红细胞聚集指数也有一定的改善作用。

（五）讨论

1. 高血压脑出血与中医证型的关系　中风乃由气血逆乱于上，脑中血瘀所致，并与火热有着密切的关系。验之临床，脑出血病人多有肢体功能障碍、舌有瘀点、瘀斑、舌底络脉迂曲等血瘀现象以及大便秘结、口干口臭、昏迷目闭、肢体强直、

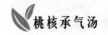

面色潮红、咯痰黄腻等火热之象，因此采用攻下逐瘀法治疗急性期脑出血，符合脑出血的证型特点。

2. **急性期脑出血的病理特点** 血蓄于脑是出血性中风后的病理中心，出血性中风之所以危重，亦在于血液蓄积于脑中。因脑位于头颅之中，相对封闭，血蓄于脑中无法迅速排出体外，而是长久滞留于脑内为患，故出血性中风的治疗重点在于尽可能快速祛除脑中蓄血。中医古代就有"瘀血不去，新血不生"，"瘀血不去，出血不止"之明训，因此采用活血化瘀法治疗本病不仅可以去瘀，防止瘀热的发生，阻断出血性中风发病后的病理进展，而且可以防止再出血的发生。因脑出血病人瘀血严重、病势急迫，非桃仁等破血逐瘀不能直达病所；非大黄、芒硝等荡涤其热无以救其危厄。故选用逐瘀清热效专力宏之桃核承气汤治疗脑出血。

3. **桃核承气汤方解及现代药理研究** 大黄含蒽苷，其中番泻苷A最多，其次为芦荟大黄素、大黄酸，刺激胃肠使节律性蠕动加强起到泻下脱水作用。大黄酚能降低毛细血管通透性，促进骨髓制造血小板，并加强血管收缩，起到止血作用。桃仁味苦，泻血滞、去瘀力强，为行瘀通经要药，配合桂枝以增强破血逐瘀的作用。其主要成分含有苦杏仁酶等，对血行阻滞、血行障碍有改善作用，增加脑血流量，并促使炎性浸润吸收。另外，桃仁含有大量脂肪油，能润肠通便，配合大黄攻下之力更强。推动血行，改善心、脑供血、供氧及临床症状的作用。芒硝可软坚泻下、清热泻火。现代研究其主要成分为硫酸钠，具有泻下作用。甘草对胃肠平滑肌有解痉作用。对免疫功能起双相调节作用，具有保泰松或氢化可的松一样的抗炎作用。对神经系统可起镇静、解热、镇痛、抗惊厥作用。

总而言之，诸药合用共奏釜底抽薪之功，使腑气通畅，逆于脑部之气血得以下达，脑压减轻，不止血而奏其功，兼之具活血化瘀功效，止血而不留瘀，堪为相得益彰。现代医学研究认为高血压脑出血多发于高血压、动脉硬化的基础上，血液黏度均有不同程度的增高，而脱水剂的使用可加重这一结果。中医学认为，脑出血乃为络破血溢使得离经之血停留而致瘀，瘀血不去则新血不生，同时瘀血不去则出血难止，有继续出血的可能。加之血液呈高凝状态进一步影响了脑血管微循环。因此，只有化瘀才能改善脑血管的微循环，增加组织的供血及供氧，促进脑组织的修复，减少后遗症的发生。我们临床应用观察，采用桃核承气汤治疗脑出血明显优于对照组，且没有发现任何毒副作用。

十五、肝性脑病

肝性脑病（HE）又称肝性昏迷，系严重肝病而引起。

本病主要表现是以意识障碍为主的中枢神经功能紊乱综合征，有急性与慢性脑病之分。前者多因急性肝功能衰竭后肝脏的解毒功能发生严重障碍所致；而后者多见于慢性肝功能衰竭和门－体侧支循环形成或分流术后，来自肠道的有害物质如氨、硫醇、胺、芳香族氨基酸等直接进入体循环至脑部而发病。

肝性脑病的发生机制尚未完全阐明，目前提出的假说主要有：氨毒性学说、假性神经递质学说和 r－氨基丁酸（GABA）学说等。

亚临床或隐性肝性脑病，指无明显临床表现或生化异常，仅能用精细的智力试验和/或电生理检测才可作出诊断的肝性脑病。

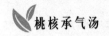

肝性昏迷，是肝性脑病的最后阶段，肝性昏迷实质是肝功能衰竭的最终临床表现。

治疗肝性脑病的最基本策略是寻找、祛除或治疗诱因，避免肝性脑病的发生和发展。诱因明确且容易消除者预后较好；肝功能较好，做过分流手术，由于进食高蛋白而引起的门－体分流性脑病预后较好；有腹水、黄疸、出血倾向的患者提示肝功能很差，其预后也差；暴发性肝衰竭所致的肝性脑病预后最差。

（一）临床表现

临床表现因肝病的类型、肝细胞损害的程度、起病的急缓以及诱因的不同而有所差异。由于导致肝性脑病的基础疾病不同，其临床表现也比较复杂、多变。早期症状的变异性是本病的特点，但也有其共性的表现，即反映为神经精神症状及体征。既有原发肝脏基础疾病的表现，又有其特有的临床表现，一般表现为性格、行为、智能改变和意识障碍。现主要就其脑病的临床表现分类简述如下：

1. 起病 可急可缓。急性肝性脑病起病急骤，前驱期极为短暂，可迅速进入昏迷，多在黄疸出现后发生昏迷，也有在黄疸出现前出现意识障碍而被误诊为精神病者。慢性肝性脑病起病隐匿或渐起，起初常不易发现，易误诊和漏诊。

2. 性格改变 常是本病最早出现的症状，主要是原属外向型性格者表现为抑郁，而原属内向型性格者表现为欣快多语。

3. 行为改变 最初可能仅限于一些"不拘小节"的行为，如乱写乱画，乱洒水，乱吐痰，乱扔纸屑、烟头，乱摸乱寻，随地便溺，房间内的桌椅随意乱拖乱放等毫无意义的动作。

4. 睡眠习惯改变　常表现为睡眠倒错，也有人称为近迫性昏迷（impendingcoma），此现象有人发现与患者血清褪黑激素分泌时相紊乱有关，提示病人中枢神经系统的兴奋与抑制处于紊乱状态，常预示肝性脑病即将来临。

5. 肝臭的出现　是由于肝功能衰竭，机体内含硫氨基酸代谢中间产物（如甲硫醇、乙硫醇及二甲硫化物等）经肺呼出或经皮肤散发出的一种特征性气味。此气味有学者称烂苹果味、大蒜味、鱼腥味等。

6. 扑翼样震颤　是肝性脑病最具特征性的神经系统体征，具有早期诊断意义。但遗憾的是并非所有病人均可出现扑翼样震颤。方法是：嘱病人伸出前臂，展开五指，或腕部过度伸展并固定不动时，病人掌－指及腕关节可出现快速的屈曲及伸展运动，每秒钟常可出现 1~2 次，也有达每秒钟 5~9 次者，且常伴有手指的侧位动作。此时病人可同时伴有整个上肢、舌、下腭、颌部的细微震颤及步态的共济失调。或发于单侧，也可出现于双侧。这种震颤不具有特征性，也可见于心衰、肾衰、肺衰等病人。震颤常于病人睡眠及昏迷后消失，苏醒后仍可出现。

7. 视力障碍　此表现并不常见。但近年来国内外文献报道逐渐增多，肝性脑病发生时病人以出现视力障碍、失明为主要临床表现，这种视力障碍是短暂的、功能性的，可随着肝性脑病的加深而加重，也可随着肝性脑病的恢复而复明。其发病机制不明，多数认为与肝性脑病一样复杂，为多种因素综合作用的结果。此种视力障碍现象，目前命名尚未完全统一。为全面反映这种肝、脑、眼之间的关系，有人曾将此类表现称为"肝－脑－眼综合征"。

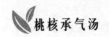

8. **智能障碍** 随着病情的进展，病人的智能发生改变，表现为对时间、空间概念不清，人物概念模糊，吐字不清，颠三倒四，书写困难，计算、计数能力下降，数字连接错误，也是早期鉴别肝性脑病简单、可靠的方法。

9. **意识障碍** 继智能障碍后即出现比较明显的意识障碍，由嗜睡、昏睡逐渐进入昏迷状态，各种反应、反射均消失。也有由躁狂状态逐渐进入昏迷者。

肝脑变性型肝性脑病主要临床表现为：智力减退、构音困难、记忆下降、思维迟钝、共济失调、震颤强直、痉挛性截瘫（肝性脊髓病）等，但无明显意识障碍。

（二）分期

为便于早期诊断并指导治疗，临床上常根据病人的临床表现对肝性脑病进行临床分期目前多数学者赞同 Davidson 根据其临床表现把肝性脑病分为前驱期、昏迷前期、昏睡期、昏迷期 4 期。但各期之间并无明确的界线。

（三）临床应用

王昊为了观察桃核承气汤加减治疗肝性脑病，选取了 150 例患者，纳入标准如下：均有精神、神志异常，有急、慢性肝功能衰竭或手术分流的患者；血氨 >60mmoL；脑电图有轻度至重度脑电频率减慢改变。患者均对治疗方案知晓并接受，治疗组 80 例，对照组 70 例。治疗组给予桃核承气汤加减，药物组成：大黄 6g、芒硝 10g、桃仁 10g、桂枝 10g、赤芍 20g、菖蒲 15g、郁金 20g、茵陈 30g、甘草 6g。加减：气虚者，加人参 10g；便秘者，加重大黄、芒硝用量；便溏者，去芒硝；热甚者，加黄芩 10g、黄连 6g。每日 1 剂，加水煎取浓汁 100 ~

150mL，分2～3次口服。狂躁不配合者，上述中药剂量加倍，煎取药液200mL灌肠，每日2次，以每日大便2～3次为宜。两组均视病情给予门冬氨酸鸟氨酸注射液保肝，并纠正电解质紊乱、抗感染、利尿、补充白蛋白等对症治疗。两组均以治疗1周为1个疗程。结果：治疗组优于对照组。

　　讨论：肝性脑病相当中医学的"癫""狂"，多继发于"黄疸""积聚"，其病因病机是湿热疫毒蕴于血分，化生痰浊蒙蔽心窍；或痰火、痰热上扰心神所致。因是疾病末期，多有气、血、津液不足，于是形成了正虚邪实，阴精将竭，邪气独盛的局面。在肝性脑病的形成中，湿热、疫毒蕴于血分、痰蒙心窍、痰火上扰是关键所在。因此，通腑泄热、活血散瘀、化痰开窍是治疗肝性脑病的关键。桃核承气汤源于张仲景《伤寒论》106条："太阳病不解，热结膀胱，其人如狂，血自下，下者愈。其外不解者，尚未可攻，当先解其外。外解已，但少腹急结者，乃可攻之，宜桃核承气汤。"用于治疗太阳蓄血症。其病机为表邪不解，循经入腑化热，内陷下焦血分，邪热与血互相搏结，上扰心神。与肝性脑病的病机有相似之处，故以桃核承气汤加减治疗，取得了很好的疗效。本方为桃核承气汤减芒硝量加桂枝、桃核而成，意在假通下之法以达逐瘀泄热之目的。方中桃仁活血化瘀、滑利下行为主药，得桂枝辛温通达，则活力更强，尤妙在以调胃承气汤疏瀹通道，而不失泄热逐瘀之原旨。大黄既可荡涤实热，又能凉血活瘀，为气血两调之圣品。芒硝咸寒软坚，润燥清热，以助大黄通泄之功。甘草益胃和中，调和诸药，伍以菖蒲、郁金、苍术化痰开窍。全方共奏逐瘀泄热、化痰开窍之功。如此可使血分瘀热去、痰浊化，使病人苏醒。现代医学研究证明：本方能促进肠蠕动，减少氨的形成；

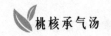

可以升高机体内还原性谷胱甘肽水平，降低血浆及脑中的过氧化酯质而达到增强肝脏的解毒功能及清除体内氧自由基的作用。另外，本方还有显著的抗惊厥作用。

第二节 外 科

一、慢性前列腺炎

慢性前列腺炎指各种病因引起前列腺组织的慢性炎症，是泌尿外科最常见疾病。临床分为慢性细菌性前列腺炎和非细菌性前列腺炎。其中慢性细菌性前列腺炎主要为病原体感染，以逆行感染为主，病原体主要为葡萄球菌属，常有反复的尿路感染发作病史或前列腺按摩液中持续有致病菌存在。非细菌性前列腺炎是多种复杂的原因和诱因引起的炎症、免疫、神经内分泌参与的错综的病理变化，导致以尿道刺激症状和慢性盆腔疼痛为主要临床表现，而且常合并精神心理症状的疾病，临床表现多样，病程缓慢，迁延不愈。

西医学对前列腺炎的分类种类较多，目前在国际上多采用1995 年美国国立卫生研究院（NIH）分类方法。主要将其分为四类：Ⅰ型急性细菌性前列腺炎（ABP）；Ⅱ型慢性细菌性前列腺炎（CBP）；Ⅲ型慢性非细菌性前列腺炎（CNP）/慢性骨盆疼痛综合征（CP/CPPS），并将该类进一步分为ⅢA 型和ⅢB 型；Ⅳ型无症状的炎症性前列腺炎（AIP）。慢性前列腺炎分为慢性细菌性前列腺炎和慢性非细菌性前列腺炎，二者分别相当于前列腺炎 NIH 分型中的Ⅱ型和Ⅲ型。

（一）临床表现

1. 疼痛　疼痛症状主要表现在以前列腺为中心辐射周围组织的疼痛，常见于阴囊、睾丸、小腹、会阴、腰骶、股内侧等部位的疼痛、坠胀或不适感。

2. 排尿异常　表现为尿频、尿急、尿痛、尿道灼热，尿余沥，或晨起、尿末或大便时自尿道溢出白色的分泌物。

3. 精神神经症状　表现为头晕耳鸣、失眠多梦、焦虑抑郁等，甚或出现阳痿、早泄、遗精等。

慢性前列腺炎缺乏客观的、特异性的诊断依据，临床诊断时应与可能导致骨盆区域疼痛和排尿异常的疾病进行鉴别诊断，以排尿异常为主的患者应明确有无膀胱出口梗阻和膀胱功能异常。需要鉴别的疾病包括：良性前列腺增生、睾丸附睾和精索疾病、膀胱过度活动症、神经源性膀胱、间质性膀胱炎、腺性膀胱炎、性传播疾病、膀胱肿瘤、前列腺癌、肛门直肠疾病、腰椎疾病、中枢和外周神经病变等。患者经治疗后症状无缓解，应根据具体情况，选择进一步的检查以排除上述疾病。

（二）治疗

慢性细菌性前列腺炎　治疗以口服抗生素为主，选择敏感药物，疗程为 4~6 周，其间应对患者进行阶段性的疗效评价。疗效不满意者，可改用其他敏感抗生素。可选用 α - 受体阻滞剂改善排尿症状和疼痛。植物制剂、非甾体抗炎镇痛药和 M - 受体阻滞剂等也能改善相关的症状。

慢性非细菌性前列腺炎　可先口服抗生素 2~4 周，然后根据其疗效反馈决定是否继续抗生素治疗。推荐使用 α - 受体阻滞剂改善排尿症状和疼痛，也可选择植物制剂、非甾体抗炎镇

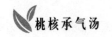

痛药和 M – 受体阻滞剂等改善排尿症状和疼痛。

慢性前列腺炎的治疗目标主要是缓解疼痛、改善排尿症状和提高生活质量，疗效评价应以症状改善为主。

（三）临床应用

1. 桃核承气汤合猪苓汤的应用 王拥军为观察桃核承气汤合猪苓汤加减治疗慢性前列腺炎的效果，选取了 38 例患者，用桃核承气汤合猪苓汤加减治疗。药用：桃仁 12g、大黄 12g（后下）、桂枝 10g、炙甘草 3g、芒硝 3g、猪苓 10g、茯苓 15g、滑石 15g、泽泻 10g、阿胶 5g（烊化）、菟丝子 10g、怀牛膝 15g。湿热重者加败酱草、萆薢、瞿麦；瘀血重者加莪术、皂角刺；肾虚明显者加续断、山药、益智仁；气虚者加党参、黄芪、升麻；前列腺质地硬者加穿山甲、三棱、王不留行；性功能减退者加淫羊藿、肉桂；腰痛者加狗脊、杜仲；早泄、阳痿、不育者加肉苁蓉、巴戟天、锁阳、紫石英；遗精者加桑螵蛸、金樱子；神经衰弱者加远志、黄精、生龙骨、生牡蛎；会阴部、下腹、阴囊坠痛者加川楝子、延胡索、香附等。每日 1 剂，水煎 3 次共约 600mL，分 3 次口服，1 个月为 1 个疗程，间隔 1 周再行第 2 个疗程。治疗 2 个疗程后统计疗效。治疗期间均禁食酒、辛辣燥热、肥甘厚腻之品及刺激性食品，保持大便通畅，不要长途乘骑自行车，禁忌手淫，坚持有规律地性生活。结果：临床治愈 7 例，占 18.42%；显效 18 例，占 47.37%；有效 10 例，占 26.32%；无效 3 例，占 7.89%。总有效率 92.11%。

病案举例 吴某，男，45 岁，于 2003 年 4 月 25 日就诊。主诉：尿频、尿急、会阴部憋胀 6 个月，骶部、腹股沟处间歇性胀痛，腰部困重，性欲减退，时而头晕、头痛，神疲乏力。

查体：精神不振，面色少华，舌质暗红边有瘀点，苔黄腻，脉细涩。前列腺液检查：白细胞＋＋/HP，卵磷脂小体＋/HP。诊断为慢性前列腺炎。中医诊断为淋证。治以清热利湿，活血化瘀，补肾填精。用桃核承气汤合猪苓汤，加黄芪30g、鱼腥草15g、王不留行15g、菟丝子10g、怀牛膝15g、萆薢10g。水煎3次约600mL，分3分次口服，每日1剂。连服1个月后诸症皆消，复查前列腺液检查正常，随访半年未复发。

讨论：慢性前列腺炎的病理改变为在腺泡内及其周围有不同程度的浆细胞、巨噬细胞浸润和区域性淋巴细胞集聚，结缔组织增生，腺管的管腔变窄，脱落的上皮细胞不易排出，而阻塞小管，渐至变性，致使前列腺被膜增厚、腺体纤维化、炎性腺液潴留等。慢性前列腺炎属中医学"淋证""精浊"等范畴。主要病机为湿热、瘀血、肾虚。湿热蕴结是标，肾精气亏虚是本。治疗基本原则为清利湿热，活血化瘀，滋补肾精。桃核承气汤、猪苓汤分别出于张仲景《伤寒论》及《金匮要略》。方中桃仁活血逐瘀、疏经活血、祛瘀生新，桂枝辛温通络、通阳化气，大黄清热化瘀、泻下攻积，芒硝泻下消肿、消瘀清热，猪苓、泽泻除湿热、利水通淋，滑石上利毛腠、下利精溺，茯苓利窍渗湿、助阳除湿、益气和中，阿胶、菟丝子添精固肾、滋补肾阴，怀牛膝导药下行、有补肾活血之功，炙甘草调和诸药。诸药合用，清热利湿，活血化瘀而不伤正，健脾补肾而不留邪，故疗效较好。研究证实，中医活血化瘀药物能改善前列腺的微循环，促使药物渗入腺体组织。清热解毒利湿药物能消除炎性病灶，促进炎性分泌物排除。扶正补肾药物能提高机体免疫功能和前列腺抗感染的能力。

2. **桃核承气汤的应用**　袁晓明为观察桃核承气汤治疗慢性

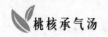

前列腺炎的效果，选取了 85 例患者。基本方：桃仁 10g、桂枝 5g、制大黄 10g、天花粉 10g、甘草 5g、石菖蒲 10g。结果：85 例中治愈 52 例，好转 21 例，无效 12 例。总有效率 85.8%

讨论：慢性前列腺炎属中医学"淋浊"范畴。多由后尿道炎、精囊炎、附睾丸炎引起或并发，也有因其他炎症（如结肠炎、上呼吸道感染）经血行或淋巴而直接引起。中医治疗多以温补脾肾、清热利湿法治疗。笔者在临床观察到湿热下注多见于慢性前列腺炎的急性发作期，肾气亏虚则多见于本病的晚期，唯瘀血阻滞贯穿疾病的始末。缘慢性前列腺炎发病因素中，多与长期、过度的性冲动刺激及阴部长期摩擦引起前列腺充血有关，临床症状以疼痛、胀痛较为突出，病理表现为前列腺肿大，舌质暗或有瘀点（斑）。中医学认为"久病入络""不通则痛"，本病病程日久，缠绵难愈，反复尿路感染的根本原因就在于瘀血内阻，脉络不和，邪无去路。

本病治疗取治疗下焦蓄血的代表方"桃核承气汤"加减。方中取桃仁活血化瘀；桂枝通行血脉，以散下焦之瘀血；大黄合甘草、桂枝之辛温甘缓，使瘀血邪热从肠府而去；更以天花粉消肿排脓；石菖蒲通窍利尿，共奏祛瘀通脉、消肿利尿之功。

慢性前列腺炎以实证为多见，即使一派虚象（如腰膝酸软、头晕耳鸣、阳萎早泄等）或湿热下注时，也切忌蛮补或单纯清热利湿，应在益肾补虚或清热利湿的同时，加用活血化瘀之品。另外，症状或实验室检查正常后，可间断服药以巩固疗效，同时嘱患者少饮酒，注意保暖，劳逸结合，以防止再次复发。

桃核承气汤

二、前列腺增生

前列腺增生（BPH）是中老年男性常见疾病之一，随全球人口老年化发病日渐增多。前列腺增生的发病率随年龄递增，但有增生病变时不一定有临床症状。城镇发病率高于乡村，而且种族差异也影响增生程度。

有关前列腺增生的发病机制研究颇多，但病因至今仍未能阐明。可能与上皮和间质细胞增殖和细胞凋亡的平衡遭到破坏有关，研究也发现其他相关因素：雄激素及其与雌激素的相互作用、前列腺间质与腺上皮细胞的相互作用、生长因子、炎症细胞、神经递质及遗传因素等。目前已知前列腺增生必须具备有功能的睾丸及年龄增长两个条件。近年来也发现，吸烟、肥胖、酗酒，以及家族史、人种及地理环境对 BPH 有一定影响。

（一）临床表现

前列腺增生的早期由于代偿，症状不典型，随着下尿路梗阻加重，症状逐渐明显，临床症状包括储尿期症状、排尿期症状以及排尿后症状。由于病程进展缓慢，难以确定起病时间。

1. 储尿期症状　该期的主要症状包括尿频、尿急、尿失禁以及夜尿增多等。

（1）尿频、夜尿增多　尿频为早期症状，夜尿次数增加，但每次尿量不多。膀胱逼尿肌失代偿后，发生慢性尿潴留，膀胱的有效容量因而减少，排尿间隔时间更为缩短。若伴有膀胱结石或感染，则尿频愈加明显且伴有尿痛。

（2）尿急、尿失禁　下尿路梗阻时，50%～80% 的患者有尿急或急迫性尿失禁。

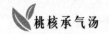

2. 排尿期症状 该期症状包括排尿踌躇、排尿困难以及间断排尿等。随着腺体增大，机械性梗阻加重，排尿困难加重，下尿路梗阻的程度与腺体大小不成正比。由于尿道阻力增加，患者排尿起始延缓，排尿时间延长，射程不远，尿线细而无力。小便分叉，有排尿不尽感觉。如梗阻进一步加重，患者必须增加腹压以帮助排尿。呼吸使腹压增减，出现尿流中断及淋漓。

3. 排尿后症状 该期症状包括排尿不尽，尿后滴沥等。尿不尽、残余尿增多，残余尿是膀胱逼尿肌失代偿的结果。当残余尿量过大，膀胱过度膨胀且压力很高，高于尿道阻力，尿便自行从尿道溢出，称充溢性尿失禁。有的患者平时残余尿不多，但在受凉、饮酒、憋尿，服用药物或有其他原因引起交感神经兴奋时，可突然发生急性尿潴留。患者尿潴留的症状可时好时坏，部分患者可以急性尿潴留为首发症状。

4. 其他症状

（1）血尿 前列腺黏膜上毛细血管充血及小血管扩张并受到增大腺体的牵拉或与膀胱摩擦，当膀胱收缩时可以引起镜下或肉眼血尿，是老年男性常见的血尿原因之一。膀胱镜检查、金属导尿管导尿、急性尿潴留导尿时膀胱突然减压均易引起严重血尿。

（2）泌尿系感染 尿潴留常导致泌尿系感染，可出现尿急、尿频、排尿困难等症状，且伴有尿痛。当继发上尿路感染时，会出现发热、腰痛及全身中毒症状。平时患者虽无尿路感染症状，但尿中可有较多白细胞，或尿培养有细菌生长，手术前应治疗。

（3）膀胱结石 下尿路梗阻，特别在有残余尿时，尿液在膀胱内停留时间延长，可逐渐形成结石。伴发膀胱结石时，可出现尿线中断，排尿末疼痛，改变体位后方可排尿等表现。

（4）肾功能损害 多由于输尿管反流，肾积水导致肾功能破坏，患者就诊时的主诉常为食欲不振、贫血、血压升高，或嗜睡和意识迟钝。因此，对男性老年人出现不明原因的肾功能不全症状时，应首先排除前列腺增生。

（5）长期下尿路梗阻 可出现因膀胱憩室充盈所致的下腹部包块或肾积水引起的上腹部包块。长期依靠增加腹压帮助排尿可引起疝、痔和脱肛。前列腺增生的危害性在于引起下尿路梗阻后所产生的病理生理改变。其病理个体差异性很大，而且也不都呈进行性发展。一部分病变至一定程度即不再发展，所以即便出现轻度梗阻症状也并非均需手术。

（二）临床应用

1. 詹院生为观察桃核承气汤合桂枝茯苓丸治疗前列腺增生疗效，选取了 42 例患者，分为治疗组和对照组。治疗组予桃核承气汤合桂枝茯苓丸化裁：大黄、小茴香、苏叶各 10g，桃仁、桂枝、牡丹皮各 12g，鹿角霜 10～15g，赤芍 15g，败酱草 15～30g，茯苓 30g，芒硝、（生）甘草各 5g。水煎服，每日 1 剂，分两次服，每 7 天为 1 个疗程，服用两个疗程。对照组予前列康，每次 4 片，每日 3 次，疗程为 7 天，服用 2 个疗程。结果治疗组疗效优于对照组。

讨论：年高体弱之人，素体本虚，肾气不足，命门火衰，所以前列腺增生总由肾衰而来。肾衰必致下焦虚寒，令气凝血瘀与败精湿瘀互结而不化，积久成块，阻塞水道；肾衰必致气化不及州都，膀胱津液不能气化排出。因此可知，本病属于本虚标实。治实宜化瘀散结，行气导滞，清利渗泄；治虚则宜温

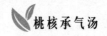

补元阳，滋肾通关。老年人多有正气不足，苦寒清热利湿之药宜少用或不用，以免寒凝助长前列腺的增生。故治疗宜化瘀通腑实、软坚益肾气之法。方用桃核承气汤破血下瘀通腑，引热下行，通腑泄热，以改善膀胱气化。桂枝茯苓丸活血化瘀，以消癥块。茯苓、苏叶、败酱草化败精、消痰积，且苏叶宣肺气具提壶揭盖、通调水调之能。小茴香行气，鹿角霜补阳鼓舞肾气、助阳通窍且活血散瘀消肿，二者尤走厥经，引诸药直通下焦，消肿散瘀，通利关窍。诸药合用，共奏通腑散瘀助气化、益肾消症以通闭之功，标本兼顾，使三焦气化，水道通调，诸症消失，病去人安。

2. 何进德为观察桃核承气汤加味治疗前列腺增生选取了30例患者，全部病例均有不同程度的排尿困难、排尿时间延长、夜尿多、尿滴沥、尿痛等症状。直肠指检示，前列腺侧叶增大，中央沟变浅或消失。B超显示，前列腺不同程度增大，并排除其他泌尿生殖系统疾病。

治疗方法：以桃核承气汤为主。基本方：桃仁、红花、桂枝、桔梗、生大黄、枳实、炙甘草、熟地黄、怀山药、山茱萸、枸杞子、金钱草、泽泻、石菖蒲、党参。小便黄、尿痛、排尿困难、舌苔黄厚腻者，上方去熟地黄，加车前子、滑石、黄柏；尿路梗阻者可加浙贝母、牡蛎；肾虚者改桂枝为肉桂，加制附片；中气下陷者加黄芪、白术。每剂加水800mL，浸泡30分钟，煎3次，取汁600mL，分3次服。结果：经18～48天治疗，显效10例，好转17例，无效3例（其中2例尿潴留患者转外科行膀胱造瘘术，1例经检查确诊为前列腺癌变），有效率为90%。

讨论：桃核承气汤是仲景治疗下焦蓄血证的主方，症见小腹急结，小便利或不利。原治邪在太阳不解，随经入腑化热，与血搏结于下焦所致之蓄血证。前列腺增生症好发于年老之人，下焦湿热久治不愈伴痰瘀结聚是其主要病机。年老多虚，气水运行不畅而致水结，表现为小便急、频、难、不畅。本病属中医学"淋证""癃闭"范畴，故予桃核承气汤合补肾化瘀利尿之药。桃核承气汤是由调胃承气汤加桃仁、桂枝组成。老年人素体偏虚弱，故去芒硝。桃仁、红花破血下瘀，大黄下瘀泄热，三药合用，使瘀热并泄。加利尿药金钱草、泽泻、车前子等通利小便；桂枝（或用肉桂）温通血脉，助桃仁、红花去瘀；炙甘草益气和中，并缓诸药猛烈之性，祛瘀而不伤正，为佐使。并兼用熟地黄、怀山药、山茱萸、黄芪固本以助利尿之力，加石菖蒲有行气化瘀之力。服后，大便通，小便"微利"，蓄血去，热清，诸症平。诸药合用，共奏泻腑热、利水湿、破血温阳之功。

三、腺性膀胱炎

（一）概述

腺性膀胱炎是一种黏膜增生、化生性病变，具体病因尚不清楚，目前大多数学者认为其与膀胱的慢性炎性反应、结石、梗阻、神经源性膀胱及膀胱外翻等疾病有关，认为腺性膀胱炎的发生和发展是一个渐变的过程：移行上皮单纯增生→Brunn芽→Brunn巢→囊性膀胱炎→腺性膀胱炎。自1877年首次报道以来，逐渐引起了泌尿外科及病理科医生的重视。腺性膀胱炎多表现为慢性非特异性膀胱炎症状，临床上主要表现为尿频、尿急、尿痛、排尿困难，可有肉眼或镜下血尿、茵尿，如并发

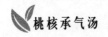

肾积水，可出现腰酸、腰胀等不适症状。因病变最常见的部位是三角区和膀胱颈，因此也可出现下尿路梗阻症状。目前多数学者认为腺性膀胱炎是一种潜在的癌前病变。

（二）治疗

腺性膀胱炎的临床症状对患者的日常生活影响很大，很多患者都有焦虑、抑郁等情绪，给患者带来极大的身心痛苦，所以对腺性膀胱炎的治疗成为一个热门的研究方向。

由于目前对腺性膀胱炎的病因及发病机制都还没有明确，所以临床上有较多的关于腺性膀胱炎的治疗方案，但没有统一的标准方案。大多数学者主张首选经尿道电切联合术后药物灌注治疗，手术的疗效关键在于手术过程中对病变的切除深度的掌握。术后是否需要药物灌注治疗及灌注的疗效及时间目前尚存争论，大多数学者认为对于病变广泛、病情严重及复发的患者，推荐术后膀胱药物灌注治疗，认为腺性膀胱炎术后联合膀胱药物灌注具有良好的效果。对于严重弥漫性病变并且经上述治疗效果不好、反复复发者，或合并严重并发症，或高度怀疑癌变，或已有癌变的腺性膀胱炎可以考虑手术治疗，但应严格把握手术的适应证。无论采用哪种治疗方式，都要注意定期复查，长期随访。随访内容包括尿常规检查、尿脱落细胞检查、膀胱镜检查及多点活检。同时，由于腺性膀胱炎的临床症状对患者的身心造成一定的痛苦，患者大多有焦虑等低落情绪，反复的焦虑和抑郁可造成患者反复就医，产生赖医倾向。所以在对腺性膀胱炎的患者治疗过程中，进行个体化的心理疏导，给患者树立信心，必要时给予药物抗焦虑治疗，会对治疗效果起到帮助作用。

（三）临床应用

孙洪福等通过建立 SD 大鼠腺性膀胱炎模型并用桃核承气汤灌注，观察大鼠膀胱组织的变化，为运用桃核承气汤从"蓄血证"论治腺性膀胱炎提供实验基础和理论依据。方法：采用大肠杆菌造模法制备腺性膀胱炎大鼠模型，模型制备成功后，分别灌注桃核承气汤、左氧氟沙星、生理盐水 15 天，观察各组大鼠膀胱三角区形态学变化，光镜观察各组大鼠膀胱黏膜组织结构的变化。结果：经桃核承气汤灌注，腺性膀胱炎模型大鼠膀胱组织病理学变化明显好于生理盐水组和左氧氟沙星组，大鼠膀胱黏膜组织变化各组比较有显著性差异（$P < 0.05$）。结论：桃核承气汤对大鼠腺性膀胱炎膀胱黏膜有一定的修复作用。

讨论： 腺性膀胱炎多发于女性。近年来，随着人们生活方式和环境的改变，发病率呈上升趋势。有统计资料表明，腺性膀胱炎的发病率在 0.1% ~ 1.9% 之间。临床上可表现为反复发作尿频、尿急、尿痛、夜尿增多、尿失禁、遗尿、耻骨上区及会阴不适、下腹部坠胀、性交痛、每次尿量减少以及血尿等症状。本病易复发，且可诱发膀胱癌。正常膀胱黏膜覆有移行上皮，部分黏膜在某些诱因刺激下可以化生为鳞状上皮或腺性上皮。腺性膀胱炎发病原因与膀胱尿道梗阻、尿路慢性感染、结石、异物刺激、留置导尿管等慢性刺激有关，雌激素水平下降、精神因素、变态反应、维生素缺乏、多次流产等妇产科因素也有相关性。目前临床上认为，尿路慢性感染是发生腺性膀胱炎的主要诱因。临床上主要以电切手术配合膀胱内灌注化疗药物的方法来治疗本病，但此方法不能消除甚至加重了患者的排尿异常症状。

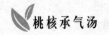

本病属中医学"淋证"范畴，当用桃核承气汤治疗。桃核承气汤首载于《伤寒论》，原方为桃仁五十个（去皮尖）、大黄四两、桂枝二两（去皮）、甘草三两（炙）、芒硝二两。是一首"破血逐瘀"与"清热润燥"相结合治疗下焦蓄血证轻症的代表方剂。方中桃仁活血破瘀，大黄开气破血、下瘀泄热，两者配伍，桃仁能引大黄之力专入血分以破血，瘀热并治，共为君药。桂枝通行血脉，既助桃仁活血破瘀，又可防止芒硝、大黄寒凉凝血之弊；芒硝泻热软坚，助大黄行瘀泄热，共为臣药。桂枝与芒硝、大黄合用，相反相成，桂枝得芒硝、大黄则温通而不助热，芒硝、大黄得桂枝则寒下又不凉遏。炙甘草护胃安中，缓和芒硝、大黄峻攻之性，为佐使药。五味配合，共奏活血下瘀泄热之效，服后"当微利"，使蓄血去、瘀热清，邪有出路，诸症自平。

药理学研究证明，桃核承气汤具有抗炎、调节免疫力的功能。桂欣等证实了桃核承气汤能调节机体免疫功能，分别作用于体液免疫和细胞免疫。一方面直接刺激 B 细胞增殖分化，产生抗体，增强体液免疫功能；另一方面，通过增加 CD_4^+ T 细胞数，促进 CD_8^+ T 细胞活化，发挥杀伤免疫作用，增强细胞免疫功能，是良好的免疫调节剂，但其确切的调节机制还有待于进一步探讨。本方采用四种煎法，即《伤寒论》所述煎法、常规煎法、4 味药热水浸渍后加芒硝、5 味药一起浸提，分别作用于鹿角菜胶性大鼠足肿胀以比较不同煎法对抗炎的作用，实验后发现第四种煎法抗炎作用最强。

无论是外感六淫还是内伤七情，多重因素最终导致瘀血蕴结下焦，膀胱气化功能失常。"久病多瘀""久病入络""瘀久化热""热扰心神"。采用活血化瘀与清热润燥相结合的方法来治疗符合腺性膀胱炎的病机。从临床上观察，以桃核承气汤为主的方剂确实能够减轻患者的排尿异常症状，本实验证实桃核承气汤能够改善或者修复腺性膀胱炎大鼠膀胱黏膜，其机制可能为改善膀胱血液循环，提高机体免疫力以修复受损组织。从中医理论来解释可能为活血化瘀，疏通水道，改善膀胱气化功能。

（四）医案精选

案例1 女，23岁，已婚，农民。于1993年4月入院。入院前尿频、尿急、少尿，曾有尿血1次，下腹挛痛发硬，压痛，5日未解大便，发冷、发热、口干渴、不思饮食。查舌质红，苔黄厚干，脉弦数。尿常规：红细胞（＋＋＋），白细胞（＋＋），蛋白＋。西医诊断：急性膀胱炎。要求服中药，用桃核承气汤：桃仁12g、生大黄10g（后煎）、桂枝10g、芒硝10g冲服、炙甘草10g。3剂水煎日3服，每次100mL。3日后患者诸症明显好转，守方3剂。19日药完，查其下腹软，无压痛，一切自觉正常。尿常规复查：仅有白细胞0~5个，红细胞0~2个。患者要求带药出院（原方6剂）。1周后来复查均正常。未见复发。

案例2 女，37岁，已婚，某单位临时清洁工。1999年7月9日就诊。主诉：近2日来尿频、尿急，日数10次。下腹热胀，并痉挛似的痛。大便干结，4日未解。口干欲饮，晚间稍觉发热。化验尿常规：红细胞（＋＋），白细胞（＋＋＋＋），上皮细胞（＋＋）。考虑为急性膀胱炎。由于患者不愿住院，要求门诊服中药治疗。查舌质淡红，苔厚微黄，脉弦滑。用桃核承气汤：桃核12g、生军（后煎）15g、桂枝10g、芒硝10g

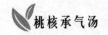

混冲服、炙甘草 10g。5 剂水煎日 3 服。14 日复诊药没症情全消。药之应病，守方 5 剂。同时作尿培养。19 日 3 诊，给予复查尿常规正常，尿培养报告亦正常。予以更方调理善后，随访至今健康。

讨论：桃核承气汤主治之证为膀胱蓄血证。以上 2 例为蓄水证的证候，《合剂局方》里的八正散、五苓散较桃核承气汤更恰当一些，但笔者反予桃核承气汤。因该方组成具有入气、入血、泻瘀热、调腑气等功能，使大便通畅，瘀热随之而下，从而降低腹内压，改善腹内脏器血液循环，除本身药物效用外，可促使机体内的调节功能增强，具有直接和间接的两重性作用，故而收到预见的效果。

四、胰腺炎

胰腺炎是胰腺因胰蛋白酶的自身消化作用而引起的疾病。胰腺有水肿、充血或出血、坏死等病理状态。临床上可出现腹痛、腹胀、恶心、呕吐、发热等症状。实验室检查，血和尿中淀粉酶含量升高等。

在正常情况下，胰液在其腺体组织中含有无活性的胰酶原。胰液沿胰腺管道不断地经胆总管奥狄氏括约肌流入十二指肠，由于十二指肠内有胆汁存在，加上十二指肠壁黏膜分泌一种肠激酶，在二者的作用下，胰酶原开始转变成活性很强的消化酶。如果流出道受阻，排泄不畅，即可引起胰腺炎。

当奥狄氏括约肌痉挛或胆管内压力升高，如结石、肿瘤阻塞，胆汁会反流入胰管并进入胰腺组织，此时，胆汁内所含的卵磷脂被胰液内所含的卵磷脂酶 A 分解为溶血卵磷脂，可对胰腺产生毒害作用。或者胆道感染时，细菌可释放出激酶将胰酶激活，同样可变成能损害和溶解胰腺组织的活性物质。这些物质将胰液中所含的胰酶原转化成胰蛋白酶，此酶消化活性强，渗透入胰腺组织引起自身消化，亦可引起胰腺炎。

胰腺炎又分为急性与慢性，发作前多有暴饮暴食或胆道疾病史。急性胰腺炎可分为普通型和出血坏死型。出血坏死型较少见，但病情严重，死亡率高。

（一）临床表现

1. 急性胰腺炎

（1）休克　患者常出现休克症状，如苍白、冷汗、脉细、血压下降等。引起休克的原因可有多种，如由于胰液外溢，刺激腹膜引起剧烈疼痛；胰腺组织及腹腔内出血；组织坏死，蛋白质分解引起的机体中毒等。休克严重者抢救不及时可以致死。

（2）腹痛　腹痛常位于中上腹部，有时向腰背部呈束带状放射，弯腰或前倾坐位可减轻；常突然发作于大量饮酒或饱餐后，程度不一，轻者为钝痛，重者多呈持续性绞痛。

（3）恶心、呕吐　多数患者起病即呕吐胃内容物，甚至呕吐胆汁，吐后腹痛并不缓解。

（4）发热　多数急性胰腺炎患者出现中度发热，一般持续3~5天。

（5）水电解质及酸碱失衡　患者有不同程度的脱水，频繁呕吐者可发生代谢性碱中毒。重症胰腺炎常伴有代谢性酸中毒、低钙血症、血糖升高、低血钾、低血镁。

2. 慢性胰腺炎

（1）腹痛　多位于上腹部，弥散痛，可放射至背部、两肋，坐起或前倾有所缓解。

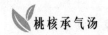

（2）胰腺功能不全　不同程度的消化不良症状如腹胀、纳差、厌油、消瘦、脂肪泻等；半数患者因为内分泌功能障碍发生糖尿病。

（3）体征　轻度慢性胰腺炎很少有阳性体征，部分病例有上腹轻度压痛；晚期慢性胰腺炎因脂肪泻可有营养不良的表现；若急性发作，则可出现中至重度的上腹压痛。

（二）诊断标准

1. 急性胰腺炎诊断标准　主要依据临床表现、有关实验室检查及影像学检查，临床上不仅要求作出胰腺炎的诊断，还要对其病情发展、并发症和预后作出评估。诊断本病应具备以下4项标准：①具有典型的临床表现，如上腹痛或恶心呕吐，伴有上腹部压痛或腹膜刺激征。②血清、尿液或腹腔穿刺液有胰酶含量增加。③图像检查（超声、CT）显示有胰腺炎症或手术所见或尸解病理检查证实有胰腺炎病变。④能排除其他类似临床表现的病变。

2. 慢性胰腺炎的诊断标准　①腹部B超：胰腺组织内有胰石存在。②CT：胰腺内钙化，证实有胰石。③经内镜逆行性胰胆管造影术（ERCP）：胰腺组织内胰管及其分支不规则扩张并且分布不均匀；主胰管部分或完全阻塞，含有胰石或蛋白栓子。④分泌试验：重碳酸盐分泌减少，伴胰酶分泌或排出量降低。⑤组织学检查：组织切片可见胰腺外分泌组织破坏、减少，小叶间有片状不规则的纤维化，但小叶间纤维化并非慢性胰腺炎所特有。⑥导管上皮：增生或不典型增生、囊肿形成。

轻症急性胰腺炎极少有并发症发生，而重症急性胰腺炎则常出现多种并发症。胰腺脓肿、胰腺假性囊肿、脏器功能衰竭，病情中可继发腹腔、呼吸道、泌尿道等感染，感染扩散可引起败血症。少数可演变为慢性胰腺炎。

慢性胰腺炎主要表现为慢性腹痛及胰腺内、外分泌功能不全，它与胰腺癌的发生有关。最常见的并发症是假性囊肿的形成及十二指肠、共同通道的机械性梗阻。

（三）治疗

急性胰腺炎的初期，轻型胰腺炎及尚无感染者均应采用非手术治疗。

1. 禁食、鼻胃管减压　持续胃肠减压，防止呕吐和误吸。给全胃肠动力药可减轻腹胀。

2. 补充体液，防治休克　全部病人均应经静脉补充液体、电解质和热量，以维持循环稳定和水、电解质平衡。预防出现低血压，改善微循环。

3. 解痉止痛　诊断明确者，发病早期可对症给予止痛药。但宜同时给解痉药。禁用吗啡，以免引起 Oddis 括约肌痉挛。

4. 抑制胰腺外分泌及胰酶　胃管减压、H_2 受体阻滞剂、抗胆碱能药、生长抑素等，一般用于病情比较严重的病人。胰蛋白酶抑制剂如抑肽酶、加贝酯等具有一定的抑制胰蛋白酶的作用。

5. 营养支持　早期禁食，主要靠完全肠外营养（TPN）。当腹痛、压痛和肠梗阻症状减轻后可恢复饮食。除高脂血症病人外，可应用脂肪乳剂作为热源。

6. 抗生素的应用　早期给予抗生素治疗，在重症胰腺炎合并胰腺或胰周坏死时，经静脉应用广谱抗生素或选择性经肠道应用抗生素可预防因肠道菌群移位造成的细菌感染。

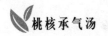

胰腺脓肿、胰腺假性囊肿和胰腺坏死合并感染是急性胰腺炎严重威胁生命的并发症。如诊断不确定；继发性的胰腺感染；合并胆道疾病；虽经合理支持治疗，而临床症状继续恶化，应手术治疗。

慢性胰腺炎应予以病因治疗，如治疗胆源性疾病，戒酒；饮食疗法，少量多餐、高蛋白、高维生素、低脂饮食；补充胰酶；控制糖尿病；营养支持疗法。必要时行胰管引流术和胰腺手术。

（四）临床应用

王如高采用桃核承气汤加味治疗急性胰腺炎 60 例，并与西药治疗的 45 例进行对比观察。治疗组予桃核承气汤加味，药用：桃仁 12g、赤芍 30g、玄胡 10g、五灵脂 15g、川楝子 10g、生大黄 12g（后下）、厚朴 10g、蒲黄 10g、芒硝 10g（冲服）、甘草 8g。若腹痛较剧，则加大赤芍的用量至 60～120g；若恶心、呕吐明显，加竹茹 12g、枳壳 12g、姜半夏 10g；若伴黄疸，加片姜黄 10g、黄柏 10g。治疗期间原则上不用任何西药，每日 1 剂，病情严重者每日 2 剂，水煎服。对照组予 654－2 注射液 20mg 加入 5% 葡萄糖 500mL，静脉点滴，每日 1 次；雷尼替丁 0.15g 加入 5% 葡萄糖 250mL，静脉点滴，每日 2 次；5－Fu 0.5g 加入 5% 葡萄糖 500mL，静脉点滴。若有胆道感染，头孢噻肟钠 2.0g 加生理盐水 20mL，静脉注射。

治疗期间治疗组和对照组均采取禁食，若伴胆道结石均加服三金排石汤，若胆道感染严重，配合西医抗感染治疗。治疗 5 天后观察疗效。治疗结果：治疗组 60 例中，治愈 58 例，好转 2 例，总有效率为 100%；对照组 45 例中，治愈 43 例，好转

2 例，总有效率为 100%。

讨论：急性胰腺炎属中医学"腹痛"范畴。病因病机多为饮食不节，湿热内侵，气机壅滞，气滞血瘀，腑气不通所致。故治以化瘀通腑，理气止痛为法。方中以桃核承气汤化瘀通腑，配失笑散、金铃子散加强化瘀止痛之功。

现代医学研究认为，急性胰腺炎的病理不仅为炎性介质激活胰酶，引起胰酶的自身消化，同时也存在胰腺缺血，微循环障碍。方中诸药据药理研究也具有活血化瘀、改善微循环、抑制胰液分泌、中和胰酶活性及抗感染的作用。从临床观察来看，桃核承气汤加味治疗急性胰腺炎与西药治疗疗效相当，无显著差异，而中药治疗具有简便价廉的特点。

中医学认为，急性胰腺炎属于"腹痛""脾脏痛""厥心痛"的范畴。其病因病机主要为酒食不节、虫石内积、感受外邪等导致湿、热、瘀、毒蕴结而致脾胃升降传导失司，肝失疏泄，继而出现阳明腑实证的相关临床表现，重症胰腺炎进一步出现邪从热化，热从燥化的症状。

西医学认为，重症急性胰腺炎（SAP）的发病机制尚未完全明确，多认为是由于多种原因导致胰腺内的酶异常激活，继而破坏正常的胰腺腺泡细胞，并释放大量 TNF-α、IL-6 等炎症因子，不仅加重胰腺组织损伤，同时导致发生全身炎症反应综合征，病情较重者可伴有器官功能障碍的疾病，目前研究显示大黄单药、承气汤及清胰汤等复方制剂联合西医治疗显示了较好的疗效。桃核承气汤中的桃仁润肠通便、活血逐瘀，大黄通腑泄热，为君；桂枝通络活血，芒硝泄热软坚，为臣；炙甘草缓急止痛，调和诸药为佐使，全方具有通腑泄热、活血逐瘀的功效。

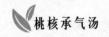

研究证实，桃核承气汤中的大黄不仅能够强烈提高胃肠道的兴奋性而促进肠道运动和肠黏液分泌，保护肠道黏膜，增加肠道黏膜血流灌注，缓解其缺血缺氧状态，有利于肠黏膜的修复，维持肠道黏膜屏障功能，增加双歧杆菌及乳酸杆菌菌量，减少大肠杆菌，减少细菌移位的发生率，加速内毒素随肠道内容物排泄，减少炎症因子的产生和吸收入血，降低了炎症反应的程度，进而减少并发症的发生，同时研究显示，桃核承气汤中的大黄及桃仁均有改善胰腺微循环的作用，从而有效地保护胰腺组织，减少胰腺组织的坏死。杨荣源等研究显示，桃核承气汤对脓毒血症大鼠的肝脏及小肠具有保护作用，桃核承气汤中大黄和桃核仁合用，具有增强疗效的作用，且腹痛缓解、腹胀缓解、肠鸣音恢复、肛门首次排便时间、住院时间、并发症发生率（休克、ARDS、急性肾衰竭）及病死率等均低于单纯西医治疗组，这与国内其他以大黄及承气汤为主导的中西医结合治疗重症胰腺炎的研究结果一致。

五、膝关节创伤性滑膜炎

膝关节是全身关节中滑膜面积最大的关节，滑膜反应也最明显。膝关节创伤性滑膜炎是指膝关节囊纤维的内衬滑膜在外伤后引起的滑膜非感染性炎症反应。临床上分为急性创伤性炎症和慢性劳损性炎症两种，若确诊为本病应积极治疗，防止膝关节功能障碍。

本病在临床上分为两种情况，分别为创伤性炎症和慢性劳损性炎症。

如果是急性损伤，表现为膝关节血肿，关节血肿一般是在伤后即时或之后 1~2 小时内发生，膝及小腿部有广泛的瘀血斑，触诊时皮肤或肿胀处有紧张感，浮髌试验阳性，常有全身症状，如瘀血引起的发热，局部较热。本病常是其他损伤的合并症，临床时要仔细检查，以防漏诊。慢性劳损或损伤性膝关节滑膜炎，为急性滑膜炎处理不当转为慢性所致，临床上多见于老年人，体质多湿者，或伴有膝内翻、膝外翻或其他膝部畸形的患者，或有膝关节骨质增生症者等，患者主诉多为两腿沉重不适，膝部伸屈困难，但被动运动均无明显障碍，疼痛不剧烈，局部不红不热，膝关节功能检查一般无明显的阳性体征，常见的现象是：在髌韧带两侧膝眼处隆起，饱满，以手触诊，该处松软，甚则有囊性感，关节积液如超过 10mL 则浮髌试验呈阳性。

膝关节受到损伤后，关节肿胀，疼痛，髌骨浮漂，活动受限，应与关节积血鉴别，主要根据为：积血在伤后立即出现，而滑膜炎则于伤后数小时逐渐出现，积血疼痛明显，而滑膜炎较轻，积血常伴有全身反应，体温升高，而滑膜炎多无此反应，必要时可通过关节穿刺，以明确诊断，滑膜炎是一种普遍存在的症状，如半月板损伤、关节内游离体、软骨软化、滑膜结核血友病、类风湿性关节炎等均可引起。

膝关节滑膜炎不仅影响关节功能，而且可以造成关节进行性器质性损伤，严重者滑膜发生粘连，使关节功能丧失。严重者不仅膝关节活动受限，而且还会发生股四头肌出现不同程度的萎缩，多伴发有不同程度的关节炎。

本病的预防最主要是防止关节损伤，运动前应注意多做准备运动，另外由于滑膜在长期慢性炎症过程中，则可逐渐增厚，影响滑液的正常代谢，故为浆液性积液，且可发生纤维化而引起关节粘连，影响正常活动，因此适当做膝关节的伸屈活动，

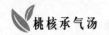

多做下肢肌肉的静力性肌紧强练习，加强股四头肌的锻炼，一般不会发生膝关节活动功能障碍。

临床应用

娄高峰为观察桃核承气汤外敷治疗膝关节创伤性滑膜炎的疗效，选取了65例患者，用桃核40g、生大黄40g、芒硝20g、桂枝20g、生甘草6g。共为细末（1次量），蜂蜜适量，与药末调匀成糊状，均匀敷于肿痛部位，外以纱布轻度缠敷固定。2日换药1次，10日为1个疗程。两疗程间隔1~2天。用本法时停用其他疗法。

治疗效果：本组65例，治疗时间最短1个疗程，最长2个疗程。按上述标准评定，结果治愈26例，占40.0%；显效29例，占44.6%；有效9例，占13.8%；无效1例，占1.5%。显效率84.6%。所有病例均未见皮肤过敏及其他不良反应。

讨论：膝关节创伤性滑膜炎为膝部较常见的一种软组织损伤疾患。多由于急性外伤或慢性劳损引起滑膜血管扩张、组织充血，血细胞及胶原纤维渗出，关节内压力增高，酸性产物堆积，关节滑膜受刺激而出现肿胀疼痛、发热、活动受限等临床症状。久之滑膜增厚，纤维机化，引起粘连，可致膝关节严重的功能障碍。因此，早期诊断，及时正确治疗非常重要。

该病中医学称之"痹病""伤筋"。膝为筋之汇，赖血濡之。由于局部创伤，气血逆乱，血瘀气滞，脉络痹阻，津液失布，化湿化热，潴留局部，故膝关节肿胀疼痛，局部发热，功能受限。日久瘀血凝结，湿热成痰，瘀痰痹阻，筋脉失荣，使病情加重，缠绵难愈。桃核承气汤为张仲景《伤寒论》方，功能破血下瘀，治疗下焦蓄血引起的少腹急结，小便自利，谵语烦渴，至夜发热，甚则其人如狂。后世伤科作为汤剂内服，治疗跌打损伤所致的脏腑气血逆乱，瘀热内结，腑肠结滞，不得通利之疼痛不能转侧、二便秘涩证。将本方诸药为末，作为外敷剂，应用于局部，治疗痹病，报道尚少。方中桃核破血行瘀，大黄下瘀泄热，二药合用，破瘀血，化瘀热，共为君药；芒硝咸寒，泻热利湿，软坚消肿，助桃核破血行瘀，助大黄荡涤湿热为臣药；桂枝辛温，通行血脉，助桃核破瘀血，引大黄，发肌腠，为佐药；甘草味甘，益气和中，缓急，制约诸药峻烈之性为使。配以消炎镇痛的蜂蜜为黏和剂，诸药合用，破血泄热，除湿消肿。直接用于局部，使瘀热湿浊之邪一从局部肌腠渗出，一从机体代谢而散，则肿痛、发热得以速解，关节功能得以恢复。本方法使用方便，作用迅速。临床根据瘀、热、湿邪的轻重不同，还可适当加大相应药量，或配伍活血、清热、利湿药物。由于本方为克伐之剂，虽局部用药，但对寒湿凝结、脾胃虚寒及孕妇应慎用。用之亦需"中病即止"，并以健脾、补肝肾之剂巩固疗效。

六、肝硬化腹水

（一）概述

肝硬化腹水是指由于肝脏疾病导致肝脏反复炎症，纤维化及肝硬化形成后由于多种病理因素，如门脉高压、低蛋白血症、水钠潴留等引起腹腔内积液的临床症状。肝硬化腹水不是一个单独的疾病，而是许多肝脏疾病终末期（失代偿期）的共同临床表现。引起肝硬化腹水常见疾病有：乙型病毒性肝炎、丙型病毒性肝炎、酒精性肝炎、自身免疫性肝炎等。肝脏疾病一旦

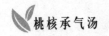

发展至肝硬化腹水阶段，常常提示肝硬化已经到失代偿期，如不进行积极干预治疗，预后差。

肝硬化是引起腹水的主要的病因，肝硬化患者一旦出现腹水，标志着硬化已进入失代偿期（中晚期）。肝腹水是肝硬化最突出的临床表现；失代偿期患者 75% 以上有腹水。腹水形成的机制为钠、水的过量潴留，与下列腹腔局部因素和全身因素有关。

1. 门静脉压力增高。超过 300mmH₂O 时，腹腔内脏血管床静水压增高，组织液回吸收减少而漏入腹腔。

2. 低白蛋白血症。白蛋低于 31g/L 时，血浆胶体渗透压降低，致血液成分外渗。

3. 淋巴液生成过多。肝静脉回流受阻时，血将自肝窦壁渗透至窦旁间隙，致胆淋巴液生成增多（每日 7～11L，正常为 1～3L），超过胸导管引流的能力，淋巴液自肝包膜和肝门淋巴管渗出至腹腔。

4. 继发性醛固酮增多致肾钠重吸收增加。

5. 抗利尿激素分泌增多致水的重吸收增加。

6. 有效循环血容量不足。致交感神经活动增加，前列腺素、心房以及激肽释放酶–激肽活性降低，从而导致肾血流量、排钠和排尿量减少。

以上多种因素，在腹水形成和持续阶段所起的作用有所侧重，其中肝功能不全和门静脉高压贯穿整个过程。腹水出现前常有腹胀，大量水使腹部膨隆、腹壁绷紧发高亮，状如蛙腹，患者行走困难，有时膈显著抬高，出现呼吸和脐疝。部分患者伴有胸水，多见于右侧，系腹水通过膈淋巴管或经瓣性开口进入胸腔所致。

（二）临床表现

1. **黄疸**　一般在晚期出现，可因肝细胞损害而引起，或由于癌块压迫或侵犯肝门附近的胆管，或癌组织和血块脱落引起胆道梗阻所致。

2. **腹壁静脉曲张**　此种多见于肝硬化并门静脉高压以及门静脉、下腔静脉或肝静脉阻塞时。肝硬化门脉高压时可伴有脐周静脉曲张，且下腹壁曲张静脉血流方向自上而下。

3. **恶性肿瘤的全身性表现**　有进行性消瘦、发热、食欲不振、乏力、营养不良和恶病质等。少数肝病患者，可有特殊的全身表现，称为伴癌综合征，以低血糖症、红细胞增多症较常见，其他罕见的有高血钙、高血脂、类癌等。

4. **肝肿大或肝缩小**　肝腹水尤其是酒精性肝硬化所致的肝腹水，常伴肝肿大，晚期则肝可缩小；右心衰竭、心包积液所致腹水也可有肝肿大；肝癌时则肝大且质坚如石，表面可呈结节状；当急性型肝静脉阻塞时，则可有突发性进行性肝肿大并伴肝腹水迅速增长。

（三）治疗

对于该病的治疗，第一种是服用利尿剂，同时要补充流失的白蛋白。这种方法虽然可以缓解患者的痛苦，但是副作用比较大，一旦长时间、大剂量服用，就很容易引起电解质紊乱，出现抽搐、恶心、下肢酸软、头晕、恶心等症状。同时，利尿排出的尿量是一定的，不能从根本上解除患者的痛苦，而且服用利尿剂不能铲除腹水产生的病根，一旦停用，腹水将越加严重。

第二种方法是穿刺放腹水。这种方法一般是在利尿剂无效

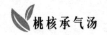

的情况下使用的。这种治疗方法的操作要在无菌环境中进行，放腹水速度要求也非常严格，一旦速度过快，容易产生负压，甚至出现出血现象。放腹水结束后要输生理盐水及 300～500mL 血浆。大量放腹水时要予以白蛋白静滴。而且，每次放腹水量不能超过 1500mL，腹水消退时间较长，为 8～15 天。放腹水与服用利尿剂一样，只能暂时缓解症状。

第三种是超滤－浓缩腹水回输系统。其在肝硬化腹水治疗上的应用，打破了传统方法的单一性，不管是疗效上，还是费用上都有着无可比拟的优势。

（四）临床应用

张海斌为观察中西医结合治疗血吸虫性肝硬化腹水，选取了 30 例患者，分为对照组和治疗组。对照组：①卧床休息，给以高热量、高蛋白质和维生素丰富而易消化的食物。②限制钠、水的摄入，进水量限制在 100mL/d 左右，显著低钠者则限制在 500mL/d 以内。③利尿剂的应用：对限钠限水而不收效的患者，可加用利尿剂，其利尿原则为联合、间歇、交替，螺内酯和呋塞米联合应用，螺内酯 40～100mg/d，呋塞米 10～40mg/d，螺内酯和呋塞米剂量比例为 5∶2，从小剂量开始，如效果不明显，可逐渐按比例加大此两种药物的剂量。④必要时输注人血白蛋白，每周 1～2 次，每次 10g 静脉滴注。⑤并发自发性腹膜炎者，选用三代头孢菌或喹诺酮类。⑥维持水电解质平衡。⑦根据肝功能情况给予护肝药物治疗。治疗组：在对照组治疗的基础上加服桃核承气汤。处方：桃仁 12g、大黄 12g、桂枝 6g、炙甘草 6g，芒硝 6g。随症加减：气虚者加黄芪、党参；血瘀较重者加莪术、丹参；阳虚者加附子、干姜；水肿明显者加茯苓、猪苓。由本院煎药房制成汤剂，每袋 100mL，每次 100mL，每日 2 次内服。两组均以 14 天为 1 个疗程，连续治疗 2 个疗程后统计疗效。结果：治疗组的腹水消退情况明显优于对照组。

讨论：血吸虫性肝硬化是由血吸虫卵大量沉积于肝脏，整个肝脏出现肝细胞损害、纤维组织增生、肝细胞形成再生结节等变化，破坏了肝组织正常结构，导致肝脏广泛的纤维化的结果，腹水的形成主要由于门静脉高压，导致门脉血流受阻所致。本病属中医学"黄疸""积聚""癥瘕""臌胀"等范畴，是一种常见的慢性病。中医学认为，本病是由于气、水、血壅塞，气滞络阻，血瘀水停，水湿停聚，腹水日久不消。现代医学认为，肝硬化腹水形成机制主要与门脉压力增高、低白蛋白血症、淋巴液生成过多、继发性醛固酮增多、抗利尿激素分泌增多、有效循环血容量不足等有关，西医无特效治疗，多采用改善肝功能、提高机体免疫功能和补充白蛋白、利尿等对症支持治疗。桃核承气汤中桃仁活血祛瘀，大黄下瘀泄热，两药合用，可逐下焦瘀热，共为君药；桂枝活血通络，芒硝泄热软坚，共为臣药；炙甘草甘平和中，缓和芒硝、大黄峻攻之性，共为佐使药。诸药相配，共奏活血祛瘀之效。现代药理研究表明，桃核承气汤具有降低血黏度、延长凝血时间、抑制纤溶剂、抑制血栓形成和血小板凝聚以及抑制肝纤维化等作用。本临床观察结果表明，治疗组在主要临床症状改善方面明显优于对照组，且未见明显毒副反应，安全、有效，故值得临床上大力推广使用。

（五）医案精选

杨某，男，69 岁，2003 年 3 月 8 日诊。腹痛半日，伴呕

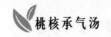

恶，黑便，发热，体温 39℃，全腹压痛，少腹痛甚，舌红少津，脉细数。查大便隐血（＋），白细胞计数 $7.9 \times 10^9/L$，中性粒细胞比率87.1%。CT检查提示，肝硬化腹水。既往曾因肝硬化腹水、消化道出血行胃底静脉结扎术。诊断为肝硬化腹水消化道出血合并腹膜炎。辨证属于瘀热结于下焦，投以桃核承气汤加减。药用：生大黄15g、芒硝15g（另冲服）、桃仁10g、牡丹皮15g、赤芍药15g、枳实30g、川朴15g、白花蛇舌草30g。服药后排黑便数升，腹痛、发热、呕恶尽解，神清气爽。

按：患者肝硬化腹水伴消化道出血并弥漫性腹膜炎，虽病情复杂，但少腹切痛甚，仍可以热结少腹、少腹急结辨证，投桃核承气汤荡涤结热。方中加入枳实、厚朴、白花蛇舌草以助其解毒、清热散结、理气通腑之功。因其舌红少津，脉细数，热已入血，故加入赤芍药、牡丹皮以绝耗血动血之虞，全方共奏收散热结、祛瘀血、止便血、除腹痛呕恶之功效。太阳蓄血、热结膀胱是热在下焦血分证，凡属下焦瘀热者均可加减运用桃核承气汤。经文中虽无高热、便血诸症，但从其太阳病不解，热结膀胱，其人如狂的描述中，不难看出其中实际上也包含着因热结而见高热、烦躁如狂以及搏血为瘀而见出血的临床证候。临床实践证明，桃核承气汤是治疗热结下焦并高热、出血等急危重症的良方。

七、腹内高压

（一）概述

腹内高压（IAH）对机体的影响，根本原因是由于腹腔压力过高而导致的脏器灌流不足、缺血缺氧、酸中毒等一系列继发性脏器功能损害。这种损害不仅限于腹内脏器，由于压力作用，使膈肌升高，肺部受到压缩，严重时可导致肺水肿、胸腔积液、心包积液、心肺功能衰竭，如不解除压力，呼吸机也无法改善呼吸功能。此外，还可由于静脉回流受阻，导致颅内压升高、脑水肿等。因此，一旦发展到Ⅲ－Ⅳ级腹腔间隙综合征（ACS）时，恶性循环已经形成，临床救治棘手。尽早、尽快降低或解除腹腔压力，给予必要的器官功能支持，改善全身性缺血、缺氧性损害，纠正酸中毒、改善内环境是临床治疗的关键。

　　临床常见的降低腹内压方法主要有以下几种：①改善腹壁顺应性，镇静、镇痛，肌松，避免头床夹角大于 30°的俯卧体位。②排空腹腔脏器内容物，经鼻胃管置入行胃肠减压，肛管减压，胃结肠动力药物的应用。③排空腹腔积液，腹腔穿刺抽液，放置经皮腹腔引流管引流。④保持液体平衡，避免过量液体复苏，脱水利尿，胶体液或高渗液的应用，血液透析/超滤。⑤器官功能的支持治疗，可以应用血管加压药物等保持 APP ＞ 60mmHg；优化机械通气使肺泡复张；监测透壁（tm）气道压。

（二）临床应用

　　郭留学等为观察桃核承气汤加减治疗危重患者并发腹内高压，选取了 30 例患者，分为对照组和治疗组，对照组在积极治疗原发疾病基础上，给予必要的器官功能支持，积极控制感染，改善全身性缺血、缺氧性损害，纠正酸中毒、改善内环境及腹腔穿刺置管引流、血液净化疗法等常规治疗。治疗组在对照组基础上加用桃核承气汤（煎汤 100mL，每 8 小时 1 次，口服或胃注）。结果：桃核承气汤能有效降低腹内压，能有效降低腹内高压的炎症指标。

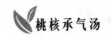

危重患者并发腹内高压（IAH）时以腹内高压、严重腹胀、呼吸窘迫、周围循环衰竭、少尿为特征，严重者导致心血管、肺、肾、腹腔内脏、腹壁和颅脑等功能障碍或衰竭。除原发疾病表现外，患者均伴心率增快、呼吸急促、白细胞增高等全身炎症反应综合征（SIRS）的表现。故临床上能否有效降低腹内压（IAP），能否有效降低 IAH 的炎症指标，直接关系到患者病情的进展及康复与否。

桃核承气汤方中大黄苦寒，功能清热凉血，活血止血，祛瘀生新；桃仁破血化瘀，亦能祛瘀生新，大黄与桃仁同用，可增强活血化瘀之功；桂枝宣通阳气，温通经脉，与大黄、桃仁合用，活血化瘀之力倍增；芒硝泻下除热，用量仅为调胃承气汤的 1/4，泻下之力轻；又甘草缓硝黄之急。因此，从药物组成、配伍可知，该方功效在于破血化瘀、祛腐生新，主治太阳病的变证，即由瘀血与邪热互结于下焦所致的蓄血证，症见发热、谵语、小便不利、少腹急结等。因此临床随症加减，灵活运用桃核承气汤，有效降低了 IAP 及 CRP（C 反应蛋白）、PCT（血小板压积）等炎症指标，改善了全身炎症反应综合征，延缓和/或终止了心血管、肺、肝、肾、脑等多器官功能障碍或衰竭，有效控制了疾病的进程，对挽救和延续患者生命起到了积极作用，临床可以将其推广。

八、深静脉血栓

（一）概述

深静脉血栓是指血液非正常地在深静脉内凝结，属于下肢静脉回流障碍性疾病。血栓形成大都发生于制动状态（尤其是骨科大手术）。致病因素有血流缓慢、静脉壁损伤和高凝状态三大因素。血栓形成后，除少数能自行消融或局限于发生部位外，大部分会扩散至整个肢体的深静脉主干，若不能及时诊断和处理，多数会演变为血栓形成后遗症，长时间影响患者的生活质量；还有一些病人可能并发肺栓塞，造成极为严重的后果。

其中最常见的是下肢深静脉血栓，下肢深静脉血栓形成（DVT）是临床常见病、多发病。DVT形成多与手术、挤压、外伤和长时间固定体位有关，也是严重影响患者正常生活和工作的疾病。血管壁损伤、血流异常、血液成分异常是DVT形成原因和易患因素。中医学并无DVT的文献记载，究其发病机制与临床特点，可属于"瘀血流注""脉痹""筋瘤""股肿"等讨论范畴。中医学认为，筋脉受损，或过食膏粱肥甘滋腻，或气机郁滞，或荣卫失和，致使瘀血、痰浊阻滞，气血运行不畅，局部筋脉络道凝滞而成。病程日久，邪气由浅入深，由气及血，由经走络，痰瘀互结，气滞湿阻，络脉痹阻所致。由于下肢深静脉血栓主要表现为"瘀血"症状，故多数医家以活血化瘀通脉为治疗大法。

（二）临床应用

任青松为观察桃核承气汤治疗产后引起的下肢深静脉血栓形成疗效，选取了58例患者，分为治疗组和对照组，两组患者入院后治疗上均给予尿激酶10万~30万U、血塞通0.5g，各入液250mL静滴，使用尿激酶期间监测凝血四项，若纤维蛋白低于2g者停用。治疗组加服桃核承气汤：桃仁、大黄、芒硝、桂枝、炙甘草。水煎取汁500mL早晚分服。身体虚弱者加太子参；湿重者加茯苓、薏苡仁、炒白术；瘀血明显者加赤芍、红

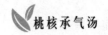

花、地龙。10 天为 1 个疗程，连续治疗 2 个疗程后评定疗效。

1. *疗效标准*　根据中国中西医结合学会周围血管疾病专业委员会 1995 年制定的疗效判定标准拟定。临床治愈：下肢浮肿明显消退或完全消退（以平面周长对比，大腿以髌骨上缘 15cm 点以上，小腿以胫骨粗隆以下 10cm 点上缘测周长），同健侧相比，周径差 <2cm，站立 20～30 分钟，行走 1500m 后无明显疼痛、沉胀感、压痛。显效：下肢浮肿明显减轻，平面周长同健侧相比 <3cm，站立 15～20min，行走 1000m 后肿胀比治疗前明显好转。进步：下肢浮肿减轻，平面周长同健侧比，较治疗前稍有好转，站立 10 分钟以内，行走 500m 后疼痛肿胀比治疗前有所改善。无效：治疗后症状与体征均无改善，或患肢水肿加剧，并发肺栓塞。

2. *治疗结果*　治疗组 58 例，临床治愈 34 例，显效 16 例，进步 4 例，无效 4 例，总有效率 93.10%；对照组 42 例，临床治愈 10 例，显效 12 例，好转 4 例，无效 16 例，总有效率 61.9%。两组总有效率比较，差异有显著性（$P < 0.01$）。

讨论：近年下肢深静脉血栓的发病率呈上升趋势，尤其发生于女性生产后。依据魏尔啸（Virchow）理论，下肢深静脉血栓形成的三大因素为：血液高凝状态、血流滞缓和血管壁损伤。产后机体处于高凝状态，加之长时间卧床活动量减少，最易出现下肢深静脉血栓形成。本病属中医学的"脉痹""瘀血""瘀血流注""肿胀"等范畴。依据患肢肿胀、疼痛的临床表现和舌象脉象，瘀热为本病的主要病理特点，血瘀贯穿于始终。《景岳全书》记载了产后引起下肢深静脉血栓形成的病机："产后瘀血流注关节……气凝血聚为患也。"而《血证论》对产后引起下肢深静脉血栓形成有了更详细的描述，如"瘀血流注，四肢疼痛肿胀，宜化去瘀血，消利肿胀"；又曰："有瘀血肿痛者，宜消瘀血，瘀血消散，则痛肿自除。"

桃核承气汤原治疗瘀热互结、下焦蓄血证，依据中医学"同病异治，异病同治"原则，我们运用桃核承气汤治疗产后引起的下肢深静脉血栓形成，疗效满意。方中桃仁味甘性平，具活血化瘀之功；大黄为苦寒之品，气味重浊，直降下行，走而不守，能泻火凉血，逐瘀通经，有推陈致新之妙，二者配伍，泻热逐瘀，直达病所，使瘀热并除。桂枝辛甘温，和营通阳，利水下气，助大黄活血消瘀，得大黄之苦寒，则走表之力弱而直入营分，以通利血脉；大黄得桂枝辛温，则不至于直泻肠胃，而能更好地发挥活血化瘀功用。芒硝微寒，助大黄清泻下焦实热，又能软坚散结，通利瘀滞血结。甘草甘缓能补，具有益气和中之功，同时可缓和诸药峻烈之性。诸药合用，祛瘀而不伤正，寒热并用，共奏活血祛瘀、清热利水、通络调和营卫之功。服后"微利"，使蓄血去，瘀热清，肿自消。现代医学研究证明大黄有抗炎、降血脂、调整血液黏稠度作用，桂枝解热抗炎利尿，桃仁有抗凝改善血液滞缓作用，甘草有类肾上腺素、抗炎消肿和促进血栓机化的作用。故桃核承气汤治疗产后引起的下肢深静脉血栓形成，可缩短疗程，减少抗栓药物剂量，避免了运用大剂量溶栓药物引起出血的危险。

（三）医案精选

患者，女，70 岁。因胃痛收住本院，患者既往有慢性胃炎史10 年。查体：T 36.2℃，P 72 次/分，R 18 次/分，BP 100～170mmHg，心、肺（－），腹平软，上腹部压痛，无反跳痛，双下肢不肿。查血、尿分析：正常，大便常规：正常，潜血（－）。

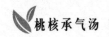

胃镜提示：慢性浅表性胃炎。入院诊断为慢性浅表性胃炎，经给予抑酸等治疗，症状明显好转。1周后出现左下肢膝关节以下肿胀，触之皮温稍高于右侧，局部皮肤不红，纳眠可，二便调，舌质暗，苔薄腻微黄，脉沉。经查下肢动静脉彩超后诊断为左下肢深静脉血栓形成。查凝血四项：正常，故加用低分子肝素钠4000IU，日2次，皮下注射。同时给予桃核承气汤加减外敷，药物组成：桂枝15g、桃仁15g、红花15g、赤芍15g、大黄100g、芒硝100g、生甘草6g，水煎，日3次，外敷，经治疗10天，左下肢肿胀基本消失。复查下肢静脉彩超提示，部分再通。因患者不愿继续住院治疗，故嘱其回家后继续中药外敷，并给予抗凝剂口服。1个月后再次见到患者家属，问起病情时，回答说患者唯走路太多时下肢稍肿。

按：桃核承气汤出自《伤寒论》第106条："太阳病不解，热结膀胱，其人如狂，血自下，下者愈。其外不解者，尚未可攻，当先解其外。外解已，但少腹急结者，乃可攻之，宜桃核承气汤。"方由桃仁、大黄、桂枝、芒硝、甘草组成，主治证为由瘀血和邪热结于下焦所致的蓄血证。本病人之所以选此方加减，是因为该患者左下肢深静脉血栓形成存在瘀血且局部触之皮温较对侧高，可见为血瘀所为之郁热、瘀热并见，可见为桃核承气汤证。但本患者瘀大于热，故加红花、赤芍加强活血祛瘀之功效，本方是在桃核承气汤基础上加红花、赤芍而成。方中大黄泻热逐瘀，引败血下泄；桂枝通利血脉，温经化气；桃仁助桂枝活血化瘀，芒硝助大黄泻热软坚；赤芍入肝经，行肝血，散肝瘀，且清热凉血；红花活血化瘀；生甘草清热解毒，缓急止痛，调和诸药。组方后大黄、芒硝得桂枝寒下不凉遏，桂枝得大黄、芒硝温通不助热，构成寒温并用、疏泄兼施之良剂。考虑到患者年龄较大，全身热象不明显且无大便干结，给其口服恐其不能耐受，故改外用，不致伤其阳气，且局部用药可直达病所。

九、动脉硬化闭塞

动脉硬化性闭塞症（ASO）是全身性动脉粥样硬化在肢体的局部表现，是全身性动脉内膜及其中层呈退行性、增生性改变，使血管壁变硬、缩小、失去弹性，从而继发血栓形成，致使远端血流量进行性减少或中断。以 45 岁以上男性多见，男女之比 8∶1，四肢动脉均可发病，但以下肢多见，常侵犯股浅动脉，其次是腹主动脉下 1/3 处，包括腹主动脉分叉处和髂总动脉及动脉近端。远侧端血管受累以胫前动脉受累较胫后动脉为多。故下肢发病率高于上肢，且病情较重。近 10 多年来，随着中国人民生活水平的不断提高和饮食结构的改变，该病的发病也随之逐年增多，已成为常见的四肢血管疾病之一。

随着年龄的提高，发病逐渐增多，60 岁以上的患者更为多见。根据中国调查报告，60 岁以上人群中动脉粥样硬化发病率达 79.9%；在尸检 50 ~ 60 岁年龄段为 77.3%，61 ~ 70 岁年龄段为 87%，70 岁以上为 100%。

（一）临床表现

1. 无症状或隐匿期　其过程长短不一，包括从较早的病理变化开始，直到动脉粥样硬化已经形成，但尚无器官或组织受累的临床表现。

2. 缺血期　症状由于血管狭窄、器官缺血而产生。

3. 坏死期　由于血管内血栓形成或管腔闭塞而产生器官组

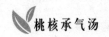

织坏死的症状。

4. *硬化期* 长期缺血，器官组织硬化（纤维化）和萎缩而引起症状。不少病人不经过坏死期而进入硬化期，而在硬化期的病人也可重新发生缺血期的表现。

5. 按受累动脉部位的不同，本病有下列类别：①主动脉及其主要分支粥样硬化。②冠状动脉粥样硬化。③脑动脉粥样硬化。④肾动脉粥样硬化。⑤肠系膜动脉粥样硬化。⑥四肢动脉粥样硬化等。临床表现主要是有关器官受累后出现的病象。

（二）临床应用

于文慧等为观察桃核承气汤对动脉硬化闭塞症家兔模拟球囊扩张术后再狭窄的预防作用。方法如下：24 只家兔造模成功后，全部进行球囊扩张术手术治疗，随机分为中药组和对照组。中药组采用桃核承气汤治疗，对照组采用同剂量的生理盐水，治疗 4 周后采集血样检测 AT－Ⅱ、ET－1、TXB_2、NO、6－K－PGF1α、CGRP 水平，与造模成功后的血液样本比较。

结果：桃核承气汤能有效提高 CGRP、NO、PGF_1α 水平（$P < 0.01$），降低 ET－1、AT－Ⅱ、TXB_2 水平（$P < 0.01$），治疗效果优于空白对照组（$P < 0.01$）。

结论：桃核承气汤对动脉硬化闭塞症家兔球囊扩张术后再狭窄有显著预防作用。

讨论：球囊扩张后再狭窄是一个复杂的病理过程，启动因素是内膜损伤，关键因素是平滑肌细胞增殖，重要环节是细胞生长因子分泌异常，整个过程复杂曲折，涉及多个病理环节。因此，只有选择具有多方面综合性调节作用的药物，才可能针对各个环节过程作出调节，取得防治再狭窄形成的效果。

　　中医学具有独特的辨证论治理论体系，中药制剂具有特殊的复方制剂系统，可集抑制平滑肌细胞增殖、防止细胞外基质堆积、抑制血小板聚集、防止血栓形成、降脂、降糖、抗过氧化损伤、保护内皮细胞、调节细胞生长因子分泌作用于一体，实现综合性调治，其优势是某种单一西药或单味中药无法比拟的。

　　动脉硬化的过程实际是动脉内皮细胞损伤、血管活性因子分泌失调，导致动脉管径持续痉挛、平滑肌细胞增生及单核细胞内皮浸润，吞噬脂质，形成泡沫细胞，并与平滑肌细胞组成粥样斑块，出现缺血性情况。一氧化氮（NO）已经被证实具有抑制血管平滑肌细胞增殖，使血管舒张，阻止血管重构等作用。ET 具有很强的收缩血管作用，ET_1 主要在血管内皮表达，ET_1 升高，损伤动脉内皮细胞功能，促进平滑肌细胞增殖，导致动脉硬化形成。降钙素基因相关肽（CGRP）是一种神经肽，由 37 个氨基酸残基组成。主要在脊神经节细胞中合成，由感觉神经末梢释放，广泛分布于体内整个循环系统。CGRP 参与多项病理、生理的调控，通过与不同的受体结合，发挥作用。与受体 -1 的结合发挥强大的舒张血管作用，被称为最强的血管舒张剂。TXB_2 的升高与 $6-K-PGF_1\alpha$ 的下降可导致自由基平衡失调，诱发中、小动脉动脉硬化，继发血栓形成，引起微循环障碍。TXA_2 与 PGI_2 能改善血小板功能，对血管提供保护的重要因子。动脉内膜细胞损伤，合成 PGI_2 减少，使 TXA2/PGI2 失调，激活血小板黏附性，增加释放 PDGF，刺激平滑肌及结缔组织增生，血管壁增厚，导致微循环障碍，其稳定代谢产物 TXB_2 和 $6-K-PGF_1\alpha$ 的检测可以间接反映此过程。本实验证实，模型组 ET-1、AT-II、TXB_2 显著提高，CGRP、NO、

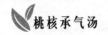

$PGF_1\alpha$ 明显降低，经过桃核承气汤治疗后，能有效提高 CGRP、NO、$PGF_1\alpha$ 水平，降低 ET－1、AT－II、TXB_2 水平，促进 $TXB_2/6$－K－$PGF_1\alpha$、ET－1/NO 的平衡，治疗效果优于空白对照组。

术后再狭窄的中医病机为气阴两虚、血瘀痰阻，因此益气养阴、活血祛瘀、化痰通脉为基本治则。桃核承气汤组成中，通经散瘀药有桂枝，泻热软坚祛瘀药有大黄、芒硝，活血化瘀药有桃仁，益气药有甘草。方中大黄与芒硝相须配伍，泻热祛瘀；桃仁与桂枝相使配伍，破血通经；桃仁与大黄、芒硝相使配伍，桃仁助大黄、芒硝软坚祛瘀，大黄、芒硝助桃仁破血化瘀。桃仁与甘草相反相使配伍，相反者，补泻同用，桃仁破血，甘草益气；相使者，益气帅血行瘀。方药相互为用，以奏泻热祛瘀、通经益气之效。

中医药在解决球囊扩张术后再狭窄方面有良好的前景，但目前对复方的研究较少，相对滞后，今后应采用整体造模的方法，从细胞、分子、基因水平多方面，由浅入深，分层次，利用现代化的先进方法深入研究中药复方的作用，阐明球囊扩张术后再狭窄发病机制的各个病理生理过程，今后可能会在这一研究领域取得重大进展。

十、肠梗阻

任何原因引起的肠内容物通过障碍统称肠梗阻。它是常见的外科急腹症之一。有时急性肠梗阻诊断困难，病情发展快，常致患者死亡。水、电解质与酸碱平衡失调，以及患者年龄大合并心肺功能不全等常为死亡原因。

（一）临床分类

1. 临床按病因分类

（1）机械性肠梗阻临床上最常见，是由于肠内、肠壁和肠外各种不同机械性因素引起的肠内容通过障碍。

（2）动力性肠梗阻是由于肠壁肌肉运动功能失调所致，并无肠腔狭窄，又可分为麻痹性和痉挛性两种。前者是因交感神经反射性兴奋或毒素刺激肠管而失去蠕动能力，以致肠内容物不能运行；后者系肠管副交感神经过度兴奋，肠壁肌肉过度收缩所致。有时麻痹性和痉挛性可在同一患者不同肠段中并存，称为混合型动力性肠梗阻。

（3）血运性肠梗阻是由于肠系膜血管内血栓形成，血管栓塞，引起肠管血液循环障碍，导致肠蠕动功能丧失，使肠内容物停止运行。

2. 按肠壁血循环分类

（1）单纯性肠梗阻有肠梗阻存在而无肠管血循环障碍。

（2）绞窄性肠梗阻有肠梗阻存在，同时发生肠壁血循环障碍，甚至肠管缺血坏死。

3. 按肠梗阻程度分类　可分为完全性和不完全性或部分性肠梗阻。

4. 按梗阻部位分类　可分为高位小肠梗阻、低位小肠梗阻和结肠梗阻。

5. 按发病轻重缓急分类　可分为急性肠梗阻和慢性肠梗阻。

6. 闭襻型肠梗阻　是指一段肠襻两端均受压且不通畅者，此种类型的肠梗阻最容易发生肠壁坏死和穿孔。

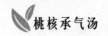

肠梗阻的分类是从不同角度来考虑的，但并不是绝对孤立的。如肠扭转可既是机械性、完全性，也是绞窄性、闭襻性。不同类型的肠梗阻在一定条件下可以转化，如单纯性肠梗阻治疗不及时，可发展为绞窄性肠梗阻。机械性肠梗阻近端肠管扩张，最后也可发展为麻痹性肠梗阻。不完全性肠梗阻时，由于炎症、水肿或治疗不及时，也可发展成完全性肠梗阻。

（二）诊断

1. 粘连性肠梗阻

（1）以往有慢性梗阻症状和多次反复急性发作的病史。

（2）多数病人有腹腔手术、创伤、出血、异物或炎性疾病史。

（3）临床症状为阵发性腹痛，伴恶心、呕吐、腹胀及停止排气排便等。

（4）全身情况　梗阻早期多无明显改变，晚期可出现体液丢失的体征。发生绞窄时可出现全身中毒症状及休克。

（5）腹部检查应注意如下情况：①有腹部手术史者可见腹壁切口瘢痕。②病人可有腹胀，且腹胀多不对称。③多数可见肠型及蠕动波。④腹部压痛在早期多不明显，随病情发展可出现明显压痛。⑤梗阻肠襻较固定时可扪及压痛性包块。⑥腹腔液增多或肠绞窄者可有腹膜刺激征或移动性浊音。⑦肠梗阻发展至肠绞窄、肠麻痹前均表现肠鸣音亢进，并可闻及气过水声或金属音。

2. 绞窄性肠梗阻

（1）腹痛为持续性剧烈腹痛，频繁阵发性加剧，无完全休止间歇，呕吐不能使腹痛腹胀缓解。

（2）呕吐出现早而且较频繁。

（3）早期即出现全身性变化，如脉率增快，体温升高，白细胞计数增高，或早期即有休克倾向。

（4）腹胀　低位小肠梗阻腹胀明显，闭襻性小肠梗阻呈不对称腹胀，可触及孤立胀大肠襻，不排气排便。

（5）连续观察　可发现体温升高、脉搏加快、血压下降、意识障碍等感染性休克表现，肠鸣音从亢进转为减弱。

（6）有明显的腹膜刺激征。

（7）呕吐物为血性，或肛门排出血性液体。

（8）腹腔穿刺为血性液体。

肠梗阻的诊断应判断：是否肠梗阻、是机械性肠梗阻还是动力学肠梗阻、单纯性肠梗阻还是绞窄性肠梗阻、是完全性肠梗阻还是不完全性肠梗阻、是什么原因引起的肠梗阻等。

一般结合临床表现及相关检查多可明确诊断。由于每种类型的肠梗阻治疗手段及预后均不尽相同，故严格诊断非常重要。

（三）临床应用

吴峰等报告了桃核承气汤联合肠梗阻导管治疗粘连性肠梗阻的临床疗效。方法如下：将62例粘连性肠梗阻患者按随机数字表法分为A组、B组，每组各21例，C组20例。三组患者均采用西医保守治疗，A组加用桃核承气汤（桃仁15g、桂枝9g、生大黄（后下）15g、甘草6g、芒硝（冲）6g）联合肠梗阻导管治疗；B组采用肠梗阻导管减压法治疗；C组采用鼻胃管减压法治疗。观察两组患者临床疗效，腹痛腹胀消失时间，中转手术比率，以及白细胞计数、C - 反应蛋白（CRP）、肿瘤坏死因子 - α（TNF - α）水平。结果：治疗后A组患者腹痛、

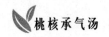

腹胀等临床症状缓解迅速，中转手术比率下降，在治疗第 5 天起白细胞计数、CRP、TNF－α 水平显著下降，与 B 组、C 组比较，差异均有统计学意义（$P < 0.05$）。结论：桃核承气汤联合肠梗阻导管治疗粘连性肠梗阻临床疗效显著。

讨论：粘连性肠梗阻发生的确切机制目前还不完全清楚。有研究表明，纤溶活性的降低对粘连的发生起着关键作用。正常的腹膜结构有纤维蛋白溶解功能，这是由一系列的相互关联的活化酶和抑制酶构成，而腹膜损伤的病理生理变化可以导致腹腔内脏器粘连。不论何种原因导致腹膜损伤引起的炎症反应，都会产生一些纤维蛋白溶解酶原活化剂抑制因子，这些抑制因子便导致了间皮的纤溶活性丧失，可以使纤维蛋白组织的粘连形成永久性的纤维粘连。

粘连性肠梗阻保守治疗中胃肠减压是非常重要的有效措施之一，梗阻近心端肠腔内容物（消化液、食糜、气体等）的积聚造成肠管容积膨胀，肠壁血供障碍，肠屏障功能受损，通透性增加，引发一系列局部和全身的病理生理变化。梗阻不能缓解，则肠腔内压力会进一步升高，甚至导致肠壁缺血、坏疽或穿孔，有效的胃肠减压可以改善此病理生理过程，促进梗阻的解除，减少后续并发症的发生。

传统的肠梗阻减压管是鼻胃管，但由于幽门括约肌的作用，鼻胃管不能有效减压小肠。鼻肠减压管是通过内镜或 X 线监视下导丝的引导等方法，将减压管通过幽门置于小肠内，由于头端螺旋的结构，减压管可在肠蠕动的作用下，逐渐到达梗阻部位的近心端，从而使鼻肠减压管更加接近梗阻的部位，因此，减压效果优于传统的鼻胃减压管。利用此种方法可以吸出梗阻以上部位的气体、液体，从而减轻腹胀症状，降低肠腔内压力，减少组织液向腹腔渗出，减轻由此而产生的内毒素吸收，并且可结合经肠导管灌注给药的方式避免外科急腹症禁食和给药的矛盾，提高经肛门注药而致吸收不佳的药效，同时还可解决患者呕吐和拒食汤药的问题。

　　粘连性肠梗阻属中医学"关格""肠结"的范畴，《灵枢·四时气》曰："饮食不下，膈塞不通，邪在胃脘。"明确指出了梗阻的发生部位在于胃肠。张锡纯在《医学衷中参西录》中亦指出："肠结系指……饮食停于肠中，结而不下作疼。"中医药在粘连性肠梗阻的治疗中一直发挥着重要的作用，中医学认为，术后肠粘连是由于中焦气滞血瘀，湿阻中焦。治疗要以通里攻下、活血化瘀为主，辅以理气开郁。其预防肠粘连的机理被总结为：①活血化瘀药具有减少炎症性渗出、改善梗阻肠管壁局部微循环、增强纤溶活性的作用。②通里攻下药具有促进肠蠕动恢复，使壁腹膜、脏腹膜之间接触时间减少，起到隔离壁、脏腹膜间接触的效果。③理气开郁药能促进肠蠕动、排气、消化食物、吸收营养以及止痛之功效。

　　桃核承气汤出自仲景《伤寒论》，主治下焦蓄血证，其中主药桃仁破血化瘀，亦能祛瘀生新，有明显抑制血小板聚集的作用，明显增加肠管壁血流量和减少血管内阻力，扩张毛细血管、改善微循环，且其强度随着桃仁剂量的增加而增强，并有润肠通便的作用。大黄有苦寒泄下、破瘀散结之功效。现代药理研究表明，大黄有抗菌消炎、活血止痛的效果，且具备退热、抗菌及保护肠黏膜之功效，可防止肠道细菌移位引发肠源性感染及肠源内毒素吸收。桂枝有宣通阳气、温通经脉的作用，与桃仁、大黄合用，活血化瘀之效倍增；芒硝泻下除热，用量仅为调胃承气汤的 1/4，泻下之力轻以防肠腔压力骤增而致肠壁

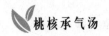

缺血坏死；佐以甘草缓硝黄之急。诸药合用共奏活血逐瘀、通腑泄热的功效，故对粘连性肠梗阻患者既能从病因上减少炎性渗出及炎症介质的释放，还可通过抑制血小板聚集而产生抑制血栓形成的作用，改善微循环，增强机体纤溶活性，从而促进胃肠道蠕动，加速肛门排气，减轻腹痛、腹胀症状。

桃核承气汤联合肠梗阻导管能明显缓解腹痛、腹胀症状，促进胃肠功能恢复，降低白细胞和 CRP、TNF－α 水平，加速病情恢复，降低中转手术概率，在粘连性肠梗阻非手术治疗中发挥重要作用。

（四）医案精选

张某，男，47 岁。2008 年 3 月 27 日首诊：糖尿病 19 年，不完全性肠梗阻 9 个月，1989 年因口干、多饮入院检查，尿常规：尿酮体（＋＋＋＋）。血糖升高，后完善相关检查，确诊为"1 型糖尿病"，1990 年开始注射胰岛素，血糖控制可。2007 年 6 月因暴食羊肉后，发生呕吐、腹痛、腹胀，大便 4 天未行，入院查 CT 示：肠管扩张。诊断为"不完全性肠梗阻"，住院治疗效果不佳，求诊。刻下症见：腹痛腹胀喜温，畏寒肢凉，呃逆呕吐时作，饮少纳差，水入即吐，自汗盗汗。大便5～6 天 1 行，便干量少而黑，矢气多，可见肠型，肠音辘辘。舌淡苔白厚，脉弦涩。予五苓散合桃核承气汤加减。茯苓 30g、川桂枝 15g、炒白术 30g、泽泻 30g、桃仁 12g、酒大黄 15g、厚朴 15g、枳实 15g、丁香 9g、郁金 9g。二诊：服上方 7 剂，大便2～3 日一行，1 日行 2～3 次，便稀，腹胀，腹痛畏寒，纳食稍增，仍呕吐阵作，脘腹怕凉，肠型显现。予大建中汤合桃核承气汤化裁：川椒 30g、干姜 15g、党参 30g、桃仁 15g、川桂枝

15g、酒大黄 15g、厚朴 30g、丁香 9g、郁金 15g。服 14 剂呕止
痛缓，连服至 30 剂便畅如常，后改上方制水丸，每次 9g，每日
2 次，服用半年善后，饮食正常，体重增加。患者病久腹痛喜
温喜按，为虚候，仍用大黄、厚朴、枳实等通腑药物。仝小林
教授指出，正是急则治标缓则治本之意，且当一蹴而就，中病
即止，故用量较大。

按： 患者以"痛、吐、胀、闭"为主症，抓住"腹痛呕
吐，畏寒肢凉"，当为中焦虚寒证。因中焦虚寒，脾运失司，
胃纳无常，而发呕吐、呃逆、水逆、纳差之证。中焦虚极，阴
寒凝滞，肠腑失运，表现的"盛候"实为"至虚"之象。患者
糖尿病已久，并发肠梗阻，以肠腑不通为要。急则治标，以通
腑止呕为法，予桃核承气汤通腑，合五苓散健脾止呕化饮。二
诊，病虽缓，仍呕吐，考虑五苓散虽能健脾，但无散寒之功，
故改用大建中汤，治疗中焦虚寒之腹痛尤佳，切合病证。

"腹痛畏寒，呕吐"为大建中汤的主症，仲景用之治疗
"心胸中大寒痛，呕不能饮食，腹中寒"以温中补虚，降逆止
痛，本方主中阳虚衰，阴寒内盛。方中以川椒、川桂枝散寒止
痛，下气除痹，干姜、丁香温中止呕，党参补虚救本，桃仁、
酒大黄、厚朴、郁金通闭除胀。现代药房无饴糖，甚是惋惜。
有谓附子祛寒止痛，何以舍而不用？而大建中汤中参、姜亦为
附子理中的基本组方，弃用，其理在何？附子较川椒性温烈，
恐虚而不受用，此其一；川椒较附子更能下气止呕，此其二。
桃核承气汤原为治疗小便不利之下焦蓄血证，现用于肠梗阻，
因桃仁能润肠通腑，又活血以助肠道血运；桂枝温通心脉而散
寒，酒军既可通便，又可活血防滞，改辛燥之芒硝为厚朴，行
气消满，下气除胀。现代药理研究认为，该方能促进胃肠蠕动，

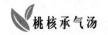

有增加肠壁血运的作用。此方以腹痛、呕吐、腹胀、大便秘结为靶，大建中汤针对腹痛呕吐，桃核承气汤针对腹胀便闭；以"中焦虚极、阴寒内盛"证为基础，以温阳散寒为法度，取大建中汤纯用辛甘之品"温建中阳"，切中病机。以"不完全性肠梗阻"疾病为参考，恐其肠壁扩张日久致血运异常，甚或压迫坏死，故予行气活血之法，达到导下及防瘀助运之双重作用，真可谓一箭双雕、面面俱到之理，为经方新用的理论根据。

根据多年经验，方中丁香和郁金相反相承。丁香行气温中，降逆止呕；郁金行气开郁散结，又能入血分而活血助行血。二者既是一对气药，行气以通腑，有枳实、厚朴、大腹皮之功，防止肠道粘连；同时又是一对血药，能活血，防止肠道梗阻坏死。"十九畏"中言二者为一对反药，其实不然，吾用之于肠梗阻，多有事半功倍之效。

桃核承气汤辨证要点：少腹急结，小便自利，神志如狂，至夜发热；以及妇女闭经因血瘀者，其舌多紫暗、脉多沉涩。《伤寒论》原用于邪在太阳不解，化热传于腑、与血结，形成瘀热互结、下焦蓄血证。《伤寒来苏集》谓："此方治女子月事不调，先期作痛，与经闭不行者最佳。"现代多用于妇科病，如盆腔瘀血综合征、痛经、闭经、多囊卵巢综合征、卵巢囊肿等；精神疾病，如精神分裂症、周期性精神病等；心脑血管疾病，如脑血管意外、脑外伤后遗症；代谢性疾病，如糖尿病、高脂血症、高尿酸血症等。现代药理研究认为，其能有效抑制血小板聚集和血栓形成，改善微循环及血运，且能促进胃肠蠕动。仝小林教授用此方治疗肠梗阻，正是取此两方面的用意，即活血与导下之用。大建中汤温阳通痹，桃核承气汤活血化瘀、通腑泻浊，两方合用于虚寒性肠梗阻患者。在肠梗阻后期的调理中，当以温阳健脾为主，以防止再次粘连。仝小林教授在治疗肠梗阻中指出，患者虽因长期饮食困扰，表现为消瘦纳少的虚象，但通腑是首要原则，当以"痛、吐、胀、闭"为治疗的靶点，以阳虚寒胜为基本病机，参考肠梗阻疾病缺血坏死、反复发作等的特点，症、证、病结合，才能达到全方位治疗的近期和远期效果。

十一、泌尿系结石

泌尿结石是泌尿系的常见病。结石可见于肾、膀胱、输尿管和尿道的任何部位，但以肾与输尿管结石为常见。临床表现因结石所在部位不同而有异。肾与输尿管结石的典型表现为肾绞痛与血尿，在结石引起绞痛发作以前，病人没有任何感觉，由于某种诱因，如剧烈运动、劳动、长途乘车等，突然出现一侧腰部剧烈的绞痛，并向下腹及会阴部放射，伴有腹胀、恶心、呕吐、程度不同的血尿；膀胱结石主要表现是排尿困难和排尿疼痛。尿石症病人的年龄高峰在 25 ~ 40 岁，女性有两个高峰，即 25 ~ 40 岁及 50 ~ 65 岁。出现第二个高峰可能与女性绝经及骨质疏松有关，2% ~ 3% 的结石病发生在 2 ~ 6 岁的儿童身上，常与尿路感染、先天畸形有关。男：女为 3.1 : 1 ~ 9.46 : 1，各地区差异较大，其中男性患上尿路结石约是女性的 1 ~ 2 倍。

本病的临床表现为发病突然，剧烈腰痛，疼痛多呈持续性或间歇性，并沿输尿管向髂窝、会阴及阴囊等处放射；出现血尿或脓尿，排尿困难或尿流中断等。草酸钙结石质硬，粗糙，不规则，常呈桑椹样，棕褐色。磷酸钙、磷酸镁铵结石易碎，表面粗糙，不规则，灰白色、黄色或棕色，在 X 线片中可见分层现象，常形成鹿角形结石。尿酸结石质硬，光滑或不规则，

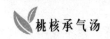

常为多发，黄或红棕色，纯尿酸结石在 X 线片中不被显示。胱氨酸结石光滑，淡黄至黄棕色，蜡样外观。

（一）桃核承气汤加味治泌尿示结石

杨顺利等报告了桃核承气汤加味治疗泌尿系结石疗效，共观察了 138 例患者，随机分为治疗组和对照组。治疗组 69 例中，男 40 例，女 29 例；平均年龄（42 ±9.6）岁；其中肾结石35 例，输尿管结石 32 例，膀胱结石 1 例，尿道口结石 1 例；对照组 69 例中，男 38 例，女 31 例；平均年龄（43.5 ±9.3）岁；其中肾结石 36 例，输尿管结石 32 例，膀胱结石 1 例。两组患者临床资料经统计学处理无明显差异（$P > 0.05$），具有可比性。两组患者中有少部分无明显症状，经 B 超检查后才发现肾结石。大部分患者有少腹拘急，腰部压痛及叩击痛，甚则痛如刀绞，坐卧不安，大汗淋漓，或伴尿出不畅、淋漓刺痛或尿中带血，排尿时突然中断，或尿中夹有砂石排出，面色青紫，舌质红苔黄，脉弦涩数等。实验室检查：尿液红细胞增多或血尿；肾功能检查基本正常。B 超检查：肾结石居多，其次是输尿管结石，膀胱结石，结石大小不一，数量不等，部位各异，最大者在 1cm 左右，小者如泥沙样。治疗组用桃核承气汤加味：桂枝 10g、桃仁 6g、芒硝 6g、生大黄 10g、金钱草 30g、石韦 10g、鸡内金 30g、海金沙 10g。血尿较重者加三七、仙鹤草；腰腹绞痛者加芍药、甘草；湿热甚者加栀子、车前草；肾气亏虚者加菟丝子、杜仲；肾阴亏虚者加生地、女贞子；气虚或病久、结石静止者加党参、黄芪。每日 1 剂，水煎，早晚分服。对照组予常规应用山莨菪碱及黄酮类平滑肌松弛药镇痛解痉，并嘱患者每天饮水 2000 ~ 3000mL，同时口服呋喃苯胺酸 20 ~ 40mg，每日 3 次。伴有尿路感染者加用抗生素，输液 7 天。两组患者均每日收集 24 小时尿液，观察有无结石排出。每次有结石排出时，即做 B 超观察结石变化的情况。治疗 1 个月后评定疗效。结果显示，治疗组总有效率为 88.31%，对照组总有效率为 59.97%。

讨论：泌尿系结石一年四季均可发病，病情轻重不一，轻者无明显症状，重者腰腹胀痛难忍，痛如刀绞，血尿，淋漓刺痛，排尿困难，严重者可出现肾积水。目前泌尿系结石的治疗以腔内和体外碎石治疗为主，但对于结石较小，无并发感染和肾积水、肾功能好、症状轻者，可通过多饮水和服用中药排石治疗。

泌尿系结石属中医学"石淋""砂淋"范畴，亦有归入"癃闭"范畴者。最早中医经典《内经》中可以见到"淋"的记载："淋者，淋沥不尽，如雨淋而下。"张仲景在《金匮要略》中认为："淋之为病，小便如粟状，小腹弦急，痛引脐中。"并把本病的病因病机归为"热在下焦"。巢元方在《诸病源候论》中认为："诸淋者，由肾虚而膀胱热故也。"他进一步指出："石淋者，淋而出石也。肾主水，水结则化为石，故肾客沙石，肾虚为热所乘。"因而本病主要与肾虚、膀胱湿热有关，临床上多以"清热利湿，化痰软坚补益脾肾，通淋排石"为基本治法，病初多为湿热实证，宜清热排石。如明代李中梓《医宗必读》中记载："石淋，清其积热，涤去砂石，则水道自利。"

笔者认为，本病总因肾虚，膀胱湿热，煎熬水液，水中杂质结而为石，故肾客砂石。但结石形成以后，湿热血瘀则成为此时尿路结石的主要病机所在。从该病临床症状亦可反证此点，

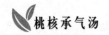

如临床上出现固定不移的腰腹刺痛、血尿等症状，皆出现在结石形成以后。我们根据此种认识，采用清热利湿活血化瘀药物治疗本病，取得了一定效果。笔者在研究《伤寒论》时发现，张仲景在膀胱蓄血证中有类似于泌尿系结石的记载，他认为："太阳病不解，热结膀胱，其人如狂，血自下，下者愈。其外不解者，尚未可攻，当先解其外。外解已，但少腹急结者，乃可攻之，宜桃核承气汤。"

结合以上认识，笔者遂以桃核承气汤加减以清热利湿活血化瘀为法治疗本病，取得满意疗效。方以桃仁活血化瘀；桂枝活血通经；大黄荡涤湿热；芒硝软坚散结；以海金沙、金钱草、鸡内金消坚化石；石韦利水通淋。血尿较重者加三七、仙鹤草，凉血活血止血；腰腹绞痛者加芍药、甘草以缓急止痛；湿热甚者加栀子、车前草以清利湿热；肾气亏虚者加菟丝子、杜仲补肾益气；肾阴亏虚者加生地、女贞子以滋养肾阴；气虚或病久、结石静止者加党参、黄芪。桃核承气汤加味治疗泌尿系结石经过数年临床验证，可明显减轻症状和提高排石效果，值得临床推广。

（二）桃核承气汤结合体外超声碎石治疗肾结石

郝玉千为观察桃核承气汤加味结合体外超声碎石治疗气滞血瘀型肾结石 40 例临床疗效。将 80 例气滞血瘀型肾结石患者随机分为两组，治疗组 40 例以桃核承气汤加味（处方：桂枝 12g、桃仁 15g、芒硝 6g、生大黄 10g、金钱草 20g、石韦 10g、鸡内金 20g、海金沙 10g、白芍 15g、甘草 6g。水煎服，每天 2 次）结合体外超声碎石治疗；对照组 40 例以西药解痉、抗感染、止痛等结合体外超声碎石治疗。结果：总有效率治疗组

92.5%，对照组 75.0%，有显著性意义（$P < 0.05$）。结论：桃核承气汤加味结合体外超声碎石治疗气滞血瘀型肾结石的临床疗效确切，且复发率低于对照组，是治疗气滞血瘀型肾结石的有效方法。

讨论： 泌尿系结石属中医学"砂淋""石淋"范畴。传统认为，本病多由下焦湿热久蕴，化火灼阴，煎熬尿液，结为砂石所致。现代医学对本病的发生原因不十分清楚，但有饱和结晶、结晶形成的促进物、晶体形成的抑制物等多种结石形成的学说。治疗上有中药保守治疗、体外碎石、手术治疗。手术损伤大，严重的会损害肾功能；单纯中药治疗对较大的结石效果较差，体外碎石对较大且质地较硬的结石也要分几次进行，那就加大了对肾脏的损伤，结石可以碎掉，但是容易复发。我们根据中医结合现代医学，对肾结石治疗采用体外超声碎石配合辨证施治中药内服使结石下行外排。一方面治疗方式损伤小，并且可以有效促进结石排出，同样具有抗感染、止血、解痉止痛的作用；另一方面减少碎石再次结晶致结石复发，缩短病程。

传统中医治疗尿路结石以清热利湿、化石通淋为主。但临床疗效观察认为，结石形成后各阶段难以用湿热下注概括，由于患者体质不同、结石部位不同，病程长短不同，配合治疗方法迥异，病机也有区别，针对具体患者应当辨证论治。多数肾结石患者，临床表现为腰腹部钝痛及胀痛，病程较长，一般伴有肾积水，单用传统的清热利水通淋法治疗，疗效较多不佳，且有增加肾盂输尿管内压，加重肾积水，恶化肾功能之嫌。据手术中观察，结石停留处的肾盂、输尿管黏膜及其周围组织在不同程度上都存在炎症、水肿、肉芽组织增生，致使结石滞留日久不能排出，病机属气滞血瘀。ESWL 术后常见的出血性并

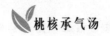

发症中血尿发生率几乎为 100%，可以是镜下血尿，也可以是肉眼血尿。其他为肾实质和肾周出血或血肿。中医学认为，"离经之血为瘀血"，碎石术后的"血尿"亦属于中医学的瘀血范围。研究表明，受伤、炎症、代谢异常和局部缺血等因素，可刺激游离窦椎神经末梢，引起痛觉感受和反射性的血管痉挛，导致局部微循环障碍及血液动力学改变。

中医学认为，"疼痛，久痛入络为瘀"。泌尿系结石患者一般病程长，结石嵌顿在人体组织局部，常损伤局部结构，引起纤维组织增生，妨碍结石的排出。结石在尿路中长期停留，尿路长期受累受压，血液循环得不到改善，导致血瘀。瘀血阻塞经络，病机亦属气滞血瘀范畴。据实验及临床观察证实，活血化瘀药具有扩张输尿管、增加输尿管蠕动频率、促进结石碎裂和溶解等作用。活血化瘀药是通淋排瘀、化浊祛石的动力，并可在不断增加尿液的情况下增强血液循环，改善局部血供不良，促使纤维组织重新吸收或肉芽组织变薄变软，从而恢复和提高机体自身功能，使肾盂压力升高，促进结石排出和积水消失。

本方以桃仁活血化瘀；桂枝活血通经；大黄清泻热邪，祛瘀生新；芒硝软坚散结，助大黄祛瘀；以海金沙、金钱草、鸡内金消坚化石；石韦利水通淋；白芍功善缓急止痛，甘草和中，缓诸药峻烈之性。现代药理研究证实，桃仁提取物有显著抑制血凝的作用，并能扩张血管，增加器官血流量，桂枝中的桂皮油成分能扩张血管，增强血液循环，改善外周循环，桃仁与桂枝配伍使用，能使血液流变学及血流动力学的异常得到改善，这是活血化瘀治疗方法的药理基础。大黄除泻下作用外，还能降低毛细血管的通透性，改善血管脆性，使血管的收缩活动增加，海金沙、金钱草、鸡内金、石韦能促进尿液量排出，直接冲击排石，间接增加输尿管蠕动。同时诸药物尚能有效地接触内脏平滑肌的痉挛，降低尿草酸钙的饱和度，减轻肾、输尿管黏膜因结石刺激所致的炎症反应。

随着外科手术对"微创"的要求越来越高，体外超声碎石治疗尿路结石以其"创伤小、恢复快"的特点越来越被大家所重视，而体外碎石术后如何有效地促进结石碎片的排出直接关系到这个治疗手段的成败，术后的中药排石就起到一个至关重要的作用，而正确的辨证施治方药将是关键所在。

十二、腰痛

腰痛古代中医文献称之为"腰腿痛""腰胯痛""痹症"。《黄帝内经》首次提出"腰痛"，认为腰痛是肾精亏虚、寒湿外邪、外伤瘀血、脏腑经络病变和情志内伤所致；隋唐医家认识更趋完善，《诸病源候论》《备急千金要方》认为，阳气虚衰、风寒侵袭、肾精亏虚、跌坠伤筋、久卧湿地可致腰痛，另外，饭后即卧、大便强努、笑多和猝然伤损亦可引起；宋、金、元涌现出大量名医名家，《三因极一病证方论》《丹溪心法》除延续《内经》中肾虚、瘀血、闪挫等病因外，认为痰饮、湿热也是重要病因；明、清医家认为，腰痛乃"真阴虚证为主，实邪较为少见"（《景岳全书》），"肾虚是根本，余者皆为标也"（《证治准绳》），"湿热岁气"（《症因脉治》），《秘传证治要诀及类方》《医宗金鉴》《四圣心源》《金匮翼》《冯氏锦囊秘录》等延续了历代医家的观点，并补充了脾湿肝郁、闪挫气滞、湿热、岁气、食积、久坐而致腰痛，及妇人童子腰痛等。近现代医家认为，气血、经络与脏腑功能失调和腰痛密切相关，腰椎间盘突出症、腰椎管狭窄症、腰椎滑脱症、脊柱结核、梨状肌

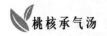

综合征、第三腰椎横突综合征、泌尿系疾患（如肾结石、肾盂肾炎等）、妇科疾患（盆腔炎、子宫盆腔瘀血等）均可引起腰痛。

（一）临床应用

周东阳报告了桃核承气汤治疗腰痛 21 例，男 3 例，女 18 例；年龄最大 48 岁，最小 17 岁；服药最多 5 剂，最少 2 剂。西医诊为慢性盆腔炎者 14 例，慢性结肠炎者 3 例，腰扭挫伤者 2 例，腰椎骨质增生者 2 例。

治疗方法：予桃核承气汤（桃仁、大黄、芒硝、桂枝、甘草）加减：伴肾虚腰痛者加牛膝、狗脊；伴带下秽浊者加黄柏、白果、萆薢；伴少腹痛者加元胡、小茴香、金铃子；因扭伤者加白芍、赤芍。

治疗结果：治愈（服药后腰痛及伴随症状消失，半年未复发）16 例；有效（服药后腰痛消失，半年内时有复发）3 例；无效（服药 5 剂以上，腰痛虽减轻，但停药易复发。2 例均系腰椎骨质增生者）2 例。

（二）医案精选

何某，女，41 岁，2005 年 6 月 25 日就诊。腰痛静卧加重，寅卯时更甚近两年。经行后期量少色紫黑，带下气秽量多，西医诊为慢性盆腔炎，经中西治疗近两年，带下减轻，经期正常，仍量少夹瘀块。刻诊：腰痛如折，甚于寅卯，活动减轻，便结，二三日一行，形胖腹大，皮下有痛性结节，舌红苔薄黄，脉弦涩。予桃核承气汤加味：桃仁 10g、桂枝 10g、大黄 10g、芒硝 10g、牛膝 20g、狗脊 30g、甘草 6g。1 剂腰痛减，便下畅，连服 4 剂，诸症消失，随访半年未复发。

（三）讨论

桃核承气汤乃峻下瘀热之剂，历代医家用之甚慎，体弱者不宜应用。笔者运用该方治疗腰痛有如下体会：①本方所治多为静卧后加重，甚于寅卯之腰痛，多见肥胖少动之女性。②该方能消除身体多余之脂肪和皮下痛性结节。③大黄、芒硝不必后下，有利于均衡发挥药效而不致大泻。④此类腰痛往往多见于长期便秘者。⑤腰痛减轻或消失后可据体质调整方药，不可过服本方。

十三、胃脘痛

胃脘痛是指以胃脘近心窝处疼痛为主症的病证。胃脘痛是临床常见病证，也是一个主要症状，常伴有上腹胀、纳呆、恶心、呕吐、嘈杂、反酸、嗳气等症状。

胃脘痛论述始见于《黄帝内经》，尚有"当心而痛""心痛"等病名。《素问·六元正纪大论》曰："木郁之发，民病胃脘当心而痛，上支两胁痛，膈咽不通，食饮不下。"《素问·至真要大论》曰："厥阴司天，风淫所胜……民病胃脘当心而痛。"《黄帝内经》对胃脘痛病因病机的论述，为后世医家研究和治疗胃脘痛奠定了基础。汉代张仲景创大建中汤、附子粳米汤、芍药甘草汤、吴茱萸汤、小建中汤和黄芪建中汤等方，为后世治疗胃脘痛的常用方。

胃脘痛可见于多种消化系统疾病，包括功能性和器质性疾病。功能性疾病以缓解症状、改善患者生活质量为目标；器质性疾病如消化性溃疡、慢性胃炎等，以缓解症状、防止疾病进展及复发为治疗目标。

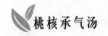

胃脘痛发病病机为"不通则痛"，治疗上多用"通"法，使脾胃纳运升降复常，气血调畅，其痛自止。如寒凝者当散寒行气；食积者当消积导滞；气滞者当疏肝理气；血瘀者当活血化瘀；久病入络者当辛润通络。胃脘痛多兼气滞，常配伍辛香理气之品，以和胃止痛为基本治法。

（一）临床应用

刘东报告了桃核承气汤治疗胃脘痛 26 例。26 例患者中，男 16 例，女 10 例；年龄最大 86 岁，最小 17 岁；病程最长 12 年，最短 15 天。胃镜或胃肠钡餐检查均排除胃部恶性肿瘤。临床表现为胃脘刺痛或绞痛，疼痛固定，日轻夜重，食欲不振，大便干燥或漆黑，口渴或漱水不欲咽，舌质红有瘀点或瘀斑、苔薄黄、脉弦涩或弦数。

治疗方法：予桃核承气汤，药用：桃仁 20g、芒硝 10g、大黄 12g（酒炒）、桂枝 10g、生甘草 5g。胃脘疼痛甚者加蒲黄 15g、五灵脂 15g、枳实 12g，以破滞行血；腹胀加槟榔 15g、厚朴 15g，以化积下气；呕吐加代赭石 20g，以重镇降逆止呕；不思饮食加木香 12g、砂仁 6g（后下）行气开胃；口渴、多饮、大便干燥加沙参 20g、石斛 15g，以养阴润燥；嗳气、呃逆加沉香 10g（后下），以降逆止呃；泛酸加海螵蛸 15g、煅瓦楞子 15g，以敛酸止痛；胸胁胀满加降香 15g、香附 20g，以疏肝理气。每日 1 剂，第 1 次加水 1200mL，取汁 300mL，第 2 次、第 3 次分别加水 1000mL，各取汁 300mL，将芒硝同 3 次所取药汁混匀后，分 3 次口服，7 天为 1 个疗程。

疗效标准：治愈：胃脘痛及其他临床症状消失；好转：胃脘痛及其他临床症状减轻；无效：胃脘痛及其他临床症状无

减轻。

治疗结果：1 个疗程治愈 5 例，2 个疗程治愈 8 例，3 个疗程治愈 12 例，无效 1 例。

（二）医案精选

贾某，男，82 岁，2003 年 11 月 21 日初诊。胃脘疼痛，呈刺痛，日轻夜重，大便干燥漆黑，不思饮食，舌红有瘀斑苔薄黄，脉弦涩。诊断为胃脘痛。辨证为瘀热互结。治以下瘀泻热，通络止痛。方用桃核承气汤。药用桃仁 20g、芒硝 10g、大黄 12g（酒炒）、桂枝 10g、木香 12g、砂仁 6g（后下）、生蒲黄 15g（布包）、五灵脂 15g、石斛 15g、沙参 20g、生甘草 5g。2 剂，第 1 次加水 1200mL，取汁 300mL，第 2 次、第 3 次分别加水 1000mL，各取汁 300mL，将芒硝同 3 次所取药汁混均后，分 3 次口服。服 2 天后胃脘疼痛明显减轻，大便通畅、色渐转黄，食欲渐增，舌质红见有瘀点苔薄黄，脉弦。上方芒硝用量减半，5 剂，煎法服法同前。服药后胃脘疼痛基本消失，大便通畅色黄，食欲恢复，舌淡红苔薄白。上方去芒硝，再服 5 剂，煎法服法同前，服药后诸症消失，随访未复发。

讨论：六淫、七情、饮食、劳倦、外伤均可致瘀血，瘀血日久化热或瘀血与外感热邪相合，形成瘀热互结。瘀热结聚于胃脘，故胃脘部疼痛。桃核承气汤方中桃仁活血化瘀，大黄（酒炒）、芒硝下瘀泻热，通络止痛，桂枝通筋活络，生甘草调和诸药。诸药合用，共奏下瘀泻热、通经活络之功，故治疗瘀热互结型胃脘痛效果较好。

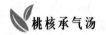

第三节　妇　科

一、痛经

痛经是指女性经期前后或行经期间出现的下腹部痉挛性疼痛，或痛引腰骶，严重时伴有恶心、呕吐、冷汗淋漓、手足厥冷等症状，是随月经周期而发作的常见妇科疾病。临床上将痛经分为两类：一类是原发性痛经，它是指生殖器官无明显器质性病变的痛经，也可以称之为功能性痛经；另一类是继发性痛经，它是由生殖器官的器质性疾病引起的，如子宫内膜异位症等。原发性痛经是妇科常见病之一，主要发生群体为青春期少女和未婚或未孕的年轻女性。我国妇女中痛经的发生率为33.1%，其中原发性痛经占53.2%，重度痛经的发生率为13.55%，不同程度地影响着患者的正常工作和生活质量。原发性痛经的病因目前尚不明确，现代医学普遍认为其与体内前列腺素、血管加压素、雌激素、催产素、钙离子等因子水平的改变有关；传统中医按症状将原发性痛经分为不同的亚型。西医临床治疗药物主要以非甾体抗炎药为主，口服避孕药、钙离子拮抗药和β受体激动药也可用来缓解症状。但这些药物都有不同程度的不良反应和临床应用局限性，且有文献报道常规治疗有20%～25%的失败率。传统中医药在治疗痛经方面有着悠久的历史，积累了丰富的经验，并以其不良反应小、有效率高的优势在痛经治疗方面日趋受到重视。

中医学将痛经归属于"经行腹痛"的范畴。古代文献中关于痛经这一概念的记载有很多，最早见于东汉张仲景的《金匮要略》。《金匮要略·妇人杂病脉症并治》云："带下，经水不利，少腹满痛，经一月再见。"隋朝巢元方《诸病源候论》云："月水来腹痛候。"清代陈莲舫的《女科秘诀大全》记为"痛经"，现代文献多沿用此病名，以上著作为研究及治疗痛经奠定了理论基础。

明朝张景岳的《景岳全书·妇人规》云："经行腹痛，证有虚实。实者或因寒滞，或因血滞，或因气滞，或因热滞；虚者有因血虚，有因气虚。"其较为全面地总结了痛经的缘由。痛经的病机不外乎虚实两端，实者主要在于寒凝、血瘀、气滞及热壅，冲任气血运行不畅，经血流通受阻致使气血运行受阻，以致"不通则痛"；虚者主要在于血虚、气虚，致使冲任、胞宫无气血以荣，以致"不荣则痛"。

对于痛经的辨证分型，多数医者根据虚、实、寒、热与血气间相互交错的联系对病因进行分型。实证主要分为气滞血瘀和寒凝血瘀，如七情（喜、怒、忧、思、悲、恐、惊）所伤，引起肝气郁结，导致气滞血瘀；经期感寒涉水，寒湿内侵胞宫，使经血凝滞无法顺畅排出即为寒凝血瘀。虚证多集中于气血虚弱、阳虚内寒和肝肾虚损。身体瘦弱，脾胃虚弱，或者刚遭遇大病者多气血虚弱，血气不足；经后冲任气血更虚，胞脉失于濡养，兼之冲任气弱，无力流通血气，则血行迟滞，因而发为痛经。杨爱萍等对原发性痛经的文献进行整理分析后发现，4048 例瘀血病例中原发性痛经占83.2%。由此认为，原发性痛经无论何种证型，病机最终皆演变为血瘀，瘀血内阻贯穿此病的整个发病过程。瘀血既是原发性痛经的病理产物，又能成为致病的原因。而桃核承气汤对于下焦蓄血所引起的痛经有较好的疗效。

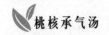

案例1 伏某,女,37岁,因"痛经、少腹胀满半年"来诊。患者自半年前开始出现痛经,月经量少,色黑如炭,少腹胀满,平素头晕,性情急躁,口渴多饮,大便干结、7~10天一行、质硬如羊屎球、量少,半年来体重下降10kg,舌淡红,苔薄白,脉沉。曾查血糖、血常规、肝肾功能、妇科B超等均未见异常。现值月经第1天。证属瘀热互结,予桃核承气汤。桃仁12g、桂枝12g、熟大黄12g、芒硝6g(后下)、炙甘草6g。3剂,1周后复诊,诉服第1剂后,痛经缓解,月经转成鲜红色,服药后第2、3天,大便畅行,头痛头晕消失,现月经已净,大便2日1行,不干,继予桂枝茯苓丸为善后。

按: 桃核承气汤由调胃承气汤加桃仁、桂枝组成,《伤寒论》原治太阳病不解,随经入腑化热,与血搏结于下焦所致之蓄血证,症见少腹急结、谵语烦渴、其人如狂等,本患者有痛经、少腹胀满、经血色黑如炭等下焦瘀血表现,又有便秘、口渴等热结表现,兼见头痛、急躁易怒等精神症状,符合桃核承气汤证病机,因此服药后,诸症消失。

案例2 周某,女,30岁,营业员。1999年7月10日诊。患者每次月经欲来之时,则少腹疼痛难忍,卧起不安,甚则周身汗出。屡经中西医治疗,缠绵不止。刻诊:少腹胀痛,按之如有结块阻塞,经来量少,色红而有血块,常感郁热,心烦,急躁,形体消瘦,肌肤甲错,舌暗红苔薄黄,脉细涩略数。辨证为瘀热阻于胞中,脉络不和。治当活血化瘀,清热散结。以桃核承气汤加味。处方:桃仁8g、桂枝12g、大黄5g、芒硝3g、炙甘草6g、通草6g、鸡血藤30g。每日1剂,水煎2次合并,分早中晚服。在月经来潮前7天服药,连服3个月,共15剂。3年后随访,经行正常,未有不适。

按：根据本例痛经之证候表现，辨为邪热与瘀结相搏所致。病变的主要方面是瘀热，故以桃核承气汤加味。方中大黄泻热逐瘀；桂枝温阳通经，兼制大黄寒凉太过；芒硝软坚散结，兼助大黄泻热；桃仁活血化瘀，兼助大黄逐瘀；加通草通利血脉，鸡血藤活血补血，甘草缓和药性、调和诸药。全方共奏活血化瘀、清热散结之功。

二、闭经

闭经是月经的缺失或异常中断，是妇产科疾病中的常见症状，影响近10%的育龄女性。原发性闭经和继发性闭经分别描述的是发生在月经初潮之前和之后的闭经。原发性闭经是指16岁第二性征已发育但无月经来潮，或14岁无第二性征发育。继发性闭经则为曾建立正常月经，在正常绝经年龄前的任何时间（除妊娠期或哺乳期）月经停止来潮超过6个月，或按原来自身的月经周期计算停经3个周期以上者。引起闭经的病因很多，且错综复杂。明确诊断闭经的病因是治疗的关键。排除妊娠期、哺乳期和绝经期的生理性闭经，成年女性病理性闭经的发生率为3%～5%，月经稀发女性闭经的发生率约11%。

（一）临床分类

1. **正常或低促性腺素性闭经** 正常或低促性腺素性闭经在继发性闭经中占66%，最常见的病因是下丘脑病变和PCOS，其中2%～5%的成年女性存在促性腺激素分泌不足或下丘脑性闭经（HA）。基因缺陷伴有嗅觉障碍的Kallmann综合征与促性腺激素释放激素（GnRH）受体基因突变不伴有嗅觉障碍的特发性低促性腺素性闭经比较少见。在HA诊断中，病史采集非

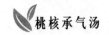

常重要，精神压力、体质量改变、营养不良和过度运动等因素与 HA 密切相关。HA 的主要病因是体质量减轻，而不是厌食症，但厌食症引起的闭经更严重。参加竞技运动的女性闭经发生率是其他女性的 3 倍，特别是长跑运动员，可利用能量低、HA 和骨质疏松是女性运动员的 3 个特点。有报道称，每周通过呕吐 1～3 次控制体质量的女中学生人数比不呕吐、月经正常的女中学生人数多 60%，进食态度试验能有效评估厌食症，是确定机体状态或体质量情况的有效工具。另外，还需要注意一些特殊体征，例如溢乳、头疼、视力改变（提示催乳素瘤或其他垂体肿瘤的可能）、甲状腺功能不全症状或其他慢性疾病症状。心理障碍和其他慢性精神障碍也可能与闭经有关。一些药物也可能引起闭经，特别是抗精神病药物和避孕药。有研究显示，正在接受抗精神病药物治疗的女性，约 50% 发生月经异常，这种抗精神病药物引发的闭经约占闭经总数的 12%。连续服用口服避孕药或使用长效孕激素的女性也容易发生闭经。HA 的诊断最终是排除性诊断，因此体格检查需排除雄激素过多症（如多毛和痤疮），这些症状提示可能存在 PCOS，但少数也可能是迟发型肾上腺增生或分泌雄激素的肿瘤，这种情况常存在男性化的表现（例如男性式的秃顶、阴蒂增大和声音的改变）。P-COS 的临床表现有月经紊乱、功能失调性子宫出血、月经稀发、闭经、高雄激素血症和不孕症等。2003 年鹿特丹会议确定 P-COS 的诊断标准：①稀发排卵和/或无排卵。②高雄激素血症或高雄激素的临床表现。③超声证实多囊卵巢（一侧或双侧卵巢有 12 个以上直径为 2～9mm 的卵泡，和/或卵巢体积大于 10mL）。以上 3 条符合 2 条即可诊断，并排除其他疾病如先天性肾上腺皮质增生、库欣综合征、分泌雄激素的肿瘤。虽然有研究显示 PCOS 月经紊乱的患者 76% 发生月经稀发，24% 发生闭经，但是 PCOS 患者的临床表现随着年龄的不同发生改变，也有许多 PCOS 高雄激素的女性也可能具有正常的月经周期。

2. **高促性腺激素性闭经**　促性腺激素水平升高标志着性腺功能不足，可能出现在女性的任何年龄，常见的病理性病因是性腺发育不全或性腺功能障碍，临床上常见的原因是卵巢衰竭。卵巢衰竭发生在 40 岁以前称为 POF，临床表现为闭经、持续性低雌激素和 FSH 升高，这影响了 0.3% ~9% 的生育女性的生育能力。不满 30 岁的女性卵巢衰竭检查染色体是非常必要的，在染色体为 XX 的个体中，性腺功能障碍常表现为卵巢衰竭。当卵巢衰竭发生在性成熟前时，临床表现为原发性闭经和不完全的乳房发育。在染色体为 XY 的个体中，因为苗勒管抑制因子和雄激素的缺乏，将会有女性的内外生殖器和性征，主要原因是单纯性性腺发育不全；但是可能具有男性生殖腺，此类具有 Y 染色体的女性促性腺肿瘤的发病率可达 25%，分为完全性和不完全性雄激素不敏感综合征，含 Y 染色体的高促性腺激素性闭经患者应该在诊断后立即手术切除性腺。另外较常见的核型异常是 45，X，这种患者表现为身材矮小、颈蹼、发际低和脆性 X 综合征。

3. **高催乳素血症性闭经**　高催乳素血症常伴随雌激素水平降低、闭经或月经稀发。闭经持续的时间、体质量的改变、毛发的生长、头痛、视力改变、鞋尺寸增加或指环尺寸增加、溢乳、肾脏疾病的病史和用药史等详细病史都非常重要。Cushing 综合征表现为体质量改变、向心性肥胖和毛发生长。鞋尺寸或指环尺寸的增加提示肢端肥大症，其主要是软组织生长的表现，包括肢端的改变，厚唇，鼻、前额突出和咬合不足等。头痛和

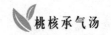

视力改变提示可能存在垂体瘤。闭经女性催乳素水平升高的发生率显著高于月经稀发女性，在高催乳素血症和不孕患者中40.33%的患者出现月经周期的紊乱（月经稀发和闭经）。轻度催乳素水平升高可能是其他器官疾病或中枢神经系统损害造成的，如先天性中脑导水管狭窄、非功能性腺瘤或其他可能改变垂体敏感性的疾病。此类非腺瘤因素导致的催乳素升高的催乳素水平常不超过200~300μg/L，高于此水平的患者普遍存在催乳素腺瘤。因此持续性高催乳素水平的患者在排除原发性甲状腺功能减退后需进行脑垂体MRI检查。高催乳素血症女性垂体瘤的发生率可达50%~60%，垂体瘤大小与催乳素水平无关。

（二）医案精选

余某，女，23岁，未婚，于1990年9月13日就诊。5个月前在田间劳作，遇雷雨骤至，周身透湿，后即停经，小腹剧痛阵作，按之有凝滞抵抗感，腹壁拘紧，伴四肢乏力，头昏，大便难，小便利，舌紫，脉沉紧。证属寒凝经脉，下焦蓄血。治宜温经散寒，活血化瘀。方用桃核承气汤加味：桃仁、酒大黄各12g，桂枝9g，甘草5g，芒硝6g，延胡索15g，香附、小茴香各10g，水煎服。服3剂后腹痛失，月事行，色紫黑有块，此后月经正常。

按：经行之际，寒邪乘虚侵袭，结于胞宫，血为寒凝，经脉不通，致使下焦蓄血而小腹拘急疼痛，经闭不行。方中桃核承气汤活血化瘀，延胡索、香附活血行气、调经止痛，桂枝、茴香辛温散寒、温通经脉。温通并举，故能病愈。

邹某，女，23岁，2009年2月24日初诊。述月经后期近4个月。初潮13岁，月经周期28~30天，5天始净。否认性生活史。尿 HCG（−），血 β−HCG 正常。体重 55kg，身高 154cm。B 超：子宫、附件无异常，子宫内膜厚约 12mm，陶氏腔少量积液。舌体大，边有齿痕，舌质红，苔薄微黄，脉沉涩。拟方：桃仁 10g、红花 10g、桂枝 6g、生大黄 6g、厚朴 10g、枳壳 10g、益母草 30g、马齿苋 30g、当归 30g、陈皮 10g、云苓 10g、法半夏 10g、川牛膝 10g、川断 10g、桑寄生 10g、甘草 6g。7 剂，每日 1 剂，水煎，早、晚各服 1 次。二诊，月经来潮，量中等，经色暗，有血块，痛经（+），原方加炒蒲黄 10g、五灵脂 10g、徐长卿 10g，又 7 剂而愈。

按： 妇女有经、带、胎、产的生理特征，其病变常导致气血、阴阳、冲任的失调，且病位在下焦肝肾，气滞血瘀之证为多，其病机与下焦蓄血颇有类同。所以对于妇产科疾病属实证者，治疗可秉承桃核承气汤方义。《伤寒论》用"蓄血"描述人体血液运行障碍的病理现象，蓄血证即指邪热与瘀血互结的证候。现代研究表明，蓄血证与血液积蓄、血流滞缓等血液循环障碍有密切联系，表现为微循环障碍、血液流变学和血流动力学异常。而活血化瘀剂可通过改善微循环、血液流变学、抗血栓形成等作用使血行畅通，瘀滞消除。药理实验证实，桃核承气汤具有降低血黏度、血胆固醇、纤维蛋白原含量和血糖的作用，并能显著扩张血管、改善微循环，这些研究揭示了桃核承气汤活血化瘀的作用和机理。

月经是指伴随卵巢周期性变化而出现的子宫内膜周期性脱落及出血。月经来潮前，子宫内膜组织出血、坏死、释放前列腺素 F2a 和内皮素 −1 等血管收缩因子，使子宫血管和肌层节律性收缩，进而导致内膜功能层迅速缺血坏死、崩解脱落。由此可推论，月经实质是子宫内膜血液流变学及血流动力学运行

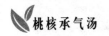

的过程，桃核承气汤活血化瘀的作用可促进子宫内膜组织微循环的改变，有利于血行畅通，可使坏死组织脱落及清除。

如上所述，桃核承气汤的基本病机是瘀热互结下焦。胞宫位于下焦，瘀热相结，可致闭经。张教授辨治闭经时十分注重"瘀""热"见症，临证必查手足心热势，观察目象，问诊口干、睡眠、情绪、二便等；辨舌注重其舌红或有瘀斑瘀点否，查脉要在查其脉沉或弦数或沉涩与否。从所治闭经病例来看，都离不开共同的病机，即"瘀热内结"。然闭经之血瘀又常因肝气郁结、气滞血瘀、冲任失调、血液阻滞于胞宫所致，瘀久便可化热，而此，张教授在临证时多于本方去芒硝而改厚朴、枳壳，又常加入牡丹皮、当归、赤药、川芎、川牛膝、益母草、马齿苋等，意在既行气活血，又散中有收，防出血太过。其中厚朴、枳壳的应用确有独到之处。《神农本草经》记载厚朴："味苦，温，主中风伤寒，头痛，寒热，惊悸，气血痹，死肌，去三虫。"《本草经读》云："厚朴，气味厚而主降，降则温而专于散，苦而专于泄。"能散则气行，能泄则血行，故可治气血痹，死肌。《本草纲目》记载厚朴可治"月水不通"，对于"月水不通"，张锡纯曰："其（厚朴）色紫而含有油质，故兼入血分，甄权谓其破宿血，古方治月闭亦有单用之者"。

现代药理研究证实，厚朴、枳壳能使胃肠平滑肌运动增强，有兴奋子宫平滑肌的作用，可使子宫收缩有力，肌张力增强，从而有利于行血止血。由于在一个月经周期内子宫内膜组织学变化有增生期、分泌期、月经期之分，所以张教授强调诊治该病时还必须做一定的临床检查。分泌期为月经周期的后半期。排卵后，卵巢内形成黄体，分泌雌激素与孕激素，能使子宫内膜继续增厚，腺体增大。尤其是在分泌晚期，此期为月经来潮前期，子宫内膜厚达 10mm，类似海绵状。临证发现桃核承气汤化裁治疗闭经要获效验，除了辨证时强调方证对应和用药注意疏肝行气导滞外，还需通过 B 超加强子宫内膜厚度的观察。通过观察，张师认为子宫内膜厚度在 7mm 以上，用该方效果更好。

三、崩漏

崩漏是指经血非时暴下不止或淋漓不尽。此病症主要发生在女性初潮后至绝经期间，是月经周期、经期、经量失去规律性和自限性而出现的妇科常见、多发、疑难急重病证。《古今医统》云："妇女崩漏，最为大病。""崩为漏之甚，漏为崩之渐。"崩与漏有出血量多少及病势急缓的不同。崩者，出血量多且势急，又称"崩中""血崩""经崩"等；漏者，出血量少且势缓，又称"漏下""血漏""经漏"等。临床常见崩与漏交替发病，故统称"崩漏"。本病相当于西医学的异常子宫出血（AUB）。国际妇产科联盟（FIGO）将 AUB 的常见病因分为以下几种类型：包括子宫内膜息肉，子宫腺肌病，子宫平滑肌瘤，子宫内膜恶变和不典型增生，全身凝血相关疾病，排卵障碍，子宫内膜局部异常，医源性，未分类等。研究发现，本病的发病原因中以子宫内膜增生尤为显著。文献研究发现，立足整体观念，对崩漏进行中医个体化辨证施治，可明显减轻患者症状，提高生活质量，从根本上改善患者机体状态，具有疗效稳定、不易复发、副作用小等优势。

崩漏的病机本质为"肾–天癸–冲任–胞宫"生殖轴不稳定，其病位在胞宫胞脉，源在冲任。"冲为血海""任为阴脉之海"，从生理功能角度来看，冲任二脉共同调节人体十二经气

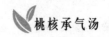

血；从病理角度来看，冲任二脉受损则易出现十二经脉失约，子宫藏泻失常而发为崩漏疾患。引起冲任损伤的原因颇多，然历代医家多从虚、热、瘀、郁来论著崩漏的病机特点。

《血证论》曰："失血何根，瘀血即其根也……女子胞中之血，每月一换，除旧生新，旧血即瘀血，此血不去，便阻化机。然既是离经之血，虽清血、鲜血，亦是瘀血。"或因经期产后余血未净，或因寒邪侵袭，寒积胞中，诸此种种皆可导致经脉瘀血停滞于内，瘀血不去，新血难安，血不归经，而发为崩漏。对此，魏少奔等认为瘀血是崩漏的主要病机之一，瘀血的形成与邪气和脏腑不调密切相关。故桃核承气汤对于血瘀型崩漏效果极佳。

案例1 刘某，女，47岁。低热1月，月经淋漓不断，经色黑，经期双下肢水肿，月经无周期，行久则下肢酸痛，休息后好转，再走又痛，头晕头痛，颈项不舒，舌淡胖，脉滑。妇科检查未见异常。辅助检查：HBG：98g/L；尿常规、肝功能、肾功能均正常；尿HCG：阴性；妇科B超：子宫内膜增厚；诊断性刮宫后将子宫内膜送病理检查示：子宫内膜增生过长。经服孕激素十余天无效。辨证：脾虚失摄、冲任虚损。治予补脾益气、固冲利水。方用固冲汤合牡蛎泽泻散化裁：白术12g、煅龙骨30g、山萸肉12g、茯苓12g、生黄芪40g、山药12g、茜草12g、海螵蛸15g、牡蛎20g、泽兰12g、泽泻12g、川芎12g、白芍12g。5剂肿消血止，偶有低热。效不更方，继用上方10剂，低热渐退。后予归脾丸、十全大补丸口服半年。一年后随访，病情未再复发。

按：此例患者病情极其复杂。患者既有崩漏又有低热、水肿，诸症杂揉。诸症根结总归于脾虚。脾虚气陷，则统摄无权，冲任失固，不能制约经血，故成崩漏；脾虚不能运化水湿，故双下肢水肿；脾胃气衰，中气下陷，虚火内生故致低热；气虚血失过多，四肢清窍失养，故头晕头痛、下肢酸痛。舌淡胖，脉滑为脾虚湿盛之征。故予以固冲汤大补中气，固摄冲任；牡蛎泽泻散渗利水湿，牡蛎泽泻散治疗"大病瘥后，从腰以下有水气者"，因体虚，故去蜀漆、葶苈子、商陆、海藻。根据《金匮要略·水气病》，此患者既有气分病又有血分病，故合当归芍药散于其中，将两者同时治疗，收到很好的疗效。

案例2 虞某，女，23岁，1991年3月29日初诊。诉其经血非时而至，量多，甚则暴崩，继而淋漓不断，2月不止，色黑有块，曾服中药治疗少效。诊见小腹胀痛拒按，舌质紫暗边见瘀点、苔薄白，脉沉涩。证属血瘀兼气滞。治宜化瘀理气止血。方选桃核承气汤加味。桃仁、香附各10g，大黄、芒硝各9g，炒灵脂15g，田七粉20g，桂枝、炙甘草各5g。水煎服，每日1剂，日服2次。服药3剂，腹痛减轻，血量见少。效不更方，又服3剂，痛消血止。后以圣愈汤加味澄源复旧，月经周期正常。

按： 崩漏色黑有块，小腹胀痛拒按，舌紫，脉涩，当属气滞血瘀，冲任不畅，胞脉阻滞，血不循经而外出。治宜通因通用，化瘀理气止血。方中桃核承气汤活血化瘀。炒五灵脂气味甘温，专入血分，既能行血止痛，又能止血。香附调血中之气，以助行瘀而止痛。田三七化瘀止血，塞流而无留瘀之弊。

历代医家把"虚、热、瘀"作为崩漏辨证的基本特征，而瘀血最为重要，乃本病的共性。《诸病源候论》云："内有瘀血，故时崩时止，淋漓不断。"瘀血阻滞胞官，官室不宁，瘀迫血流，血不循经，是形成瘀血崩漏的病理关键，而离经之血

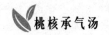

又可滞而成瘀，形成新的致病因素，以致崩漏经久不愈。明·戴元礼曰："大凡血之为患，欲出未出之际，停在腹中，即成瘀血。"冲任瘀积，血道被阻，血溢宫外，崩漏乃成。唐容川《血证论·瘀血》言："吐衄便漏，其血无不离经，……然既是离经之血，虽清血鲜血，亦是瘀血。"并称"离经之血与好血不相合是谓瘀血。""原其致病之由，……又有瘀血内阻，新血不归经而下者。"宋·陈自明《妇人大全良方》云："血崩乃经脉错乱，不循故道，淖溢妄行，一二日不止，便有结瘀之血，凝成窠臼。"清·叶天士提出崩漏"有因冲、任不能摄血……又有瘀血内阻，新血不能归经而下者"。可见出血症乃"络伤血溢"，属于"离经之血"的"瘀血"范畴，阐述了瘀血是导致崩漏的主要病机，崩漏瘀血的存在乃是各种证型所共有的特征，或脾肾虚损，气虚无力运血，血流迟缓，形成瘀血；或气虚无力统血，血溢脉外而为离经之血；或热盛伤津耗液，血液黏稠而瘀；或热盛迫血妄行而为离经之血，而离经之血，既已离经，必为败血，全无濡润之功，瘀血内停又能影响血液的正常运行。因此，无论何种原因致瘀，皆可使瘀血占据血室，壅阻脉道，导致血不归经，离经之血时瘀时流，故经血时来时止。瘀血阻络，气血运行不畅，又可再行致瘀，可见在本病发病的过程中，瘀血既是崩漏的本质，又是崩漏继发的病因，正如《备急千金要方》中所说的"瘀血占据血室，而致血不归经"导致崩漏反复发作。

"血瘀"是导致崩漏出血的重要机理。活血化瘀便是血瘀型崩漏的治疗大法，正所谓"欲致新必先推陈"。故凡治血崩，总以辨瘀血之有无、轻重为首务。具体运用则因"因"而异，因"症"而异。其治疗原则视瘀血之轻重，正气之盛衰而定。

瘀多体实者，宜攻宜破，攻多于补，药物选用红花、桃仁、牛膝、没药等。体虚血瘀者，宜行宜和，补过于攻，药宜当归、赤芍、川芎、五灵脂、蒲黄等。纯虚而瘀不显者，亦当虑其血止瘀留，独处留寇。崩漏无论有无典型瘀血症状都存在如何正确、及时果断地处理好瘀血的问题，故祛瘀活血止血、疏肝调理冲任当为较佳治法，这与现代医学对因子宫内膜增厚所致出血采用"诊断性刮宫术"治疗不谋而合。活血化瘀法为治疗功血的重要措施。目前许多医家认识到临床应用活血化瘀法不必拘泥于症状。

四、不孕症

不孕症是指婚后未避孕、有正常性生活、同居 2 年而未曾妊娠者。分为原发性不孕和继发性不孕。原发性不孕是指婚后未避孕从未妊娠者；继发性不孕是指曾有过妊娠而后未避孕连续 2 年不孕者。

（一）相关病因

不孕症的病因诊断需要通过对男女双方进行全面检查来确定，以便针对病因治疗。

女性不孕因素有：

1. 排卵障碍 常由于下丘脑－垂体－卵巢轴功能紊乱、全身性疾病、卵巢病变等导致无排卵。

2. 输卵管因素 输卵管因素是不孕症最常见的原因，如输卵管炎症、输卵管发育异常等。

3. 子宫因素 子宫发育不良、黏膜下肌瘤、特异性或非特异性子宫内膜炎症、宫腔粘连及内膜分泌反应不良等，可致孕

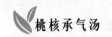

卵不能着床或着床后早期流产。

4. 宫颈因素　体内雌激素水平低下或宫颈炎症时，子宫颈黏液的性质和量发生改变，影响精子的活力和进入宫腔的数量，宫颈息肉、宫颈口狭窄等均可导致精子穿过障碍而不孕。

5. 阴道因素　先天性无阴道、阴道横隔、处女膜闭锁、各种原因引起的阴道狭窄都可能影响精子进入，严重阴道炎症缩短精子生存时间而致不孕。

6. 免疫因素　不孕妇女的宫颈黏液内产生抗精子抗体，或血清中存在透明带自身抗体都阻碍精子和卵子的正常结合。

男性不育因素有：

1. 精液异常　精液异常指无精子或精数过少，活动力减弱，形态异常。常见的原因有先天性发育异常、全身慢性消耗性疾病等。

2. 精子运送受阻　多因炎症致使输精管阻塞，阻碍精子通过。阳痿或早泄患者往往不能使精子进入阴道。

3. 免疫因素　男性体内产生对抗自身精子的抗体，或射出的精子产生自身凝集而不能穿过宫颈黏液。

4. 内分泌功能障碍　如甲状腺功能亢进、肾上腺皮质功能亢进、垂体功能减退等。

中医学认为，肾主生殖，肾－天癸－冲任－子宫轴是女性生殖轴。肝肾不足、命门火衰、寒滞胞宫，或肝肾阴亏、天癸乏源、阴虚内热、热扰胞宫，或瘀血内停、恶血内漏，或痰湿内生、闭塞胞门，均不能摄精成孕。上述病机既可独立发病，又往往脏腑、气血、经络同病。

中医学认为，不孕症致病因素有六淫七情、邪伤冲任、宿疾淹留、传遗脏腑、子宫虚冷、气旺血衰、血中伏热、脾胃虚损不能营养冲任，或有月经不调、赤白带下、经漏经崩等因素。湿热、寒凝、痰阻、瘀血等病理因素导致瘀阻胞络、脾肾两虚、肝气郁滞、冲任失调等引起脏腑经脉功能失调，其中肝肾精血不足尤为重要。中医治疗不孕症的基本大法可概括为补肾肝、健脾化痰除湿、活血化瘀、补益气血等。

（二）临床应用

高立华报告了银翘解毒汤口服联合桃核承气汤灌肠治疗输卵管梗阻性不孕症 40 例临床观察。40 例不孕症患者，年龄在 23～35（29.2±4.3）岁。已婚未育 32 例，已育 8 例。人工流产最多者为 5 次，药物流产最多者 4 次。输卵管完全性梗阻 14 例，不完全性梗阻 26 例。原发性不孕 4 例，继发性不孕 36 例。

选择病例诊断标准：婚后夫妇同居 1 年以上不孕，流产、分娩后 1 年以上不孕；经超声检查排除生殖器官肿瘤和畸形，经生殖内分泌激素检测等排除无排卵性不孕，经男方精液检查排除男性不育；妇科检查单侧或双侧附件区增厚；输卵管通水示输卵管不通或通而不畅，子宫输卵管泛影普胺造影检查示单侧或双侧输卵管梗阻。

患者主要表现为下腹一侧或双侧疼痛，且痛处固定，带下量多色黄，大便正常或便秘，舌质暗红，苔腻，脉滑数。妇科检查：阴道内可有脓性分泌物，附件区增厚，有压痛。B 超示子宫大小正常，双侧或一侧附件区不规则囊性包块，或盆腔内有积液。

治疗方法：①口服银翘解毒汤加减：金银花、连翘、蒲公英、紫花地丁各 30g，三棱、莪术各 9g，路路通 15g，蜈蚣 2 条。气血不足者，加党参、黄芪；下腹冷痛者，加小茴香、桂

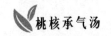

枝；腰酸痛者，加续断、桑寄生。水煎服，每日1剂，煎两次混合，早、晚分次服用；②桃核承气汤加减灌肠：取桃仁、桂枝各9g，大黄10g，芒硝、红藤各15g，败酱草30g，煎汁100mL，药液于温度38℃左右灌肠，灌肠时患者侧卧位，将8号导尿管插入直肠约15cm，用50mL针管抽取药液，缓慢注入直肠内，注完后休息半小时以上，每晚临睡前排便后灌肠，保留至次日晨，1次/天。上述治疗均于非经期进行，每一月经周期用药约20天，共3个月。结果本组治愈（输卵管通液示通畅，无阻力及溢液，无腹痛，术后无阴道流血，造影示输卵管通畅）29例，好转（输卵管通液示通而不畅，溢液及术后阴道流血较前减少，造影示输卵管由治疗前的双侧不通转为单侧不通或不通转为通而不畅）7例，无效（造影示输卵管不通）4例，总有效率90%。术后门诊随访1～1.5年宫内妊娠21例，达52.5%。

讨论：中医学认为，输卵管梗阻性不孕主要为经行产后等胞脉空虚之时，热入血室，瘀热互结，经脉阻塞所致。其多由慢性输卵管炎、盆腔炎、附件炎等盆腔感染引起输卵管挛缩，管壁变硬，增厚及多发性腔内粘连，纤维化所致。银翘解毒汤源自《疡科心得集》，具有清热解毒、行气活血、软坚散结作用。桃核承气汤源自《伤寒论》，主要用于热瘀互结证，本研究结果证实，其治疗慢性盆腔炎、输卵管炎所致输卵管梗阻性不孕效果确切，机理可能为活血化瘀、清热解毒、软坚散结，能降低毛细血管通透性，改善血液循环，减少渗出，抑制结缔组织增生，加强炎性物质的转化吸收作用。桃核承气汤通过直肠给药，一可增加盆腔局部的药物浓度，直达病所；二是药物可通过中痔静脉和下痔静脉进入下腔静脉，不经肝直接进入体循环，药物不受或少受肝脏首过作用影响，药物直接由相络属的经络上输于肺，从而输布于全身，达到治疗目的。综上所述，本组采用的治疗方法用于输卵管梗阻性不孕效果确切，值得借鉴。

（三）医案精选

陈某，女，32 岁，1989 年 7 月 19 日初诊。婚后 8 年不孕，经期错后，量少，色黑有块，经前乳房胀痛，小腹痛而拒按，舌质紫暗有瘀点，脉沉弦。经输卵管通液试验为输卵管通畅，妇科检查子宫大小正常，双合诊附件有压痛并条索状，带多色白见黄。证属血瘀胞宫。治宜活血化瘀，理气通络助孕。方选桃核承气汤加味。桃仁 12g、大黄、香附各 10g，桂枝 6g，炙甘草 5g，芒硝 9g，刘寄奴 15g，延胡索、败酱草各 20g。于月经后连服 5 剂，每日 1 剂，日服 2 次，连服 3 个月，果然气行瘀去，胞脉通畅，于 1990 年生一女婴。

按： 经前乳房胀痛，乃肝经气机不畅，气滞血亦滞，致使冲任失调，瘀血阻络，实属血积胞宫，精卵相遇受障。故选桃核承气汤以祛其下焦积血，配以行气活血通络之延胡索、香附、刘寄奴增强主方活血化瘀、行气止痛之效，败酱草化瘀消痈排脓，从而经调络通，自然受孕。

五、盆腔炎

女性盆腔生殖器官及其周围的结缔组织、盆腔腹膜发生炎症时，称为盆腔炎，包括子宫炎、输卵管卵巢炎、盆腔结缔组织炎及盆腔腹膜炎，可一处或几处同时发病，是妇女常见病之一。由于输卵管、卵巢统称附件，且输卵管发炎时常波及近邻

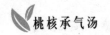

的卵巢。因此，又有附件炎之称。

临床又有急性和慢性之分，急性盆腔炎的症状特点是：其病急，病情重，可出现下腹疼痛、发烧、寒战、头痛、食欲不振等症状，检查时发现病人呈急性病容，体温高，心率快，下腹部有肌紧张，压痛及反跳痛，盆腔检查：阴道有大量的脓性分泌物，穹窿有明显触痛，子宫及双附件有压痛，反跳痛，或一侧附件增厚。慢性盆腔炎的症状特点是：其病慢，病程长，全身症状多不明显，可有低热，易感疲乏，伴下腹坠腰痛等，检查时发现，子宫常呈后位，活动受限，或粘连固定。

（一）临床表现

1. 症状　①全身症状多不明显，有时可有低热，易感疲乏，病程时间较长者，部分患者可有神经衰弱症状，如精神不振、周身不适、失眠等，当患者抵抗力差时，易有急性或亚急性发作。②慢性炎症形成的瘢痕粘连以及盆腔充血，可引起下腹部坠胀、疼痛及腰骶部酸痛，常在劳累、性交后及月经前后加剧。③由于盆腔瘀血，患者可有月经增多；卵巢功能损害时可有月经失调；输卵管粘连阻塞时可致不孕。

2. 体征　子宫常呈后位，活动受限或粘连固定，若为输卵管炎，则在子宫一侧或两侧触到增粗的输卵管，呈索条状，并有轻度压痛；若为输卵管积水或输卵管卵巢囊肿，则在盆腔一侧或两侧摸到囊性肿物，活动多受限；若为盆腔结缔组织炎时，子宫一侧或两侧有片状增厚、压痛，宫骶韧带增粗、变硬，有压痛。

（二）临床应用

1. 岳华报告了桃核承气汤联合甲硝唑治疗慢性盆腔炎，选择54例患者中年龄最小18岁，最大54岁；病程<6个月者11例，6~12个月者16例，1~2年者22例，>2年者5例。治疗方法：内服桃核承气汤加味：桃仁10g、熟军6g、桂枝6g、川楝子10g、延胡索15g、柴胡10g、蒲公英10g、芒硝8g（分2次入煎剂）、甘草6g，每日1剂，水煎分2次服。活血消炎方保留灌肠：制乳香15g、赤芍15g、柴胡15g、红藤50g。每日1剂加水500mL，煎取100mL，晚间保留灌肠。经期暂停应用。甲硝唑0.5g静脉滴注，每日2次。

（1）治疗效果　疗效标准：痊愈：临床症状全部消失，1年内无复发；好转：治疗2个疗程，临床症状基本消失，或消失后1年内仍有轻度复发；无效：治疗2个疗程后临床症状无明显改善。经上法治疗，2个疗程后痊愈45例，好转7例，无效2例，总有效率96.3%。

（2）典型案例　陈某，女性，37岁，1998年8月17日初诊。患者小腹隐痛反复发作半年余，伴带下增多，有时有秽臭，腰酸头昏，月经来潮前腹痛加重，经净则痛减，平素有性交痛，左下腹可触及条状包块，压痛明显。舌质淡紫，脉弦。妇检示子宫后倾，活动受限，宫旁组织增厚，输卵管增粗有压痛。B超示附件区外形不规则的低回声区。证属肝经郁热，脾虚生湿，湿热蕴结下焦。按上述方法治疗3日后症状明显好转，继续治疗10日后症状消失而愈，随访1年未复发。

（3）体会　慢性盆腔炎多由湿邪、气滞、血瘀等因素引起。桃核承气汤加味可通腑、化湿、行滞、活血化瘀、消壅止痛。活血消炎方之乳香、赤芍活血化瘀作用较强，与柴胡同用以疏理气机而增强活血行滞止痛，加红藤清热解毒以消内壅。药从直肠输入，使药力直达病所，配合内服药，结合甲硝唑使

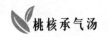

用，可提高治愈率。

2. 王历等探讨了桃核承气汤对热郁血瘀型盆腔炎大鼠免疫学、病理组织学及超微结构的影响。

（1）方法　采用混合细菌造模法制备热郁血瘀型盆腔炎大鼠模型，观测桃核承气汤对模型大鼠 TNF - α 浓度及病理形态、超微结构的影响。

（2）结果　治疗组与各对照组比较有显著性差异（$P < 0.05$）。

（3）结论　桃核承气汤对提高盆腔炎大鼠局部免疫力有一定的作用；对其受损的组织结构可能起到修复作用，并促进其代谢，恢复其正常的形态结构，进而促进细胞功能的恢复。

（4）讨论　TNF - α 是由活化的单核细胞和巨噬细胞产生的一种具有多种免疫功能的细胞因子，是细胞因子网络中的关键部分。TNF - α 具有对机体有利和有害的双重作用，一般来说，适度反应产生适量的 TNF - α 以增进机体的免疫功能，调节多种免疫细胞共同杀灭和消除入侵的致病原。反之，过度反应产生过量的 TNF - α 则产生过度的免疫反应，呈现其毒副作用。

本实验结果表明，模型组大鼠血清中 TNF - α 浓度明显高于空白组（$P < 0.05$），说明 TNF - α 参与炎症形成和发展，提示子宫内膜炎症模型复制成功；治疗组和对照组与模型组比较 TNF - α 均降低，提示桃核承气汤和妇乐冲剂都可以降低大鼠血清中 TNF - α 的浓度；治疗组与对照组相比较血清中 TNF - α 浓度亦降低，提示桃核承气汤对热郁血瘀型盆腔炎大鼠模型炎症的治疗作用可能优于妇乐冲剂。治疗组大鼠血清 TNF - α 浓度与空白组相比无显著性差异（$P > 0.05$），提示桃核承气汤治疗热郁血瘀型盆腔炎大鼠的机制可能是本方通过抑制非特异性免疫损伤及抗炎性细胞因子的作用，从而抑制外周血单核细胞和巨噬细胞分泌 TNF - α，使外周血清中 TNF - α 浓度降低；或是通过活血祛瘀泻热药物阻断某些能够促使血管直接或间接生成 TNF - α 等来实现临床疗效。提示桃核承气汤对提高慢性盆腔炎大鼠病变局部的免疫力有一定作用。

本研究光镜观察结果显示，模型组有炎症细胞浸润，可见明显的充血水肿，个别腺体有萎缩，治疗组有少量炎症细胞浸润，各层结构基本恢复正常。电镜观察结果显示：模型组可见大量溶酶体，腔面微绒毛几乎脱失，线粒体减少；治疗组有少量溶酶体存在，腔面微绒毛分布较规则，可见线粒体嵴，粗面内质网和高尔基复合体结构较清晰，细胞间连接结构清晰可见，证明慢性炎症正在趋向愈合。通过比较不难看出桃核承气汤对大鼠慢性子宫炎症的组织结构可能起到修复作用，并促进其代谢，修复受损的组织细胞，恢复其正常的形态结构，进而促进细胞功能的恢复。

（三）医案精选

陈某，女，33 岁，已婚。于 2015 年 3 月 21 日就诊。自述少腹两侧疼痛 1 年余，伴月经推迟 50 余天未至。时觉乏力，眠差，烦躁异常，大便时而干燥，经妇科相关检查双附件压痛，余未见异常。患者面色晦暗，口唇紫暗不润，舌暗苔腻，脉沉涩。证属瘀血结聚于胞宫，方以桃核承气汤加减活血化瘀通经，予桃仁 15g、熟大黄 9g、甘草 3g、芒硝 9g、桂枝 12g、香附 10g、益母草 10g、败酱草 10g。水煎服，日 1 剂。复诊：服上药 4 剂后，腹不痛，月经来潮，嘱 25 天后再服 4 剂。按上方服

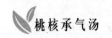

后月经又来潮，之后月经恢复正常。

桃核承气汤加减主治瘀热互结型慢性盆腔炎。桃核承气汤出自《伤寒论·辨太阳病脉证并治》，曰："太阳病不解……外解已，但少腹急结者，乃可攻之，宜桃核承气汤。"该方中桃仁、大黄、芒硝、甘草合用，可有破血下瘀泄热之效，治当因势利导、逐瘀泻热，以祛除下焦之蓄血。慢性盆腔炎患者，病久易于化瘀，瘀久不除，郁而化热，伴见带下黄浊臭秽，大便干结，舌苔黄，脉沉。腹部触诊可触及增粗的条状物件伴有压痛。在主方中加赤芍、牡丹皮以达凉血化瘀消肿之功，桂枝通经散瘀之效。

盆腔炎即为女性子宫、输卵管和卵巢及其周围结缔组织、盆腔腹膜发生的炎症，为妇科常见多发病之一，好发于已婚育龄女性。西医学认为。产后及流产后感染、经期及产褥期卫生不良、宫腔内手术操作感染等均可致病。近几年来该病发病率呈逐年上升的趋势，而慢性盆腔炎则为急性盆腔炎迁延难愈演变所致。慢性盆腔炎为西医病名，按照其症状、体征及临床表现，可归属于中医学"妇人腹痛""癥瘕""月经不调""带下病"等范畴。其主要核心病因为瘀。鉴于其为女性常见病、多发病，且反复发作、发病率逐年上升，因此对于慢性盆腔炎的治疗已日益为大众所重视。

中医学认为，冲脉为血海，任脉为阴脉之海，均起于胞中，相辅相成调节人体气血津液。妇者经行、产后，胞门未闭，血室正开，素体虚弱，风寒湿热之邪趁虚而入，邪正交争，影响冲任气血正常运行，致血瘀结于胞宫、胞脉，从而发病。再者由于患者对病情认知不足，没有及时干预，致迁延日久，耗伤气血，虚实错杂，病情反复。本病治病因素为湿、热、寒、虚、瘀，而瘀为核心治病病因。通则不痛，痛则不通，正因血流瘀滞不畅故痛。湿可致瘀，热可致瘀，寒可致瘀，虚亦可致瘀。正如《血证论》所言："一切不治之症，总由不善祛瘀之故。"慢性盆腔炎病程长，"虚"为不可轻视的前提。湿盛脾郁，脾土为木所克，湿不化而转为淫，搏结阴血，运行不畅而瘀。湿邪聚集化热，湿热久蕴，侵犯下焦胞宫，气血受阻，而致经络瘀阻，从而发病。日久正气渐衰，瘀而不化，瘀阻加重湿滞，循环往复，致使病情迁延不愈，治以清热利湿、活血化瘀补虚。寒湿二邪重浊凝滞，相互胶结，与血搏结，瘀阻冲任，而女性以血为用，血得温则通，得寒则瘀，予温经散寒补虚，活血化瘀之法，使瘀祛寒除，经脉通畅，诸症自除。病初在气，病久在血，日久气血虚弱，血于脉道中运行无力而致瘀阻。慢性盆腔炎的关键病机就在"瘀"，证型涉及湿热、虚寒、瘀热，临床以"血实者宜决之"为法，致脉道畅通，冲任胞脉气血运行无阻，诸症自除。以症为靶、以证为基、以病为参，发展和发挥经方的临床应用，使其适用于现代疾病的辨治，以提高临床疗效。

六、异位妊娠

异位妊娠（EP）是指受精卵着床于子宫体腔以外，在妇产科急腹症中以输卵管妊娠最为常见，约占 95% 以上。最近 20 余年来，EP 发生率已增加 4 倍，占所有妊娠的 1.3% ~2.0%，病死率占女性妊娠总死亡人数的 10%。

（一）临床分类

1. 输卵管妊娠指受精卵着床于输卵管部位，可将其分为以

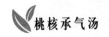

下几种类型：①陈旧性输卵管妊娠，亦称慢性异位妊娠；②输卵管残端妊娠；③早期未破裂型输卵管妊娠；④破裂型输卵管妊娠；⑤输卵管间质部妊娠；⑥输卵管壶腹部妊娠；⑦输卵管伞部妊娠；⑧非同步双侧输卵管妊娠；⑨同步双侧输卵管妊娠；⑩产型输卵管妊娠。

2. 持续性 EP。

3. 重复性 EP。

4. 宫内外同时妊娠。

5. 子宫部位 EP：①宫颈 EP；②子宫肌壁间 EP；③宫角部 EP；④子宫切除术后 EP；⑤剖宫产术后瘢痕妊娠。

6. 特殊部位 EP：①卵巢 EP；②阔韧带 EP；③腹腔 EP；④腹股沟斜疝 EP；⑤腹膜后 EP；⑥脾脏 EP；⑦肝脏 EP；⑧大网膜 EP；⑨子宫直肠窝 EP。

7. 生殖道畸形 EP：①残角子宫 EP；②双子宫一侧子宫 EP；③子宫 EP；④输卵管异常 EP（输卵管先天闭锁 EP、输卵管肌层发育差 EP、输卵管黏膜纤毛缺乏 EP、输卵管憩室或复伞 EP、输卵管蠕动异常 EP、输卵管过长 EP）。

8. 不明位置 EP。

异位妊娠，亦称宫外孕。但两者含义稍有不同，宫外孕指子宫以外的妊娠，如输卵管妊娠、卵巢妊娠、腹腔妊娠、阔韧带妊娠；异位妊娠则指孕卵位于正常着床部位之外的妊娠，还可包括宫颈妊娠、间质部妊娠及子宫残角妊娠，因此异位妊娠的名称含义更广。妇女初潮以后到绝经期以前，任何时间都有患异位妊娠的可能性，但40%发生在20~29岁的妇女。异位妊娠多见于不孕、输卵管炎或输卵管修补术后的妇女。异位妊娠中以输卵管妊娠为最常见，当输卵管因异位妊娠而破裂后，可造成急性腹腔内出血，发病急，病情重，处理不当可危及生命，是妇产科常见急腹症。若异位妊娠未经治疗，孕卵死亡与内出血的血块机化形成包块转为慢性者，称为陈旧性异位妊娠。

（二）医案精选

王某，女，41 岁，1991 年 3 月 7 日初诊。诉停经 70 天，阴道流血 25 天，兼阵发性小腹胀痛，外院诊断为宫外孕，劝其住院手术治疗，因惧怕而未允。经 B 超检查证实为子宫外孕（包块型）。治拟活血化瘀。方投桃核承气汤加味。桃仁 12g，大黄、桂枝各 6g，芒硝 9g，甘草 5g，延胡索 20g，三棱、莪术各 10g。水煎服，日 2 次。服药 10 剂后血止痛消，包块缩小，又服 10 剂后再做 B 超检查，包块消失。

按： 输卵管妊娠破损时间较长，腹腔内血液已形成血肿包块，证属下焦蓄血。故仿仲景治下焦蓄血法，用桃核承气汤活血化瘀，配三棱、莪术、延胡索行气破血，消积止痛以助主方消除癥块。

中医古籍文献中没有异位妊娠的病名记载，但按其临床表现，散见于"妊娠腹痛""停经腹痛""少腹瘀血""经漏""妊娠下血""崩漏"及"癥瘕"等病名之中。如汉代张仲景在《金匮要略·妇人妊娠病脉证并治第二十》中所谈到的"妇人有漏下者，有半产后因续下血都不绝者，有妊娠下血者，假令妊娠腹中痛，为胞阻"；宋代的《圣济总录·妇人血积气痛》中用没药丸"治妇人血气血积，坚癖血瘕，发歇攻刺疼痛，呕逆噎塞、迷闷及血盅胀满，经水不行"；明代《普济方》言："月水不行，腹为癥块……"用桂枝桃仁汤"治气郁乘血，经候顿然不行，脐腹酸痛，上攻心肋欲死"。这与输卵管妊娠破

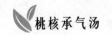

裂或流产时多数患者出现的停经，突发下腹剧痛，晕厥，或伴恶心呕吐，以及腹腔内出血等症状和体征有相似之处。中华人民共和国成立以后，中西医工作者在异位妊娠诊治领域做出了巨大贡献，从《中国医学百科全书·中医妇科学》始，中医学已通用"异位妊娠"或"宫外孕"之病名。

七、子宫内膜异位症

子宫内膜异位症是一种常见的妇科疾病，为子宫内膜组织生长在子宫腔以外引起的病症。如生长在子宫肌层、卵巢或盆腔内其他部位。这种异位的内膜在组织学上不但有内膜的腺体，且有内膜间质围绕，在功能上随雌激素水平而有明显变化，能产生少量"月经"而引起种种临床现象。

（一）临床表现

1. 痛经　渐进性痛经是子宫内膜异位症常见而突出的特征，可发生在月经前、月经时及月经后。有的痛经较重难忍，需要卧床休息或用药止痛，甚至痛得"滚炕"或撞头。疼痛常随着月经周期而加重，月经结束而消失。患有子宫内膜异位症，80%有明显的痛经症状。

2. 不孕　约有50%子宫内膜异位症患者伴有不孕；在不明原因不孕患者中，有30%~40%患子宫内膜异位症。子宫内膜异位症患者不孕，常因病变造成盆腔肿块、粘连、输卵管堵塞卵泡发育不好或排卵障碍等因素引起。

3. 月经不调　内在性子宫内膜异位症，月经量往往增多，经期延长。可能由于内膜增多所致，但多伴有卵巢功能失调。月经不调可作诊断参考，但在鉴别诊断中并无价值。

4. **性交疼痛**　发生于子宫直肠窝、阴道直肠隔的子宫内膜异位症，使周围组织肿胀而影响性生活。

5. **周期性直肠刺激症**　进行性加剧的周期性直肠刺激症罕见于其他妇科疾病，是诊断本症最有价值的证候。表现为直肠、肛门、外阴部坠胀、坠痛，里急后重感和大便次数增多。

6. **周期性膀胱刺激症**　当子宫内膜异位症病变累及膀胱腹膜反褶或侵犯膀胱肌层时，会同时出现经期尿急、尿频等症状。若病变侵犯膀胱黏膜（膀胱子宫内膜异位症）则有周期性血尿和疼痛。

（二）临床应用

黄西戎等运用桃核承气汤治疗 56 例子宫内膜异位症患者，方法：以活血祛瘀、消癥止痛为治疗原则，采用桃核承气汤为基本方，按月经周期和行经用药或加减治疗。方药组成：桃仁12g、牡丹皮 10g、赤芍 10g、当归 10g、酒大黄 10g、芒硝 10g。气滞证明显者，加香附 10g、青皮 10g；瘀血疼痛证明显者，加元胡 15g、皂角刺 12g；湿热证明显者，加黄柏 10g、苦参 10g；伴有肝肾不足证者，加女贞子 12g、桑寄生 12g、沙苑子 12g。行经前 7～10 天开始服药，经期不停药，每日 1 剂，分早、晚 2次服用，连服 2 个月，经周期为 1 个疗程，治疗最少 1 个疗程，最长 3 个疗程。结果显示，患者治疗后血浆催乳素（PRL），雌二醇（E2）含量水平均有明显下降；血液流变学指标多数有不同程度的改善，认为桃核承气汤治疗子宫内膜异位症临床疗效肯定。

讨论：子宫内膜异位症是雌激素依赖性疾病，临床上常与子宫肌瘤伴发，而很少发生在初潮前或闭经后。卵巢切除术或

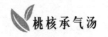

自然闭经可使以往的内膜异位病灶改善。异位的内膜组织不仅存在雌激素受体，还存在芳香化酶（细胞色素 P450 的一种，由血红蛋白和酶蛋白构成，它的作用是使 C19 雌激素向 C18 雌激素转变）。内膜细胞在局部附着、浸润需要大量的血液保证其生长；血管内皮生长因子（VEGF）、雌激素能促进内皮生长因子受体的合成，提高其敏感性，直接促进子宫内膜细胞生长。由于本病在临床表现上与肿瘤相似，病灶可增生、浸润、播散、转移等，其发生发展消退又受内分泌代谢水平的控制。在治疗方面，主要目的是改善症状，防止复发，促进生育。催乳素（prolactin，PRL）是多肽激素，在垂体中由专一的细胞分泌，月经周期中外周血 PRL 的浓度一般不超过 $21 \mu g/L$，高于此水平常导致月经失调。另外，高 PRL 者基础体温常显示卵泡期延长，黄体期缩短，孕酮水平低下，因此不容易受孕，即使受精也不容易着床。大量研究表明，子宫内膜异位症患者与高泌乳素血症有关。PRL 升高可能由于应激引起的神经内分泌功能失调，或局部病灶刺激腹腔、体腔神经传导而引起。另外国外学者发现应用多巴胺拮抗剂后，垂体 PRL 分泌增加，从而引起子宫腺肌症的发生率增高。子宫内膜异位症虽属良性病变，但却表现出细胞增生、浸润、复发等恶性行为，因此成为难治之症，也是现代医学研究的重点疾病之一。

中医学无子宫内膜异位症的病名，但根据经行腹痛、性交疼痛、月经不调、不孕、盆腔肿块等临床表现和体征，归属于"痛经""月经不调""崩漏""不孕""癥瘕"等疾病范畴。中医辨证以血瘀证居多。不少研究结果证实，血液流变学指标的异常改变能客观地反映中医血瘀证的病理实质，血液黏度增高势必造成血液运行不畅而发生瘀滞。由于本病好发于盆腔（子宫直肠凹陷、直肠阴道隔等部位），即中医所指的下焦，"离经之血"蓄积于下焦而致病，瘀血阻滞于冲任，胞宫、胞脉、气血不通而出现痛经、癥瘕、不孕、月经不调等。据此，我们确立活血祛瘀、消癥止痛为治疗原则，取桃核承气汤为基本方，方中以桃仁、牡丹皮、赤芍、当归活血化瘀；大黄、芒硝通腑祛热，攻下瘀结。临证中可根据证型的不同分别配以理气、清热、补益肝肾等药物。经临床观察，有效率可达92.8%。其方药作用机理可能是通过抑制子宫异位内膜的增长、分泌和出血，吸收和消散异位内膜及结节粘连，修复因组织纤维化而引起的瘢痕，从而使临床症状和体征得以改善。活血化瘀药不仅能促进局部血液（离经之血）的吸收，另外还可调整女性激素间的比例及生殖器局部的反应性。本观察表明，应用桃核承气汤为主治疗该病症，不仅能改善患者的痛经等症状，同时具有调经、助孕、副作用小等特点，是治疗子宫内膜异位症可供选择的有效方药。

八、产后抑郁症

产后抑郁症是指女性于产褥期出现明显的抑郁症状或典型的抑郁发作，与产后心绪不宁和产后精神病同属产褥期精神综合征。发病率在15%~30%。典型的产后抑郁症于产后6周内发生，可在3~6个月自行恢复，但严重的也可持续1~2年，再次妊娠则有20%~30%的复发率。其临床特征与其他时间抑郁发作无明显区别。

（一）临床表现

1. 情绪的改变　患者最突出的症状是持久的情绪低落，表

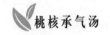

现为表情阴郁，无精打采、困倦、易流泪和哭泣。患者常用"郁郁寡欢""凄凉""沉闷""空虚""孤独"之类的词来描述自己的心情。患者经常感到心情压抑、郁闷，常因小事大发脾气。在很长一段时期内，多数时间情绪是低落的，即使其间有过几天或 1~2 周的情绪好转，但很快又陷入抑郁。尽管如此，患者抑郁程度一般并不严重，情绪反应依然存在，几句幽默解嘲的警句，能使之破涕为笑。一场轻松的谈话，能使之心情暂时好转。患者本人也能够觉察到自己情绪上的不正常，但往往将之归咎于他人或环境。

2. 自我评价降低　对婴儿健康过分焦虑；自责，担心不能照顾好婴儿；自暴自弃，自罪感；对身边的人充满敌意，与家人、丈夫关系不协调。

3. 对生活缺乏信心　不情愿喂养婴儿；觉得生活无意义；主动性降低，创造性思维受损；严重者有自杀意念或伤害婴儿的行为。

4. 躯体症状　易疲倦；入睡困难、早醒；食欲下降；性欲减退乃至完全丧失。

产后抑郁症近年来呈逐年上升趋势，国内报道为 5.45% ~ 17%。尤其是初产妇，由于缺乏对分娩的认知，没有体验过分娩和哺乳的过程，在经历分娩后，生理和心理都会产生巨大变化，加之其角色发生改变，遇到不顺心的事情及与家人观念冲突后，情绪不稳定，容易出现产后抑郁。在产后的半个月内发病者较多，产后的 1 个月症状特别明显，严重影响到产妇的身心健康。

（二）医案精选

刘某，28 岁，初诊日期：2013 年 4 月 19 日。主诉：喜悲伤欲哭、胸闷、沮丧 2 月，加重 1 周。患者于 2 月 20 日初产，行剖宫术，产下一健康男婴。产后乳汁较少，婴儿常哭闹。近 2 月来经常出现胸闷、沮丧或悲伤痛哭，曾看心理科，诊断为"产后抑郁"，予以认知疗法后无明显缓解。一周前患者因与人争吵，生气后出现胸闷、憋气加重，并有狂躁现象，情绪不能自控，伴头晕、活动后心悸、全身乏力。刻下症：善悲伤欲哭，急躁易怒，胸闷，憋气，伴头晕、全身乏力、活动后心悸，常自汗，烘热阵阵，口苦，纳差，小腹胀，大便 1～2 日一行，量少，小便调，失眠，入睡困难，睡眠浅，易惊醒。查体：小腹部硬满，有压痛，小腿肌肤甲错，舌淡暗胖大，苔薄黄，脉弦细。中医诊断：郁证，证属肝胆郁热、痰热内扰、膀胱蓄血。西医诊断：产后抑郁症。先予桃核承气汤：桃仁 12g、大黄 12g、桂枝 6g、芒硝 6g、甘草 6g。3 剂。日 1 剂，水煎分 2 次服。4 月 22 日二诊，患者诉服上方后便下大量如黑色油漆状污浊之物，便下后全身舒服，急躁易怒明显好转，心境较前平和，余症同前。遂给予柴胡加龙骨牡蛎汤合甘麦大枣汤治疗。方药：柴胡 24g、黄芩 10g、清半夏 12g、煅龙骨 15g、煅牡蛎 15g、磁石（打碎先煎）30g、酒大黄 6g、党参 30g、茯苓 18g、桂枝 10g、大枣 30g、生姜 10g、浮小麦 90g、炙甘草 10g。5 剂，水煎服。每日 1 剂，分 2 次早、晚服用。4 月 28 日患者三诊，诉服中药后，胸闷、憋气、头晕、烘热现象好转，睡眠改善。继续进原方 5 剂，诸症治愈。随访 1 个月，患者生活如常人。

按：本例患者肝气郁结，故情绪低落，反应迟钝，哭泣；肝郁化火，加之瘀血阻滞胞宫，上扰心神，故急躁易怒，甚至出现狂躁。首诊时考虑瘀血不去，则气机难以疏达，故选用桃核承气汤攻逐瘀血，兼以清热。患者狂躁，加之小腹胀满压痛，

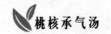

为膀胱蓄血的明证。服用后泻下如漆黑便，为瘀血得下的表现。再改用柴胡加龙骨牡蛎汤疏肝郁、清痰热、祛瘀血、镇心神，甘麦大枣汤养心安神，缓急止躁。方证相应，故效如桴鼓。

　　胡教授认为，产后抑郁症属于中医学"郁证"范畴，主要是由于产后气血虚亏，心神失养，加之情志刺激，引起肝气郁结。肝郁脾虚，痰湿内生，蒙蔽心窍，或气滞血瘀，导致抑郁。心神失养常导致抑郁。《景岳全书·郁证》曰："至若情志之郁，则总由乎心，此因郁而病也。"因心藏神，为五脏六腑之大主，产后多见气血两虚，心营不足，失于凉润宁静，不能濡养心脉则心阳过亢，故患者多表现为心烦、焦虑、容易激动。肝气郁结和郁证密切相关。《张氏医通》曰："郁证多缘于神志不伸，而气先受病。"肝主疏泄，调畅气机。肝气郁结不舒，气机升降失调，则气滞而郁。初产妇每有情志不畅，常顾忌小儿，致气结于内，可见情绪低落、胸闷、喜叹息、悲伤、沮丧等。痰湿、痰浊是抑郁的重要致病因素。悲忧伤肺，肺失肃降，肝气郁结，常导致气机升降失常，则痰从中生。痰可随行游走，所到之处，阻碍气机，郁滞不畅，化热化火，上扰神明则出现头痛、眩晕、失眠。痰阻于肺，则见胸闷气喘，呼之不畅。痰停中焦，则表现为嗳气痞满，不思饮食。瘀血与产后抑郁密不可分，内有瘀血之人易瘀而化热，常出现心烦、急躁、语言多乱，甚至行为失常之象，因郁则气滞，久必化热耗伤阴液，血脉郁滞不通，终积滞成瘀。另，产妇或因手术损伤，或因产后恶露不尽，常常导致瘀血内停。清代医家王清任对郁证中血行郁滞型则提出："平素平和，有病急躁是血瘀。"故运用癫狂梦醒汤治疗久郁之血瘀证。胡师应用经方治疗产后抑郁，若病人焦虑如狂、小腹胀满，表现为下焦蓄血证者，一般先用桃核承气汤，病情缓解后，再用柴胡加龙骨牡蛎汤合桂枝茯苓丸调理。

九、子宫腺肌症

子宫腺肌病是指子宫内膜向肌层良性浸润并在其中弥漫性生长。其特征是在子宫肌层中出现了异位的内膜和腺体，伴有其周围的肌层细胞肥大和增生。

（一）临床表现

1. 痛经　30 岁以上的妇女，出现继发性、渐进性加剧的痛经为本病的主要症状。由于子宫肌层的子宫内膜异位灶随着月经周期的变化也发生周期性的变化，使内膜异位灶发生周期性充血、水肿、出血，这些出血被肌层包裹，而肌层扩张受限，具有很大的张力，这种变化使子宫发生痉挛性收缩而发生严重的痛经。Bird 认为，痛经与内膜浸润肌层的深度有关，Ⅲ级者 83.3% 有痛经，而Ⅱ级者仅 4.3% 有痛经。同时痛经也与肌层内内膜异位灶出血的程度有关，有出血病灶往往有痛经，而无出血者痛经一般较轻。在本院统计的病例中有痛经症状者占 67.1%，其中继发性痛经者占 86.5%。

2. 月经失调　主要表现为月经量增多，经期延长，其发生原因多为：①由于肌层内有子宫内膜异位灶，不能使子宫肌层有效地收缩而致月经过多。②腺肌瘤患者一般处于高雌激素状态，常伴子宫内膜增生过长，也可致月经过多或经期延长。文献报道腺肌瘤合并子宫内膜增生过长的发生率为 25% 左右。③由于子宫增大，子宫腔面积也相应增大，因此出血量增多。据 Bird 报道，肌层受浸润的范围愈广，经量增多的发生率愈高，轻度浸润者经量增多占 23.3%，而重度患者则为 82.3%。如果

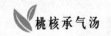

腺肌瘤合并肌瘤月经量增多则更为明显。在本院统计的病例中月经异常占 73.4%。

3. **体征** 子宫增大，呈球形，质地变硬，子宫一般不超过孕 12 周子宫大小。近月经期检查，子宫有触痛。如果病灶为局限型，子宫则呈不规则增大，结节不平。常与子宫肌瘤合并存在。月经期，由于病灶充血、水肿及出血，子宫可增大，质地变软，压痛较平时更为明显；月经期后再次妇检发现子宫有缩小。这种周期性出现的体征改变为诊断本病的重要依据之一。若合并盆腔子宫内膜异位症时，子宫增大、后倾、固定、骶骨韧带增粗或子宫陷凹处有痛性结节等。

（二）医案精选

康某，女，24 岁，公司职员，2015 年 10 月 15 日就诊。自诉痛经 3 年，痛经时每于月经第 1~5 天出现下腹疼痛，影响工作。就诊时为月经前，当时无明显下腹痛，白带稍多，舌淡暗苔薄白，脉滑。妇科检查提示子宫增大，轻压痛，双附件区无压痛，面色青白。妇科 B 超提示：子宫腺肌症。西医诊断为子宫腺肌症，中医辨证为寒湿夹瘀之痛经。治疗以温经化瘀为法，予少腹逐瘀汤加减，拟方：当归 5g、赤芍 10g、桃仁 10g、五灵脂 10g、香附 10g、肉桂 3g（焗服）、延胡索 10g、干姜 5g、茯苓 10g、三棱 10g、莪术 10g、丹参 15g、毛冬青 20g。10 剂，每日 1 剂。于经前 3 天开始至经期，服药共 10 天。煎药时以水 750mL 煎至 200mL，翻渣再煎，早晚分两次服用。2015 年 11 月复诊，服药后月经来潮时腹痛大减，后再以本方加减，处方 10 剂，嘱其服法如上。至 12 月患者复查时诉服第二次药后已无痛经，白带正常。

　　妇科痛症病因病机错综复杂，与虚、瘀、郁、痰、湿、热致病有关。单纯病因少见，常见两种、三种或多种致病因素混合致病，如肝郁气滞、气血亏虚、脾虚湿困、热郁血瘀、肾气亏虚等。在治疗方面，常用方法有理气化瘀、祛六淫之邪，调理脏腑则以疏肝补肾、安定心神为主。桂枝类方是张仲景使用最多的方剂，桂枝类方剂应用于痛证也有文献记载。经临床观察，运用桂枝类方临床治疗妇科痛证疗效满意，这与桂枝可改善微循环，调整体液免疫和细胞免疫，并有抗炎作用，以及桂枝煎剂对多种细菌有抑制作用，桂枝和肉桂内的桂皮醛有镇痛、镇静作用等。

　　讨论：桃核承气汤类加减治疗瘀热互结下焦型妇科下腹部痛，此类患者以实热证多见。多因瘀热互结，经络不通，不通则痛。患者面部特点面色晦暗，双目仍有神，动作尚敏捷，下腹胀痛，大便如羊粪状或夹稀水状，舌暗红，苔薄白，脉沉。查体：腹部胀满，腹肌紧张，腹部触诊肤温稍凉，下腹压痛及反跳痛；妇检宫颈举摆痛，子宫及附件触痛。常见于盆腔炎性疾病、子宫腺肌症合并感染等。此类患者的治疗以温经开结活血、通腑排毒清热为法，方用桃核承气汤加减。患者服药后往往大便增多，每日3～4次，排便后腹痛明显减轻。正如《伤寒论》所云："太阳病不解，热结膀胱，其人如狂，血自下，下者愈，其外不解者，尚未可攻，当先解其外。外解已，但少腹急结者，乃可攻之，宜桃核承气汤。"方中大黄配芒硝可泄热，大黄配桃仁可以化瘀，桂枝功在助下开结，诸药配伍则可清热化瘀、散结止痛。临床运用时，若见盆腔脓肿形成，则加冬瓜仁、薏苡仁、牡丹皮、赤芍以加强凉血活血、排脓消肿之力。

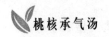

十、绝经前后诸症

绝经前后诸症相当于西医的"绝经综合征",指妇女绝经前后出现性激素波动或减少所致的一系列躯体及精神心理症状。近期表现主要为月经紊乱、血管舒缩功能不稳定及神经精神症状,远期表现为泌尿生殖功能异常、骨质疏松及心血管系统疾病等,严重影响了绝经前后女性的生活质量及身心健康。随着人们生活水平的提高及老龄化社会的加剧,绝经前后诸症被越来越多的医者关注。目前西医主要为激素替代治疗,虽疗效肯定,但子宫出血、乳房胀痛等副作用及患子宫内膜癌的风险增加,而中医治疗立足于整体观、辨证论治,可临证加减,临床疗效较显著,且毒副作用小,患者依从性及耐受性较好。

中医学认为,绝经前后诸症的主要病机以肾虚为主,常见肾阴虚、肾阳虚和肾阴阳俱虚,并可累及心、肝、脾。《素问·上古天真论》:"女子七岁,肾气盛,齿更发长……七七任脉虚,太冲脉衰少,天癸竭,地道不通,故形坏而无子也。"明确指出妇女生长、发育、衰老与肾关系密切,且肾为先天之本,内藏元阴元阳。心肾水火相济,肾精不足,肾水不能上济心火,以致心肾不交;肝肾乙癸同源,肾精不足,水不涵木,肝阳上亢;脾肾为先后天之本,互相充养,肾虚阳衰,火不暖土,则致脾肾阳虚。夏桂成提出"心-肾-子宫轴学说",认为此病病机以阴虚火旺、心肾失济为主,将绝经前后诸症分为阴虚证和偏肾阳虚证。而靳岭等从虚论治,将绝经前后诸症分为肾虚型、肝虚型和脾虚型。张光明则认为绝经前后女性因阴阳二气的不平衡造成无法适应正常的过渡阶段,将绝经前后诸症分为肝肾阴虚、阴虚火旺、虚阳上浮、心肾阳虚、心肾不交、肝郁不达、心肝火旺证。赵志丹认为肾虚为本，肝肾同源，将绝经前后诸症分为肝肾阴虚、肝郁肾虚、心肾不交、脾肾阳虚证。虽多数医家从肝肾辨证，但对阴阳虚实、气血等病性的认识尚未统一，总的来说需从肾辨证。

案例　李某，女，49 岁，因"心烦急躁，烘热汗出半年"来诊。患者半年来常感烘热汗出，心烦急躁，后背发凉，畏寒，腰酸腿软，大便干结难解，眠差多梦，已 3 月余未来月经，舌质淡红，边有齿痕，脉沉细。证属肾阴阳两虚，予地黄饮子。生地黄 12g、巴戟天 12g、山萸肉 12g、石斛 12g、麦冬 12g、五味子 6g、石菖蒲 12g、远志 6g、茯苓 15g、肉苁蓉 30g、桂枝 12g、制附片 6g（先煎）、薄荷 6g、生姜 3 片、大枣 5 个。5 剂，水煎服。半年后，偕女友数人来诊，诉上方 5 剂服完，诸症消失，迄未反复。

按：该例患者既有烘热汗出、腰酸、心烦寐差等阴虚内热之象，又有后背发凉、畏寒等阳虚之象，属典型的肾阴阳两虚证，宜用地黄饮子治疗。地黄饮子方中，地黄、山萸肉滋补肾阴，肉苁蓉、巴戟天温壮肾阳，共为君药；附子之辛热，协上药以温养真元；麦冬、石斛、五味子滋阴敛液，使阴阳相配，均为臣药；菖蒲、远志、茯苓交通心肾，开窍化痰，为佐药；少用姜枣、薄荷为引，和其营卫，均为使药。综观全方，上下并治，标本兼顾，而以治下、治本为主。对于妇女围绝经期的肾阴阳两虚证正是桴鼓相应。

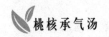
第四节 皮肤科

一、结节性痒疹

结节性痒疹是一种慢性炎症性皮肤病，好发于四肢，最多见于小腿伸侧，也可见于腰臀部，以剧痒和结节性损害为特征。初期为针帽至米粒大的丘疹，逐渐增大为绿豆至黄豆大、半球形、坚实隆起皮肤表面的丘疹与结节，顶端角化明显，呈疣状外观，表面粗糙，呈褐色或灰褐色，散在孤立，触之有坚实感。由于剧烈搔抓，发生表皮剥脱、出血及血痂。结节周围的皮肤有色素沉着或增厚，呈苔藓样变。数目不等，可少至数个或多至数十个以上，有时呈条状排列，慢性经过，可长期不愈。本病病因尚未阐明，可能与虫类叮咬、胃肠功能紊乱、内分泌障碍等因素有关。

结节性痒疹属中医学"马疥"的范畴，出自《诸病源候论·卷三十五》："马疥者，皮内隐嶙起作根墌，搔之不知痛。"其所表现出的坚硬结节、色褐或灰褐、色素沉着、病程长等特征与中医学中血瘀所致的病证相吻合。此外，"风盛则痒""治风先治血，血行风自灭"，故其所表现出的剧烈瘙痒亦与瘀血有密切联系。本病是由于多种致病因素造成了局部气血凝滞、经络阻隔形成结节而作痒。本病西医主要采用对症治疗，可暂时止痒，但对消退结节效果较差。而中医中药治疗本病则独具优势。根据中医标本兼顾、病证结合的理论，结合具体的症状，从瘀入手，采用活血散结除湿、清热活血平肝散结、活血散结祛风、重镇活血之剂取得了良好的效果。瘀阻于皮下，固定不移，形成结节，难以及时消散。瘀血日久不散可阻碍新血的生成，导致血虚，血虚不能濡养肌肤，肤失濡润，血虚生风化燥，风邪逗留肌肤，可引起皮肤粗糙、肥厚、剧烈瘙痒。中医学认为，结节性痒疹的形成主要是禀赋不耐，饮食不节，湿热内蕴，复受风邪侵扰，或蚊虫叮咬，虫毒内侵，湿热风毒相搏，结聚肌肤，日久造成局部气血凝滞、经络阻隔而发病。"久病必瘀"，皮肤病发展到一定阶段就会产生血瘀的病理变化，尤其是一些慢性、顽固性皮肤病，如结节性痒疹，所以从"瘀"论治是治疗结节性痒疹的重要方法，要把"化瘀"作为治疗结节性痒疹的根本，贯穿始终。

案例　周某，男，30 岁，1990 年 12 月 1 日初诊。患者双小腿伸侧皮损硬实，散在结节增生，呈圆顶状坚实结节，如豌豆大小，疹色紫暗，剧烈瘙痒，搔抓后出现破损、出血及血痂，皮损周围色素沉着，病延 3 个月。西医确诊为结节性痒疹，曾以中西药治疗不效。舌质暗红，脉缓。余辨证为瘀血停滞，治宜活血化瘀，方用桃核承气汤：桃仁、炒大黄各 12g，芒硝、桂枝、炙甘草各 6g 煎服。1 剂后瘙痒即止。5 剂尽，结节脱落，皮损愈合，留有色素沉着斑。再予 5 剂，巩固疗效。随访至今未复发。

按：结节性痒疹，又名结节性苔癣。本案因皮损无潮红渗液，皮损周围亦无苔癣样变，皮疹紫暗而不灰褐，故属于血瘀型，当以活血化瘀为治法。《伤寒论》桃核承气汤主治邪在太阳不解，随经入腑化热，以及血搏结于下焦所致之蓄血证，有破血下瘀之功。本案病位在下肢，其病机与桃核承气汤证相吻合，故而显效。

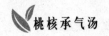

二、带状疱疹

带状疱疹是由水痘－带状疱疹病毒引起的急性感染性皮肤病。对此病毒无免疫力的儿童被感染后，发生水痘。部分患者被感染后成为带病毒者而不发生症状。由于病毒具有亲神经性，感染后可长期潜伏于脊髓神经后根神经节的神经元内，当抵抗力低下或劳累、感染、感冒时，病毒可再次生长繁殖，并沿神经纤维移至皮肤，使受侵犯的神经和皮肤产生强烈的炎症。皮疹一般有单侧性和按神经节段分布的特点，由集簇性的疱疹组成，并伴有疼痛；年龄愈大，神经痛愈重。本病好发于成人，春秋季节多见。发病率随年龄增大而呈显著上升。

（一）临床表现

1. 一般表现　发疹前可有轻度乏力、低热、纳差等全身症状，患处皮肤自觉灼热感或者神经痛，触之有明显的痛觉敏感，持续1～3天，亦可无前驱症状即发疹。好发部位依次为肋间神经、颈神经、三叉神经和腰骶神经支配区域。患处常首先出现潮红斑，很快出现粟粒至黄豆大小的丘疹，簇状分布而不融合，继之迅速变为水疱，疱壁紧张发亮，疱液澄清，外周绕以红晕，各簇水疱群间皮肤正常；皮损沿某一周围神经呈带状排列，多发生在身体的一侧，一般不超过正中线。神经痛为本病特征之一，可在发病前或伴随皮损出现，老年患者常较为剧烈。病程一般2～3周，水疱干涸、结痂脱落后留有暂时性淡红斑或色素沉着。

2. 特殊表现

（1）眼带状疱疹　系病毒侵犯三叉神经眼支，多见于老年人，疼痛剧烈，可累及角膜形成溃疡性角膜炎。

（2）耳带状疱疹 系病毒侵犯面神经及听神经所致，表现为外耳道或鼓膜疱疹。膝状神经节受累同时侵犯面神经的运动和感觉神经纤维时，可出现面瘫、耳痛及外耳道疱疹三联征，称为 Ramsay - Hunt 综合征。

（3）带状疱疹后遗神经痛 带状疱疹常伴有神经痛，在发疹前、发疹时以及皮损痊愈后均可发生，但多在皮损完全消退后或者 1 个月内消失，少数患者神经痛可持续超过 1 个月以上，称为带状疱疹后遗神经痛。

（4）其他 不典型带状疱疹与患者机体抵抗力差异有关，可表现为顿挫型（不出现皮损仅有神经痛）、不全型（仅出现红斑、丘疹而不发生水疱即消退）、大疱型、出血性、坏疽型和泛发型（同时累及 2 个以上神经节产生对侧或同侧多个区域皮损）；病毒偶可经血液播散产生广泛性水痘样疹并侵犯肺和脑等器官，称为播散型带状疱疹。

（二）医案精选

王某，女，58 岁。1991 年 9 月 28 日初诊。患者于 3 个月前，右背肋部罹患带状疱疹，经中西药物反复治疗不效。余诊见皮疹暗红，灼热刺痛，成带状分布，口苦口干，大便溏而不爽，舌质紫暗。遂按瘀血证论治，以桃核承气汤加味。桃仁、炒大黄、牡丹皮、赤芍各 12g，桂枝、芒硝、炙甘草各 6g。服药 3 剂，即获病愈。

按：本案久治不愈，瘀热阻滞经络，治宜活血化瘀，通下瘀热。方选《伤寒论》泻热逐瘀之轻剂桃核承气汤加牡丹皮、赤芍增强清热凉血、祛瘀止痛之功。

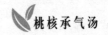

　　带状疱疹在中医古代文献中记载颇多，其病名在中医古籍中亦不尽相同。例如在隋代巢元方将本病称作"甑带疮"，其著作的《诸病源候论·甑带疮候》卷三十五中记载："甑带疮者绕腰生……状如甑带，因以为名。"元代危亦林撰《世医得效方》，在卷十九中称带状疱疹为"蛇缠疮"；明代王肯堂在《证治准绳·疡医》卷四中提出"或问绕腰生疮，累累如珠，何如？曰是明火带疮，亦名缠腰火丹。"而将本病称作缠腰火丹、明火带疮；申斗垣撰《外科启玄》卷七中称带状疱疹作"蛇窠疮""蜘蛛疮"；万全在《育婴秘诀》中则称带状疱疹作"蛇缠虎带"；李时珍撰《本草纲目》中称带状疱疹作"火带疮"；陈实功编写的《外科正宗》中称作"火丹"；清朝吴谦主编的《医宗金鉴·外科心法要诀》中称作"蛇串疮"。关于本病的病因病机与治疗方面，历代中医古籍中也多有记载。如在《诸病源候论·甑带疮候》中提出"此亦风湿搏于血气所生"。认为本病的发生与风、湿邪气密切相关，病位在气血。明代陈实功的《外科正宗》中提出："火丹者，心火妄动，三焦风热乘之。故发于肌肤之表，有干湿不同，红白之异。干者色红，形如云片，上起风粟，作痒发热，此属心、肝二经之火……湿者色多黄白，大小不等，流水作烂，又且多疼，此属脾、肺二经湿热……腰胁生之，肝火妄动，名曰缠腰火丹……"对本病的病因病机及辨证分型作了比较详细的论述。明代《疮疡验全书·火腰带毒》云："火腰带毒，受在心肝二经，热毒伤心流于膀胱不行，壅在皮肤，此是风毒也。"王肯堂的《证治准绳》则记载带状疱疹乃"心肾不交，肝火内炽，流入肌肤，缠于带脉，故如束带"。

　　综上所述，古代医家对带状疱疹的病因病机论述虽多，但均认为与风、湿、热等邪气有关，病变则涉及心、肝、脾诸脏。他们多重点强调外来邪气对带状疱疹发病的影响，然而，中医经典巨著《黄帝内经》的一些论述，使我们认识到事物的另一面，《素问·刺法论》说："正气存内，邪不可干"，《素问·评热病论》中也提出："邪之所凑，其气必虚"，而《灵枢·百病始生》中更明确提出："风雨寒热，不得虚，邪不能独伤人"。由此可见，带状疱疹的发生虽为直接感受风湿热毒等邪气而发病，但都与人体患病之时体内的正气虚弱有关。正虚是本病发生的基础与内因，感受风湿热毒邪气是发病的外因和直接因素，二者缺一不可。

三、银屑病

银屑病俗称牛皮癣，是一种慢性炎症性皮肤病，病程较长，有易复发倾向，有的病例几乎终生不愈。该病发病以青壮年为主，对患者的身体健康和精神状况影响较大。临床表现以红斑、鳞屑为主，全身均可发病，以头皮，四肢伸侧较为常见，多在冬季加重。

（一）临床分类

1. 寻常型银屑病　为最常见的一型，多急性发病。典型表现为境界清楚、形状大小不一的红斑，周围有炎性红晕。稍有浸润增厚。表面覆盖多层银白色鳞屑。鳞屑易于刮脱，刮净后为淡红发亮的半透明薄膜，刮破薄膜可见小出血点（auspitz征）。皮损好发于头部、骶部和四肢伸侧面。部分患者自觉不同程度的瘙痒。

2. 脓疱型银屑病　较少见，分泛发型和掌跖型。泛发性脓

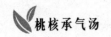

疱型银屑病是在红斑上出现群集性浅表的无菌性脓疱，部分可融合成"脓湖"。全身均可发病。以四肢屈侧和皱褶部位多见，口腔黏膜可同时受累。急性发病或突然加重时常伴有寒战、发热、关节疼痛、全身不适和白细胞计数增多等全身症状。多呈周期性发作，在缓解期往往出现寻常型银屑病皮损。掌跖脓疱病皮损局限于手足，对称发生，一般状况良好，病情顽固，反复发作。

3. 红皮病型银屑病　又称银屑病性剥脱性皮炎，是一种严重的银屑病。常因外用刺激性较强药物，长期大量应用糖皮质激素，减量过快或突然停药所致。表现为全身皮肤弥漫性潮红、肿胀和脱屑，伴有发热、畏寒、不适等全身症状，浅表淋巴结肿大，白细胞计数增高。

4. 关节病型银屑病　又称银屑病性关节炎。银屑病患者同时发生类风湿性关节炎样的关节损害，可累及全身大小关节，但以末端指（趾）节间关节病变最具特征性。受累关节红肿疼痛，关节周围皮肤也常红肿。关节症状常与皮肤症状同时加重或减轻。血液类风湿因子阴性。

本病目前尚无特效疗法，但并非不治之症。适当的对症治疗可以控制症状。由于本病是一种慢性复发性疾病，不少患者需要长期医治，而各种疗法都有一定的不良反应。主要有联合疗法、交替疗法、序贯和间歇疗法等。

（二）临床应用

吴积华报告了桃核承气汤治疗寻常型银屑病120例，分为治疗组和对照组，内服桃核承气汤，药用桃核（中药配方颗粒，所列用量为相当饮片量）10g、大黄9g、桂枝、炙甘草、芒硝各 6g。每日 1 剂，开水冲泡后分 2 次温服，1 个月为 1 个疗程，2~3 个疗程停药观察。随症加减：皮损粗糙肥厚较重者加红花 10g、三七粉 6g；病程超过半年者加乌蛇 20g、全虫 6g；舌质淡白手足发凉或喜饮热汤者，桂枝加至 15g，加制附子 10g；舌质红少苔者加赤芍、丹参各 20g。外用三七软膏（三七 30g、基质 70g、调为水包油软膏），日 2 次，皮损大者薄膜封包。对照组：迪银片，每次 5 片，每日 2 次口服；外搽复方氟疗效观察。

疗效标准依据前《标准》评定疗效。治愈：皮损完全消退，或消退 95% 以上。好转：皮损消退 50% 以上。未愈：皮损消退不足 50%。两组疗效比较：治疗组 120 例中，治愈 66 例，好转 48 例，总有效率 95%。对照组 90 例中，治愈 42 例，好转 32 例，未愈 16 例，总有效率 82%。两组总有效率比较差异有显著意义（$P<0.05$）。

讨论：本病多由素体血热，或饮食肥甘厚味，或情志内伤等脏腑蕴毒，加之外受风寒湿热等邪毒，内外合邪阻于肌肤而生。初起热毒炽盛，皮损色红，不断有新疹出现；久则热与血结经络阻隔，气血凝滞，故皮损粗糙肥厚坚硬。针对上述病机，对瘀滞肌肤证立通达血脉，化瘀泄热之法，桃核承气汤中桃仁活血化瘀，得桂枝辛温通达，则活血之力更强；大黄荡涤实热，又凉血化瘀，达泄热逐瘀之功；芒硝咸寒软坚，有助于肥厚皮损之消退；炙甘草调和诸药。诸药配伍，有桃仁、桂枝之温热，大黄、芒硝之寒凉，如此寒热并用，共奏化瘀泄热、温通经脉、软坚散结功效，紧扣瘀滞肌肤证之病机，故疗效可靠。桃核承气汤原为《伤寒论》治疗太阳病随经瘀热互结之下焦蓄血证，其主要病机为热与血结，今移花接木，用于银屑病的治疗，取

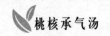

效甚捷，由是观之，经方治病，不论外感热病，或内伤杂症，只要病机相同，投之即效，故活用经方可统治百病，古人诚不我欺也。外用三七参为活血化瘀圣药，直达病所，化坚结为无有，与内服药有异曲同工之妙，如此内外合治则疗效倍增，故明显优于西药对照组。

银屑病相当于中医学上的"白疕""松皮癣"，是皮肤科常见的慢性炎症性疾病。基本损害为具有特征性的多层银白色鳞屑的丘疹或斑丘疹，病程长、易于复发。中医学认为本病病因病机与"血"关系密切。概括其病因有内因和外因两方面，内因为饮食不节或情志内伤，或禀赋不足，肝肾亏虚；外因为风寒、湿热、寒温燥毒之邪侵袭肌腠；内外合邪，搏于气血所致。其病因病机虽较复杂，但"血热""血虚""血燥"则可看作本病的基本病因。银屑病作为一种慢性终身性疾病，为久病入络，久病必瘀，血行失常，肌肤失养所致。《素问》有"血气不和，百病乃变化而生""血凝于肤者为痹"的论述；其次，患者虽然无明显全身症状，但其舌象、舌下静脉、血液流变学及微循环已显示瘀血征象，银屑病患者真皮乳头血管袢增长、大多数毛细血管走行迂曲、多数有管腔扩张、管袢顶段的管壁都增厚、所有毛细血管内皮均有内皮细胞增生。血液流变学改变主要为血黏度增加，可能系红细胞黏度增加，聚集增加，红细胞压积增高，血小板聚集比增强，血浆黏度增高及血栓形成等，提示瘀血在本病早就存在。另外，本病早期，表现为皮疹颜色鲜红，有大量鳞屑，心烦、口渴等血热症状，此时多为燥热炽盛；病久则耗伤津血，血脉涩滞，表现为皮损肥厚，颜色暗红，鳞屑不易脱落，舌质紫暗，脉涩。此即前人所说"血受热煎而成瘀"。病情反复发作，久病耗气伤阴，气为血帅，气虚则血行无力而加重瘀血。瘀血形成之后，可成为新的致病因素，导致病情进一步加重。

桃核承气汤的启迪： 目前对银屑病的治疗多从清热凉血角度出发，拘于"血热"的病机，对温药的应用较少，然而"血得热则行，得寒则凝"。本病的病理特点是瘀、热并存，过用清热药物则不利于活血，但温药不利于清热。《伤寒论》中关于瘀热互结的蓄血证的理论可给我们一定的启迪，其代表方桃核承气汤在用芒硝、大黄、桃仁泻热祛瘀的同时，使用太阳表证主药桂枝，利用其辛散温通之性，可通血脉，促进血行，与活血药配伍，可增其活血祛瘀之效。然本方本为治瘀热互结之证，其目的在于泻热逐瘀，常规治法是治热以寒，仲景于方中加入桂枝除取其温经以助活血之外，尚有防苦寒太过而血行瘀滞，不利于消散瘀血，故少佐桂枝，辛温而不助热，散血而不凉遏，在大队寒凉药中有相反相成之功，仲景制方的周密细致，由此可见一斑。

仲景在蓄血证对瘀热互结的治疗中，采用活血化瘀与清热解毒并举，再根据热、瘀轻重不同，治有所重，主次分明，对后世温病学理论发展有深远影响。清·叶天士指出"入血就恐耗血动血，直须凉血散血"，"夏月热久入血，最多蓄血一证"，《温病条辨》在治疗瘀热互结时，一方面通过活血药物以直接消散，另一方面通过清热祛邪以绝生瘀之源，同时滋阴生津以助散瘀。对瘀热互结的认识进一步加深，其应用也更为广泛与灵活。银屑病病理过程是血热→血燥→血瘀。血瘀是其病理转化的主轴，贯穿疾病的全过程。血热证的长期存在，导致瘀血的产生，瘀血日久亦可化热，加重燥热之证，两者长期存在，相互结合，形成瘀热互结的特点，使本病病情更加缠绵难愈。

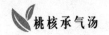

治疗当泻热与逐瘀法并用，更有利于祛邪。临床使用时可根据"瘀""热"轻重不同而灵活调节清热与祛瘀药的比例，在此基础上可适当配合辛温药的使用，防止诸药苦寒过度。故清热祛瘀法治疗银屑病，符合传统中医理论，并吸取了现代中西医研究成果，值得深入研究。

四、荨麻疹

荨麻疹俗称风疹块。是由于皮肤、黏膜小血管扩张及渗透性增加而出现的一种局限性水肿反应，通常在 2～24 小时内消退，但反复发生新的皮疹。病程迁延数日至数月。临床上较为常见。

荨麻疹的病因非常复杂，约 3/4 的患者找不到原因，特别是慢性荨麻疹。常见原因主要有：食物及食物添加剂，吸入物，感染，药物，物理因素如机械刺激、冷热、日光等，昆虫叮咬，精神因素和内分泌改变，遗传因素等。

基本损害为皮肤出现风团。常先有皮肤瘙痒，随即出现风团，呈鲜红色或苍白色、皮肤色，少数患者有水肿性红斑。风团的大小和形态不一，发作时间不定。风团逐渐蔓延，融合成片，由于真皮乳头水肿，可见表皮毛囊口向下凹陷。风团持续数分钟至数小时，少数可延长至数天后消退，不留痕迹。皮疹反复成批发生，以傍晚发作者多见。风团常泛发，亦可局限。有时合并血管性水肿，偶尔风团表面形成大疱。

部分患者可伴有恶心、呕吐、头痛、头胀、腹痛、腹泻，严重患者还可有胸闷、不适、面色苍白、心率加速、脉搏细弱、血压下降、呼吸短促等全身症状。

（一）分类及临床表现

疾病于短期内痊愈者，称为急性荨麻疹。若反复发作达每周至少两次并连续 6 周以上者称为慢性荨麻疹。除了上述普通型荨麻疹，还有以下特殊类型的荨麻疹。

1. **皮肤划痕荨麻疹/人工荨麻疹** 患者对外来较弱的机械刺激引起生理性反应增强，在皮肤上产生风团。患者在搔抓后，或在紧束的腰带、袜带等处局部起风团，瘙痒。

2. **延迟性皮肤划痕症** 皮肤划痕在刺激后 6～8 小时出现风团与红斑，风团持续 24～48 小时。迟发性皮损不只一条，沿划痕形成小段或点，损害较深或宽，甚至向两侧扩展成块。局部发热，有压痛。

3. **延迟性压力性荨麻疹** 皮疹发生于局部皮肤受压后 4～6 小时，通常持续 8～12 小时。表现为局部深在性疼痛性肿胀，发作时可伴有寒战、发热、头痛、关节痛、全身不适等症状和轻度白细胞计数增多。局部大范围肿胀似血管性水肿，易发生于掌跖和臀部，皮损发生前可有 24 小时潜伏期。

4. **胆碱能性荨麻疹** 皮疹特点为除掌跖以外发生泛发性 1～3mm 的小风团，周围有明显，其中有时可见卫星状风团，也可只见红晕或无红晕的微小稀疏风团。有时唯一的症状只是瘙痒而无风团。损害持续 30～90 分钟，或达数小时之久。大多在运动时或运动后不久发生，伴有痒感、刺感、灼感、热感或皮肤刺激感，遇热或情绪紧张后亦可诱发此病。

5. **寒冷性荨麻疹** 可分为家族性和获得性两种。前者较为罕见，为常染色体显性遗传。在受冷后半小时到 4 小时发生迟发反应，皮疹是不痒的风团，可以有青紫的中心，周围绕以苍

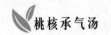

白晕，皮疹持续 24～48 小时，有烧灼感，并伴有发热、关节痛、白细胞计数增多等全身症状。后者较为常见，患者常在气温骤降时或接触冷水之后发生，数分钟内在局部发生瘙痒性的水肿和风团，多见于面部、手部，严重者其他部位也可以累及。可发生头痛、皮肤潮红、低血压、甚至昏厥。

6. 日光性荨麻疹　皮肤暴露在日光数分钟后，局部迅速出现瘙痒、红斑和风团。风团发生后约经一至数小时消退。发生皮疹的同时，可伴有畏寒、疲劳、晕厥、肠痉挛，这些症状在数小时内消失。

7. 接触性荨麻疹　其特点是皮肤接触某些变应原发生风团和红斑。可分为免疫性机制和非免疫性机制 2 类。非免疫性是由于原发性刺激物直接作用于肥大细胞释放组胺等物质而引起，几乎所有接触者均发病，不须物质致敏。而免疫性属 I 型变态反应，可检出特异性 IgE 抗体。

另外，还有热荨麻疹、运动性荨麻疹、震颤性荨麻疹、水源性荨麻疹、肾上腺素能性荨麻疹、电流性荨麻疹等更少见的类型的荨麻疹等。

（二）临床应用

曾国根用桃核承气汤治疗慢性荨麻疹 30 例。男性 12 例，女性 18 例；最大年龄 65 岁，最小年龄 25 岁。病程 6 个月至 7 年。全部病例均接受过西医及中医消风祛湿、止痒、凉血清热等治疗数月至 2 年，治疗未痊愈，经常复发。

处方： 桃仁 10g，大黄（后下）10g，桂枝 9g，甘草 6g，芒硝（冲服）9g，当归 10g，赤芍 12g。水煎服，每日 1 剂。

疗效判断标准： 无风团，无皮肤瘙痒，为痊愈；无风团，皮肤微痒，为显效；间或出现风团，略痒，为有效；风团和皮肤瘙痒均未变化，为无效。

结果： 痊愈 26 例，显效 2 例，无效 1 例，总有效率 96.7%，治愈率 86.7%。30 例患者在治疗中均未发现明显不良反应。

讨论： 荨麻疹患者常因禀赋不足，饮食起居不慎致肠胃积滞，气滞日久而化热，气滞则血瘀，气、血、瘀、热互结是本病经久难愈或愈而易发的病理所在。本病临床特征为风团色暗，大便秘结，口干，口苦或口臭，反复发作，瘙痒难忍，舌质偏暗或边有瘀点，且大便秘结与风团发作次数和程度有密切关系。治疗当以泻热、活血化瘀为主要手段。方选桃核承气汤，佐以当归、赤芍，以增强活血化瘀之力。此方泻热破瘀，理气活血，使气血得行，瘀热并除，从而达到治疗慢性荨麻疹的目的。

用此方治疗慢性荨麻疹，要根据体质虚实来选择用量：实则用量可稍大，虚则用量小；不要随意佐用消风、凉血之品；只要遇有疹色暗紫、大便秘结或口干，腑气不通兼有瘀血者，可大胆用此方来治疗，临床疗效显著。

五、湿疹

湿疹是由多种内外因素引起的瘙痒剧烈的一种皮肤炎症反应。分急性、亚急性、慢性三期。急性期具渗出倾向，慢性期则浸润、肥厚。有些病人直接表现为慢性湿疹。皮损具有多形性、对称性、瘙痒和易反复发作等特点。

湿疹病因复杂，常为内外因相互作用的结果。内因如慢性消化系统疾病、精神紧张、失眠、过度疲劳、情绪变化、内分泌失调、感染、新陈代谢障碍等，外因如生活环境、气候变化、

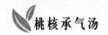

食物等均可影响湿疹的发生。外界刺激如日光、寒冷、干燥、炎热、热水烫洗以及各种动物皮毛、植物、化妆品、肥皂、人造纤维等均可诱发。是复杂的内外因子引起的一种迟发型变态反应。

（一）分类及临床表现

按皮损表现分为急性、亚急性、慢性三期。①急性湿疹：皮损初为多数密集的粟粒大小的丘疹、丘疱疹或小水疱，基底潮红，逐渐融合成片，由于搔抓，丘疹、丘疱疹或水疱顶端抓破后呈明显的点状渗出及小糜烂面，边缘不清。如继发感染，炎症更明显，可形成脓疱、脓痂、毛囊炎、疖等。自觉剧烈瘙痒。好发于头面、耳后、四肢远端、阴囊、肛周等，多对称分布。②亚急性湿疹：急性湿疹炎症减轻后，皮损以小丘疹、结痂和鳞屑为主，仅见少量丘疱疹及糜烂。仍有剧烈瘙痒。③慢性湿疹：常因急性、亚急性湿疹反复发作不愈而转为慢性湿疹；也可开始即为慢性湿疹。表现为患处皮肤增厚、浸润，棕红色或色素沉着，表面粗糙，覆鳞屑，或因抓破而结痂。自觉瘙痒剧烈。常见于小腿、手、足、肘窝、腘窝、外阴、肛门等处。病程不定，易复发，经久不愈。

根据皮损累及的范围，分为局限性湿疹和泛发性湿疹两大类。①局限性湿疹：仅发生在特定部位，即可以部位命名，如手部湿疹、女阴湿疹、阴囊湿疹、耳部湿疹、乳房湿疹、肛周湿疹、小腿湿疹等；②泛发性湿疹：皮损多，泛发或散发于全身多个部位。如钱币性湿疹、自身敏感性湿疹、乏脂性湿疹。

（二）临床应用

刘彬应用桃核承气汤加味联合中药外敷治疗急性湿疹50

例。治疗方法如下：桃核承气汤加味内服方药组成：桃仁 10 ~ 15g、熟大黄 6 ~ 10g、芒硝 10 ~ 12g、桂枝 6 ~ 12g、炙甘草 6 ~ 9g、金银花 25 ~ 35g、土茯苓 20 ~ 30g、萆薢 6 ~ 12g、连翘 10 ~ 20g。水煎服，每日 1 剂，分 3 次服用。若局部红肿者，选加板蓝根、蒲公英、紫花地丁；渗水成疮者，选加黄芩、黄柏、栀子；结痂干燥并奇痒者，选加地龙、蝉蜕、白花蛇舌草。7 天为 1 个疗程。嘱其服药期间忌辛辣油腻等刺激性食品。

中药外敷： 病变部位无渗出时，用炉甘石洗剂浸泡纱布，然后用纱布湿敷患处；有渗出时，首先用 2% ~ 3% 硼酸溶液或生理盐水等作冷湿敷，湿敷间歇或晚间可用中药煎水外敷，药用马齿苋 60g、荆芥 10g、防风 10g、银花 60g、黄柏 20g、苍耳子 20g、苦参 30g、蛇床子 20g、明矾 10g 等药煎液，待凉后湿敷；局部有感染灶时先清洗患处，再用上药液湿敷，并配合使用抗生素口服或静脉注射。湿敷每次 30 ~ 45 分钟，每日 5 ~ 6 次，7 天为 1 个疗程。操作过程中严格遵守无菌原则、避免交叉感染。

疗效标准： 治愈：皮损完全消退。好转：皮损消退 30% 以上。未愈：皮损消退不足 30%。经过连续 2 ~ 4 个疗程的治疗，治愈 23 例，好转 20 例，未愈 7 例，有效率 86%。随访半年，治愈和好转的 43 例中有 4 例复发，复发率 9.3%。未愈的 7 例，因其有渗出，且感染较重，继续治疗 2 个疗程，转为好转。

（三）医案精选

患者，男，50 岁，机关干部。平素嗜好烟酒，喜肉食及海鲜类食物。2011 年 3 月 12 日以"皮肤瘙痒一个月余，加重 2 天"就诊。诊见：胸腹、背部大米粒大小红色丘疹，局部连成

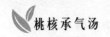

片状，有疱疹、小水疱，自觉瘙痒难忍，夜不能寐，曾服用西药（具体用药不详）症状减轻，后又经常反复发作，患者舌红苔黄腻，脉滑数。诊为湿疮，西医名为湿疹。辨证为瘀血阻滞、湿热浸淫。处方以桃仁10g、熟大黄10g、芒硝6g、桂枝6g、炙甘草6g、金银花30g、土茯苓20g、萆薢10g、连翘15g。水煎服，3剂，每日1剂，早晚分服。因其病变部位无渗出，故用炉甘石洗剂浸泡纱布，然后用纱布湿敷患处，每次30分钟，每日5次，并忌辛辣油腻食品。复诊时见皮肤红色丘疹明显消退，瘙痒感减轻。以上方去芒硝，用熟大黄6g，再服2剂，痊愈。又嘱其合理膳食，少食膏粱厚味，以避免复发。

讨论：中医学认为，湿疹多由于禀赋不耐，饮食失节，或过食辛辣刺激荤腥动风之物，脾胃受损，失其健运，湿热内生，又兼外受风邪，内外两邪相搏，风湿热邪浸淫肌肤所致。急性者以湿热为主，湿热并盛，易成郁滞，影响气血的运行，从而皮损潮红明显，丘疹或水疱易渗出糜烂，常数种形态同时出现，起病急，自觉灼热，剧烈瘙痒。治宜清热祛湿，行气活血，方用桃核承气汤加味。现代医学认为，湿疹是由多种因素引起的，比如致敏花粉、人造织物、衣物上的印染剂、漂白剂、光亮剂、清洁剂、杀虫剂等，都是引起湿疹的因素。饮食习惯也是关键因素，人造食品、反季节食品、含有防腐剂的食品，还有葱、姜、蒜、洋葱、芥末、胡椒、花椒、羊肉、牛肉、海鲜、酒等刺激性食物，是容易引起湿疹的食物。

传统西医治疗湿疹，不分患者、不分病型，患病都以消除表面炎症为主，只是单纯性地进行外部上药治疗，不能解决湿疹的发病根源和致敏原，很容易复发。而中医治疗表里兼施，标本同治。中医经典方剂桃核承气汤，出自张仲景《伤寒论》，由桃仁、大黄、芒硝、桂枝、炙甘草五味药组成。主治邪在太阳不解，传入下焦，致使瘀热互结所致之下焦蓄血证。方中桃仁破血祛瘀，润肠通结；大黄既可入阳明之腑，通泻实热，又兼入血分，活血化瘀；芒硝软坚散结，助大黄攻下积热；桂枝温经通脉，可助桃仁活血化瘀，起到相辅相成之用；炙甘草调和诸药，使急中寓缓，并能缓补中气，五药配伍精当，佐制严谨，共奏破瘀活血、清积散热之效。此方在临证应用中，只要稍事加减，即可用于多种病证，凡因瘀热互结造成的气血运行阻滞，脏腑气机不畅，都应用此方治疗。笔者用该方加味治疗急性湿疹，即用其桃仁与大黄配伍，活血而泄热，肺主皮毛，肺与大肠相表里，使郁结在皮毛之湿热，从大肠而解。余药相佐，共奏活血清热祛湿之功效。若局部红肿严重者，选加清热解毒之特效药板蓝根、蒲公英、紫花地丁等；渗水成疮者，湿重于热，选加黄芩、黄柏、栀子等清热祛湿；结痂干燥并奇痒者，选加地龙、蝉蜕、白花蛇舌草等祛风止痒。再结合外用清热、祛湿、祛风功效的中药湿敷，收表里同治之效。

　　另外，桃核承气汤在临床实践中，凡人体各部气血瘀阻，瘀热互结，都可用此方祛瘀生新。值得注意的是，桃核承气汤多用于体质较强的患者，气血虚弱者慎用，且本方不宜久服。用药期间，忌食辛辣油腻食物。在临床湿疹的治疗中，还需要注意湿敷操作时，避免再次刺激局部，也不要用热水或肥皂水清洗局部，更不能用刺激性较强的药物在局部涂抹，清洗患处时，动作要轻揉，不要强行剥离皮屑，以免造成局部感染如红、肿、热、痛，影响治疗，使病程延长。

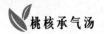

六、淤积性皮炎

淤积性皮炎是由于静脉曲张等使下肢静脉循环障碍、慢性瘀血而导致的微血管病变和慢性皮肤炎症反应。是慢性下肢静脉功能不全的一个常见表现。多发生在小腿下 1/3 处，久之容易在接近踝部发生营养障碍性溃疡。如处理不当容易引起全身泛发，是造成泛发湿疹（自身敏感性皮炎）最常见的原因之一。本病属中医学的"湿毒疮"。

淤积性皮炎的发病机制主要与慢性炎症及微血管病变有关。先天或后天性长期的静脉高压使微脉管系统的血流减慢，毛细血管扩张并损伤毛细血管的通透屏障，从而使液体及血浆蛋白可以进入组织，导致组织水肿，并引起红细胞外渗，形成瘀积性"紫癜"及含铁血黄素沉积，这些会导致微血管病，活化中性粒细胞及巨噬细胞至受累区域，形成慢性炎症，血小板在微脉管中聚集并可能引起灶状血栓形成。因此，典型的淤积性皮炎分布区就是微血管病变最重的区域，即内踝上部，而且皮炎最常出现在曲张的静脉之上。另外，局部用药处理不当或继发静脉性溃疡的渗出物易引起过敏性和/或刺激性皮炎会加重皮肤炎症反应甚至造成泛发湿疹表现，即自身敏感性皮炎。

（一）临床表现

1. 早期表现通常是小腿内侧近踝部周围的可凹性水肿，与主要交通静脉的位置一致。可见瘀滞性紫癜，为黄褐色斑点状的含铁血黄素沉积。皮肤可伴干燥及瘙痒，但尚未出现淤积性皮炎或很轻微。

2. 若干年后皮肤可见明显含铁血黄素沉积及白色萎缩的改

变。皮肤、皮下、深筋膜出现渐进性硬化并粘连及慢性脂肪皮肤硬化症。在小腿远端形成一个勒紧小腿的坚实的环状套，即小腿呈倒挂的"酒瓶样外观"。可发生继发静脉性溃疡，可自发或因搔抓或创伤后引起。

3. 晚期脂肪皮肤硬化症时会出现淤积性皮炎：内踝周围红斑、鳞屑最明显，逐渐扩展，可累及整个下肢远端，甚至出现静脉性溃疡。皮炎弥漫，瘙痒严重，可见抓痕、糜烂、渗出、结痂及苔藓化。出现水疱时需要考虑接触性致敏因素。若控制不佳可泛发全身，导致泛发湿疹（自身敏感性皮炎），常急性发生，并可能需较长时间才能消退。

（二）临床应用

刘卫东报告了桃核承气汤加减治疗淤积性皮炎 280 例，其中，男 160 例，女 120 例，年龄 20～70 岁，平均 38.8 岁，病程 3 个月～20 年，平均 6.8 年，局部有湿疹改变，出现渗出、结痂 110 例，溃疡形成 90 例，小腿皮肤增厚呈棕褐色伴剧烈瘙痒 80 例。方法如下：内服桃仁 15g、大黄 15g、桂枝 25g、炙甘草 10g、芒硝 10g、红花 15g、党参 25g、三七 10g、赤芍 15g。每日 1 剂，分两次空腹服。溃疡经久不愈加鱼腥草 25g、大青叶 15g。外用湿敷中药：桃仁 25g、桂枝 10g、大黄 15g、芒硝 10g、炙甘草 10g。上药加水至 2000～3000mL，文火煎至 1500mL，装 3 袋。每袋 500mL，用干净纱布铺在患处，用中药水湿敷 40 分钟后清水洗净，每日 1 次。

疗效判断标准：痊愈：皮损消失，皮肤光滑。显效：皮损明显减轻，溃疡面积缩小 50% 或重度转为中度、中度转为轻度。有效：皮损部分减轻，溃疡面积缩小＜50% 或溃疡面积缩

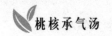

小不明显。无效：皮损无减轻，溃疡面积无变化。总有效率＝痊愈率＋显效率＋有效率。

结果： 280 例经口服桃核承气汤及外敷中药治疗 1～2 个月。治愈 260 例，占 92.86%；10 例溃疡面积缩小＜50% 或溃疡面积缩小不明显，占 3.57%，无效 10 例，占 3.57%；总有效率为 96.43%，治疗时间为 1～3 个月，平均 1.5 个月。

讨论： 淤积性皮炎又名静脉曲张性湿疹，是由于下肢静脉曲张、血栓性静脉炎等病使血液循环不良而导致的小腿皮肤炎症，其特点是以老年人多见，多伴有下肢静脉曲张，早期症状主要表现为小腿下 1/3 轻度水肿，以后踝部和胫部可出现凹陷性水肿，胫前内侧常有红斑和色素沉着，这是由于红细胞渗出到真皮内，含铁血黄素沉积造成的，进一步湿疹化，出现丘疹、水疱、糜烂、渗液和结痂，皮损顽固难治，反复加重，久之整个小腿皮肤增厚呈棕褐色，由于局部营养不良，搔抓和创伤，一旦出现溃疡，常经久不愈，个别最终可发生鳞状细胞癌。

中医学认为，因湿毒下注引起瘙痒而生疮者，谓之"湿毒疮"。明·《疡科准绳·胫部·下注疮》中说："此名下注疮，亦名湿毒疮，因脾胃湿热下注，以致肌肉不仁而成疮也。"《圣济总录》中叫"下注疮"，如若风湿毒气乘之，则荣卫凝涩稽留不行，气脉下注于脚膝胫间，故令皮肤肿硬结核成疮，脓水不绝，留历多年，愈而复发，毒气自上而下，如水之注，故名下注疮。桃核承气汤口服外加湿敷，起到了清热解毒、活血化瘀的作用，而且中药湿敷，直接作用到病变位置，从而起到较全面的治疗作用。

桃核承气汤来自《伤寒论》，其作用为活血化瘀、通下瘀热。桃核承气汤为调胃承气汤减芒硝分量加桂枝、桃仁而成。桂枝温通阳气、通经活血，桃仁活血化瘀，并与大黄、桂枝配伍，则增强活血化瘀之力，更合调胃承气汤苦寒泻下，导瘀热下行，共奏活血化瘀、通下瘀热之功。本方的作用侧重在逐瘀，故选滑利之桃仁，配伍即能荡实除热，又能去瘀生新之大黄，更有桂枝辛温以温阳行气，以助活血行血，适瘀血得下，则邪热随瘀血而去。由于蓄血证在下焦，桃核承气汤又为攻下瘀血之剂，为使其直达病所，迅速发挥药效，故宜空腹服药，方后叮嘱"先温服"，即是此意。故为治疗瘀血良方，对静脉淤积性皮炎重在一个"瘀"字，一个"毒"字。所以选用桃核承气汤重在活血与清毒，据张凤瑞报道 8 年内的临床与实践研究进展来看，桃核承气汤在临床已扩展到内、外、妇、皮等科，在皮肤科方面有接触性皮炎、脂溢性皮炎、毛囊炎、酒渣鼻、湿疹等。而我们在临床应用桃核承气汤治疗淤积性皮炎取得了理想的疗效，这又扩大了桃核承气汤治疗范围。其实验药理研究证实，有抗惊厥、泻下、降低血黏度、血浆黏度、纤维蛋白含量、血脂血球压积等作用，有抑制体外血栓的形成、降血糖、降血脂作用，改善胰腺微循环。

总之，应用桃核承气汤治疗淤积性皮炎，只要辨证准确，对症下药，坚持治疗就能收到事半功倍的效果，且安全性高，副作用少，对比手术治疗复发率低，无术后创面损伤，便值得临床推广应用。

第五节 男 科

一、附睾炎

附睾炎是青壮年人的常见疾病，当身体抵抗力低下时，大

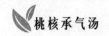

肠杆菌、葡萄球菌、链球菌等致病菌便会进入输精管，逆行侵入附睾，引发炎症。因此，本病多继发后尿道炎、前列腺炎、精囊炎。一般附睾炎患者会有硬结，硬结大多发生在附睾丸头部或者尾部，发生在尾部者居多。

急性附睾炎多由泌尿系感染沿输精管蔓延到附睾所致。经尿道器械操作、频繁导尿、前列腺摘除术后留置尿管等均是引起附睾炎的因素。急性附睾炎治疗不彻底可转为慢性附睾炎。常见的致病菌以大肠杆菌多见，其次是变形杆菌、葡萄球菌、肠球菌及绿脓杆菌等，沙眼衣原体也可引起急性附睾炎。致病菌多经输精管逆行进入附睾。此外，细菌侵入附睾也可经淋巴管或经血行感染引起附睾炎，但临床上少见。由于射精管开口在前列腺窝，排尿时尿道压力可将尿液逆流进射精管。

（一）临床表现

临床上分为急性附睾炎和慢性附睾炎两类。

1. **急性附睾炎**　突然高热，白细胞数升高，患侧阴囊胀痛、沉坠感，下腹部及腹股沟部有牵扯痛，站立或行走时加剧。患侧附睾肿大，有明显压痛。炎症范围较大时，附睾和睾丸均有肿胀，两者界限触摸不清，称为附睾睾丸炎。患侧的精索增粗，亦有压痛。一般情况下，急性症状可于一周后逐渐消退。

2. **慢性附睾炎**　慢性附睾炎较多见，部分病人因急性期未能彻底治愈而转为慢性，但多数病人并无明确的急性期。炎症多继发于慢性前列腺炎或损伤。病人常感患侧阴囊隐痛，有胀坠感，疼痛常牵扯到下腹部及同侧腹股沟，有时可合并继发性鞘膜积液。检查时附睾常有不同程度的增大、变硬。有轻度压痛，同侧输精管可增粗。

（二）临床应用

陆保磊报告了桃核承气汤治疗急性附睾炎 32 例，全部患者阴囊明显肿胀，皮肤发红、发热、疼痛，附睾睾丸增大，精索增粗，附睾与睾丸界限不清。白细胞及中性粒细胞升高。并用彩色多普勒超声检查血流情况与睾丸扭转引起的疼痛相鉴别。本病血流增加，睾丸扭转血流减少。其中单侧发病 24 例，双侧 8 例；年龄最小 17 岁，最大 46 岁，17 ~ 20 岁 6 例，21 ~ 30 岁 17 例，31 ~ 46 岁 9 例；畏寒发烧者 7 例，大便燥结 10 例，舌质红、苔黄粗糙 26 例。治疗方法：以桃核承气汤加味。方药如下：桃仁 15g、桂枝 10g、大黄 10g（后下）、芒硝 20g（冲服）、甘草 10g、金银花 30g、蒲公英 30g、赤芍 20g、延胡索 12g、香附 12g、乌药 12g。每日 1 剂，水煎 2 次，取 900mL，分 3 次服。红肿消退后，仍有触痛及结节者，原方去芒硝，加荔子核 15g、橘核 15g 巩固疗效。2 周后判定疗效。

疗效标准及结果：痊愈：全身症状消失，阴囊肿胀、灼热、疼痛消失，附睾睾丸无肿胀，无触痛，无结节；有效：全身症状消失，阴囊肿胀、发热、疼痛消失，附睾睾丸无肿痛，附睾有结节；无效：全身及局部症状无明显好转。

结果：口服桃核承气汤 2 周后，痊愈 30 例，有效 2 例，无效 0 例，有效率为 100%。

讨论：急性附睾炎多见于青壮年，患者多处于气血充沛，精力旺盛时期，若所欲不遂，手淫过度，或意外损伤可使气血瘀滞；若房事不节（不洁）可使虚火内炽或感染毒邪。气滞血瘀，热毒内积，凝聚不散，结于下焦而成本病。热毒内积为其病因，瘀阻不行是其病机，结聚下焦是其病理结果。治疗关键

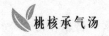

是开启瘀结，荡涤热毒。桃核承气汤出自《伤寒论·大阳篇》，用于治疗热结少腹，其人如狂的蓄血证。我们用其通下泄热，化瘀开结，又加金银花、蒲公英清热解毒；延胡索、乌药、香附理气止痛。热毒得清，瘀血得祛，气血通畅，故而临床可见患者大便得下之后疼痛立减，继而加用通络散结之品，巩固疗效，竟收全功。

二、勃起功能障碍

勃起功能障碍（erectile dysfunction，ED）是最常见的一种男性性功能障碍，指阴茎持续不能达到或维持足够的勃起以完成满意性生活，病程 3 个月以上。既往将男子"性无能"泛称为"阳萎"，其科学界定不确切，并且带有歧视性贬义。直到1992 年，美国国立卫生院经有关专家讨论，决定用勃起功能障碍（ED）一词代替阳萎，并将阴茎勃起功能障碍定义为阴茎持续不能达到和（或）维持足够的勃起以获得满意的性生活（性交）。

本病相当于中医学的"阳痿"。中医古籍中有与本病相关的病名，此时多以症状命名，如《马王堆汉墓医书》称之为"不能"，《养生方》称之为"不起""老不起"。《黄帝内经》称此病为"筋痿""阴器不用"。张景岳在《景岳全书·阳痿》中以"阳痿"为病名，提出："阴痿者，阳不举也。"并对其病因病机进行论述，归纳为四类：一曰命门火衰；二曰湿热炽盛；三曰忧郁太过；四曰大卒惊恐，力倡多因素致病。中医认为，阴茎的勃起是以阴阳协调、气血冲和、脏腑藏泻有序为基础，而 ED 的发生多责之于阴阳失和、气血相失、脏腑亏虚、运行失常之故，临床治疗应以调和阴阳、补肾健脾、益气养血为主。

根据患者在性生活时出现勃起硬度不够或者持续时间不足以完成性生活，且超过 3 个月，即可做出诊断。可通过询问病史、相关实验室检查和勃起功能评分表，进一步区分类型。

国际上制定了许多评价勃起功能障碍的问卷调查表，最具权威的是国际勃起功能指数问卷调查表（international index of erectile function，IIEF）。该表由 Rosen 等于 1997 年设计，共有 15 个问题。次年，Rosen 等进一步将其简化为 5 个问题（IIEF-5），在国际上被广泛应用。另外，OLeary 等编制的简要性功能问卷和 Wagner 等的勃起功能障碍生活质量评定表也能从不同的侧面反映患者的勃起功能状况。这些量表有助于诊断勃起功能障碍和其程度，并能进行疗效评估。

勃起功能障碍病因错综复杂，常常是多因素所导致的结果。中药在对心理性 ED 和轻中度的 ED 治疗中有一定的优势。秦国政对勃起功能障碍（阳痿）中医发病学规律研究发现，其最基本的病理变化是肝郁肾虚血瘀，其中肝郁是主要病理特点，肾虚是主要病理趋势，血瘀是最终病理趋势。

袁晓明针对前列腺炎伴性功能减退（阳痿、早泄）患者，在桃核承气汤活血祛瘀的基础上，加淫羊藿、肉桂、锁阳补肾壮阳，总有效率 85.8%。袁海鑫等报道可用桃核承气汤加肉苁蓉、巴戟天、紫石英，治疗前列腺炎伴阳痿者。王拥军在治疗慢性前列腺炎伴性功能减退者时，常用桃核承气汤加淫羊藿、肉桂治疗。有学者研究发现，勃起功能障碍患者的血液中内皮细胞数量降低，证明了这些患者存在内皮功能紊乱，并指出勃起功能障碍可能是内皮损伤的首发症状；一氧化氮（NO）是阴茎勃起的首要介质，内皮损伤引起的 NO 减少、NO 利用率降低是引起 ED 的常见因素。动物实验研究发现桃核承气汤有保护

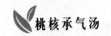

血管内皮功能，能够升高组织型纤维蛋白溶酶原活化物、一氧化亚氮含量，降低纤维蛋白溶酶原活化物抑制剂－1、内皮素－1和细胞间黏附分子－1含量。在勃起功能障碍的发病机制中，血管内皮及 NO 起着重要作用。桃核承气汤方中桂枝具有扩血管的作用，能改善阴茎的血供。血瘀证是勃起功能障碍的最终病理趋势，其血瘀证的证候在临床中亦不少见，化瘀之法在治疗勃起功能障碍的患者中多有运用。桃核承气汤具有逐瘀泻热之功，对辨证为血瘀证的患者，在临床上多可选用桃核承气汤加减治疗，改善患者内皮细胞功能，增加 NO 合成，改善阴茎血供，从而改善患者勃起状况。

三、男性不育

男性不育，是指夫妇同居 2 年以上，未用避孕措施而因男方原因所致的无生育现象。男性不育依临床表现分为绝对不育和相对不育。绝对不育指完全没有生育能力，如特发性无精症；相对不育指生育力低于怀孕所需的临界值，如少精症。严格讲，只要射出体外的精液中有活精子，就有生育可能。

古代医家针对男性不育症的病因病机、辨证施治的论述十分丰富。早在《周易》中就首次出现了"不育"之名，《黄帝内经》称男性不育症为"无子"，其中《素问·上古天真论》记载："丈夫八岁，肾气实，发长齿更……八八，则齿发去"，首次提出了以"肾"为轴心的男性生殖理论，同时还对男性的生理病理特点作出了系统论述。巢元方的《诸病源候论》提出无子病由虚劳精少、精清如水而冷、精不射出等原因引发，之后历代医家对男性生殖理论进行了不断探索和完善，男性不育症病因病机复杂，古代医家在缺乏精液常规、生殖系统 B 超、血清性激素、染色体检查等现代检测技术辅助的情况下，临床上对不育症的治疗往往局限于回顾患者病史、观察生殖器发育情况以及询问患者的临床症状，从而使男性不育症中医治疗的不确定性增加，且多数无法确定导致不育的原因。

古代医家通过临床观察发现，采用男性患者的临床症状和体征作为诊断依据进行诊断，诸如"男子脾肾虚寒，饮食少思，发热盗汗，遗精白浊，真气亏损，肌体瘦弱"等，可以大大提高男性不育症的诊治效果，因此这种方法逐渐为广大医家所接受，成为男性不育症辨证的主流方法。然而从现代男性不育症的临床角度来看，虽然临床症状在该病辨证过程中具有不可替代的作用，但是临床上某些患者的症状和体征并不是十分明显，甚至无证可辨，如 Y 染色体微缺失导致的不育，患者本身无明显症状和体征，往往通过 Y 染色体微缺失检测才能发现病因。由此可见，虽然对于男性不育症的辨证古代医家的认识为现代治疗打下了坚实的基础，但是古代医家所总结的辨证方法与现代医学体系并不十分契合，因此，我们应该取其精华去其糟粕，结合新的中医辨证理念对男性不育症进行准确辨治。

证是中医治疗男性不育症的基础，近年来众多医家对其辨证分型进行了系统研究。目前临床上普遍认为男性不育症病位在肾，累及肝、脾，肾虚是本，血瘀、湿热是标。从虚从瘀论治是现阶段对男性不育症中医辨证本质的认识。《素问·上古天真论》首次提出了肾气、天癸、精气等重要理论，记述了肾虚导致无子的观点。

中医学认为，男性不育与肾、心、肝、脾等脏相关，其中与肾脏关系最为密切。传统中医理论认为，"肾为人体先天之本，肾藏精，主生殖，开窍于耳及二阴"，肾中所藏精气促进

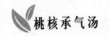

人体生长发育，同时维持人体生殖机能，是人体生殖的根本所在；肾阴的滋养和肾阳的温煦在精子的生殖过程中起着决定性作用；同时由于肾开窍于二阴，故而外生殖器的相关功能都是在肾所藏命门之火的温煦和推动作用下完成的。人体生殖机能是在天癸的作用下完成的，而天癸源于先天，为先天之精，肾气旺盛则先天之精在肾阴的滋养和肾阳的温煦下生成天癸，天癸调节精液的生成及排泄。从现代医学理论分析，所谓天癸即是由人体内分泌系统分泌、促进生殖系统功能的一种物质。从肾主天癸的生成可见，本质上肾的盛衰决定了人体内分泌的功能，可见肾虚是男性不育症的主要病理机制。

男性不育症病程较长，而中医理论认为"久病成瘀"。现代社会环境污染、滥用药物、电磁辐射等问题已经严重影响人类的繁育，如若先天禀赋不足，则肾气虚弱，命门火衰，病久伤阴，致精血耗散，脉中循行精血大量耗损，日久脉络瘀阻形成血瘀，或精血耗散导致元阴不足，阴虚火旺，相火偏亢，炼液为痰，最终气血瘀阻而为病。同时，繁重的工作压力、沉重的经济负担、复杂的心理问题严重影响着男性的心理健康，日久则致情志抑郁，肝气郁结，气郁化火，肝火亢盛，灼伤肾水，肝木失养，宗筋拘急，久而成瘀，致精窍之道被阻，最终导致男性不育。另外，随着生活水平的不断提高，素嗜肥甘厚腻、辛辣之品则易损伤脾胃，痰湿内生，郁久化热，阻遏气血运行，形成血瘀，最终导致阳痿、死精等形成不育。若思虑过度、劳倦伤心，将致心气不足，心血亏耗，气血两虚，血虚不能正常循行经脉，形成血瘀，从而引起不育。可见血瘀也是导致男性不育的另一重要病理机制。

刘兴文研究使用日本汉方治疗男性病时发现，对合并精索静脉曲张的男性不育患者，因睾丸周围血液瘀滞者，使用了桂枝茯苓丸和桃核承气汤等治疗。高兆旺等认为其基本病机是瘀热互结，瘀血日久，瘀滞化热，热邪内蕴，致局部筋脉弛纵，血脉不畅，这与桃核承气汤证的病机相同，故可选用治疗。蒋正文等用桃核承气汤治疗肝经血瘀型精少不育患者，临床疗效良好，认为阴液亏虚、肝血失畅则瘀阻化热、肾精暗耗，故当以化瘀泄热为要。中医学认为，肾在男子生育过程中起主导作用，故而在治疗男性不育中，无论应用何种中医法则，补肾法始终是治疗不育症的主线。但对于肾子络脉不通，精道阻塞的患者，采用化瘀通络的治疗方法，畅气血，通精道，兼以补肾药物，临床多可获得疗效。

第六节　精神疾病

一、周期性精神病

按月呈周期性发作的精神病，称为周期性精神病。原因不明，可能与间脑功能紊乱有关。这种病以女性为多且多在青春发育期起病。本病症状可以分为两类。一类表现为精神兴奋、言语增多、情绪高涨、奔跑叫喊等。另一类出现意识障碍，有片段零碎的幻觉，呆滞少语，甚至出现木僵。发作后常遗忘。

症状每月按期发作，十分规则。发病突然，结束迅速。每次发作持续一周左右，症状相似。间歇期精神状态完全正常，能照常工作和学习。本病可采用谷维素治疗，以调节间脑功能。另外，也可使用性激素（如乙芪酚、黄本酮）及活血化瘀的中药治疗。

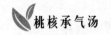

（一）临床表现

周期性精神病的表现较多，一般分为前驱症状、精神症状和躯体症状。

1. 前驱症状　大多突然起病，持续 1～2 天，如头痛、头昏、失眠、腰痛、口干、食欲改变、情绪不稳定、失眠、嗜睡等症状。若同一病人，前驱症状每次发作是一样的。

2. 精神症状　大多数于经前数天开始，经过 1～2 周好转，极少于月经结束时出现症状，但绝无月经周期前半期起病者。同一病人每次发病与月经的关系是一致的。

（1）意识混乱　又称错乱状态，是本病的基础症状。病人表现意识模糊，理解和反应迟钝，记忆力衰退，主动注意力减退，自我意识存在，周围意识障碍，定向力错误等。在意识障碍的基础上，伴发行为紊乱和不协调性精神运动兴奋。

（2）幻觉和妄想　可有片断的幻觉和妄想，具有含糊和梦样特征。幻听内容简单，妄想多不系统，结构不严密，且较短暂，对病人情感的影响不大。

（3）行为紊乱　病人一旦起病，兴奋症状即达高峰，表现为夜间不眠，激越，躁动不止，乱跑，就地滚爬、打物，甚至打人等。

（4）情感症状　情感症状和行为紊乱是该病的主要临床表现，很多病例表现为躁狂和抑郁交替出现。

（5）精神运动性抑制　个别病例一开始即表现木僵状态，不语、不食、不动，肌张力增强。精神症状与起病一样，症状可以突然中止，之后出现嗜睡、疲乏无力，逐渐恢复正常。

3. 躯体症状　该病常伴有植物神经症状，如颜面潮红或苍白、四肢末梢发凉或发热、出汗、心动过速、肢体浮肿、尿频、乳房肿痛或乳头痛、腹痛、恶心呕吐等，有的可出现低血糖、多尿、向心性肥胖、肢体非凹陷性水肿、体重增加、皮脂分泌增加、头发脱落、大便频数等内分泌和营养功能障碍。

（二）医案精选

案例1　李某，女，22岁，未婚，新野人，1989年4月3日就诊。患者兴奋多动，如醉如梦，盲目奔走，抓东摸西；语多而欠连贯，多重复，且语意荒谬而平淡；幼稚荒唐，撒娇闹人；思婚情急，逢男则抱。据询，患周期性精神病已7年，病随月事至而至，月事过则渐已，每次发作约2周左右，且症状雷同。此次发作已3天。诊之，面红赤而隐现紫暗，目赤，口干，渴喜冷饮，烦热躁急，胁肋胀痛，经期延后，经血量少而紫黑多块，月经至时腰痛及少腹坠痛，舌质暗红，舌尖绛，边有青紫点，苔黄而干，脉弦滑数，大便秘结。此乃瘀热扰心之候也，予桃核承气汤：桃仁18g（捣碎），桂枝9g，甘草10g，加水1500mL，煮至约700mL，内大黄30g，煮至约500mL，去滓，内芒硝15g，更上火微沸，温服之。第2～3煎均加水1000mL，煮至约400mL服之。首剂服罢，微利，如梦如醉，兴奋狂乱有所减轻；方中芒硝减为10g，又服4剂，狂乱止，神情趋常。遂改拟疏郁化瘀调经类方药与针灸治之，共治疗129日，经血调畅，狂乱未作而获愈。

按：先父丁浮艇先生指出，女性周期性精神病之形成，多由患者自身具先天禀赋性气易郁、血易瘀之体质，在二七天癸至时，气郁血瘀而任脉不通，太冲脉难盛，月事不能以时下；气受月汛萌促必欲畅之以载血行月事，然为瘀阻而遏之；阻遏

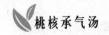

之气极易受阳易盛、易亢之影响，迅化热而夹瘀灼扰于上，致心神淆乱而兴奋狂乱遂起；故投以涤热祛瘀之桃核承气汤，如梦如醉之兴奋狂乱迅止。后专事疏郁化痰之治者，意在调畅气血；气血调，月事畅，如期而至之狂则不至矣。

案例2 刘某，女，52岁，职业教师。主诉：月经前精神障碍、间隔性发作4年余。患者长期经前头痛，2009年10月突发失眠，连续3日，继而出现神情呆滞、默默不语、精神萎靡，3日后转为狂躁不安，家人不能安抚。经精神科诊断为精神障碍。服用安定类药物无效，改用苯妥英钠等镇静药后逐渐安定，能睡眠，约半月经至，恢复正常状态，与正常人无明显差异，但对精神障碍发作期间的情况记忆不清晰。此后，逢月经前发作，经至即止，隔次发作，规律明显。发作期间，常伴心慌、四肢憋闷、眼眶沉重疼痛、口苦、大便干。就诊时，为月经第二日，患者神色如常，反应稍缓，家人称本月发作刚止。刻下月经量多，月经血色暗，后转红，夹带鸡肝状大血块，日用卫生巾需每半小时更换1次，腰酸腹胀，无明显头晕，舌质淡红、苔黄腻，脉弦滑而实。有多发性子宫肌瘤病史。西医诊断：月经周期性精神障碍。中医辨证：肝失疏泄、下焦瘀热、胆郁痰扰。治疗立法应以透邪解郁、逐瘀泄热、清胆和胃为主。处方：清半夏10g、苍术10g、柴胡10g、黄芩10g、竹茹12g、酒大黄6g、桃仁10g、生姜5片、陈皮10g、生地15g、枳实10g、炒白术20g、郁金10g、丹参15g、海螵蛸15g、血余炭12g、炙甘草6g。7剂。每日1剂，水煎，分早晚两次饭后温服。药后症状减轻，连服2个月，腹痛、失眠、大便、精神情志症状明显好转。

讨论：月经周期性精神障碍，以往也称"经前期紧张综合征"，属于西医所说的经前期综合征中较为严重的疾病，中医则称之为"经行情志异常"。临床表现为意识障碍，记忆力、注意力下降，情绪不稳，烦躁易怒，悲伤欲哭或情绪抑郁，喃喃自语，甚则整夜不眠，有的还伴有幻觉和妄想等症状，一般在经前或经期发病，经后恢复正常。在月经周期性精神障碍的定义中，情绪症状是关键。月经周期性精神障碍在妇女中的发病广泛。桃核承气汤亦出自《伤寒论》，其主治病证的病机特点是热在血分，上扰心神，瘀结下焦，气血不通，应用"泻下瘀热"之法。此与"热入血室"的病机有相通之处，皆为热在血分，热与血结，病位在下焦，精神症状表现"其人如狂"与"热入血室"中所论述的"谵语，如见鬼状"不相伯仲。月经周期性精神障碍表现为情绪不稳，烦躁易怒，悲伤欲哭或情绪抑郁，喃喃自语等症状，与桃核承气汤所论述的"其人如狂"、小柴胡汤主治热入血室"谵语如见鬼状"等情志症状极为相似。基于"异病同证""同证同治"理论，且热入血室，热与血结，热灼营血致瘀，临床上用热入血室主方小柴胡汤合桃核承气汤化裁，以"泻下瘀热"治疗月经周期性精神障碍，取得了不错的效果。

二、产褥期精神病

产褥期精神病又称为产后精神病，是与产褥期有关的重度的精神和行为障碍，其临床特征为精神错乱、急性幻觉和妄想、抑郁或狂躁交叉的多形性病程及症状易变性。产后精神病以分娩后 7 天内发病者最多，主要好发于高年初产妇、多子女、低社会经济阶层妇女，这种情况大多是突然发病并且具有戏剧性的精神病症状。

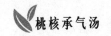

王某，女，23 岁，已婚，唐河人，1972 年 6 月 24 日就诊。患者躁急烦乱，狂动不安；家人时时紧拉之，稍懈则挣脱而乱奔乱冲，且如醉似傻，逢人便打；语多而乱，乱说乱吵；劝之诊，踢其家人，且大骂不休。据询，产后三日患产褥感染而高热，治疗两日发热稍减，是夜神情恍惚，烦躁难耐，翌晨躁急狂乱大作，遂送我所治疗。诊之，肤热多汗，面色紫红而隐现青晦，目光凶狠，舌质暗红，舌尖尤红，苔黄而干，恶露少而带黑块，少腹拘急胀痛，渴喜冷饮，大便干燥，脉弦滑数；诊为毒热夹瘀上扰，予桃核承气汤加味：桃仁 15g、桂枝 5g、银花 24g、连翘 15g、黄连 15g、黄芩 15g、栀子 15g、另琥珀 5g（研末，分三次冲服）；第 2 ~ 3 煎均加水 1200mL，煮至约400mL，服之。首剂服罢，大便微溏，且恶露续下；肤热及躁急狂乱稍减；上方中芒硝减为 10g，又进 3 剂，肤热退；躁急狂乱若失。遂改拟八诊汤加养心安神品调理以善后。

按：此例产后恶露不下，瘀浊败血内阻，在产褥感染而毒热内盛情况下，毒热夹瘀灼扰而致躁急狂乱大作；故投以清泄毒热，破血逐瘀之桃核承气汤加味，四剂而热退神安。大凡治产后病，"勿拘于产后，亦勿忘于产后"（引自成都中医学院编《中医妇科学讲义》，1964 年 7 月第 1 版，上海科学技术出版社），故此例始则毒热瘀邪甚重，虽芩连、硝黄之大苦大寒而必用；邪去则立即针对其"产后气血俱去"（《景岳全书》），改拟气血双补以善后。审证酌情，灵活施治，乃医者之要也。

三、脑损伤后综合征

脑损伤后综合征是指脑损伤 3 个月后，病人仍然有头痛、头昏、癔症样发作等自主神经功能失调或精神症状，但神经系统检查无确切的阳性体征，甚至 CT、MRI 检查也无异常发现。既往曾称为脑震荡后综合征或脑损伤后神经官能症。

脑外伤后综合征的临床特点为主观症状较重而客观体征缺如或轻微，主要是头昏、头痛和神经系统功能障碍等表现。

刘勇等报告了桃核承气汤加减治疗脑外伤所致精神障碍，选取 70 例患者，治疗组 36 例，对照组 34 例。对照组 34 例采用脱水剂、促脑细胞代谢药物、营养脑细胞药物，必要时应用镇静药物；治疗组 36 例在对照组治疗的基础上加用桃核承气汤，方药组成：大黄 10g、桃仁 15g、红花 15g、桂枝 10g、芒硝 5g、牛膝 10g、甘草 5g。头痛剧者加川芎、丹参、白芷；眩晕者加天麻、白术；痰涎壅盛者加胆南星、川贝母、法半夏；气虚者加党参、黄芪；脾胃虚弱者加茯苓、白术；失眠、多梦者加酸枣仁、夜交藤；烦热口苦者加菊花、栀子。大便得下后将上方去芒硝，逐减大黄用量，并加入地龙 10g、当归 10g。每日 1 剂，水煎约 200mL，分早晚 2 次服用。10 天为 1 个疗程，治疗 3 个疗程后观察疗效。

结果： 治疗组的治愈率、总有效率分别为 36.11%、94.44%，对照组分别为 14.71%、64.71%，两组治愈率、总有效率比较有显著性差异（$P < 0.05$）。

讨论： 脑外伤所致精神障碍是指颅脑遭受直接或间接外伤后，在脑组织损伤的基础上所产生的各种精神障碍，又称脑外伤性精神病。精神障碍可在外伤后立即出现，也可在外伤后较长一段时间后出现。交通事故和各种职业意外事故是脑外伤的常见原因。脑外伤越重，损伤范围越广，越易引起精神障碍。其中以颞叶损伤最常出现精神障碍，其次是额叶部。颅脑受到创伤后，由于脑组织的灰质受到损伤，白质的神经纤维也因外

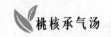

伤发生断裂。同时，由于受伤时脑组织的血液循环、血管壁的
通透性以及血脑屏障、神经通路、神经递质等发生了病理性的
改变和紊乱，导致细胞内和脑组织的缺血缺氧和酸中毒，从而
引起脑功能的失调和损伤，造成精神心理异常和认知功能损伤，
并引起脑神经症状及智力记忆功能障碍。

本病属中医学"狂病"范畴。中医学认为，脑为奇恒之
腑，喜静恶扰，主神明而通全身。由于脑外伤造成气机逆乱，
瘀阻于脑，脑失所养，元神失主，神机失用，由此引起精神症
状。狂病系脑外伤致气血受损，气血运行不畅，而致气滞血瘀，
瘀血阻窍，神机错乱所引起的精神亢奋，狂躁不安，骂詈毁物，
动而多怒，甚至持刀杀人为特征的临床常见多发的精神病。病
位在脑，与心关系密切。脑外伤患者，由于卒受暴力，导致气
血逆乱、脑络受损；血行失常，瘀血阻窍，神机不出，故见神
昏；神昧不能驭下，肠腑失于通降，一身气机皆滞，故治宜通
腑、化瘀，以复升降出入之常。《素问·至真要大论》曰："诸
躁狂越，皆属于火。"桃核承气汤，出自张仲景《伤寒论》第
106条："太阳病不解，热结膀胱，其人如狂，血自下，下者
愈。其外不解者，尚未可攻，当先解其外，外解已，但少腹急
结者，乃可攻之，宜桃核承气汤"，其主证为少腹急结、其人
如狂，病机乃因瘀热互结于下焦所致。方中大黄苦寒，泻热活
血，祛瘀生新，为主药；桃仁、红花破血化瘀，以治瘀血内闭
之证，与大黄合用瘀热并治；芒硝泻热软坚，助大黄下瘀泻热；
桂枝温经行血，宣通阳气，助桃仁、红花活血行瘀，配于寒凉
破泻方中，可防寒凉凝血之弊；牛膝引血下行；甘草护胃和中，
缓诸药峻烈之性。诸药合用，共奏通腑泄热、逐瘀通络之效，
使瘀、热、燥一并而出。

现代药理研究证明，桃核承气汤有明显的抗血小板聚积性作用，尤其是其方中的活血化瘀药，可降低纤维蛋白原含量，降低血脂和血糖，加快脑血流速度，防止血栓扩大及使血栓溶解，保护脑组织，促进神经功能恢复，实现脑缺血的再灌流。综上，桃核承气汤治疗脑外伤所致精神障碍具有较好的临床疗效，且治疗时间越早、疗效越好，值得做更进一步的研究及应用。

案例　崔某，男，65 岁，本县人，1988 年 7 月 28 日就诊。患者抑郁沉闷，木然呆立，神情朦胧而茫然，问其早餐情况，颇费思索，良久方答："我忘了。"语出迟缓，然语音未落，大吵"头胀痛"，且捧头而啜泣不已；家人劝之，似头痛已止而转欣快兴奋，要给大家唱歌，其子阻之，其勃然大怒，大骂其子，并追打之。据询，既往体健，月余前被汽车撞倒，头部重度摔伤，昏迷约 3 小时，抢救清醒后，神情恍惚，头部胀痛，恶心呕吐，善忘，继之又出现时而抑郁沉闷，时而欣快冲动之精神症状。诊之，略瘦，肤色紫暗，眶区青暗，舌质暗红，边有青紫点，苔黄厚而干，中后黑燥，口苦涩而干，脉沉滑；既往胃气盛、颇能食，然常便秘，近五日未更衣，小溲黄赤。诊为瘀阻脑络，腑实邪热上扰。予桃核承气汤桃仁 18g、桂枝 5g、甘草 15g，加水 1400mL，煮至约 700mL，内大黄 30g，煮至约 500mL，去滓，内芒硝 15g，温服之。第 2～3 煎均加水 1100mL，煮至约 400mL，服之。首剂服罢，燥屎续下，抑郁与欣快均有所减轻；继之又进 4 剂，精神症状消失，头胀痛亦大有减轻，仅于激动时略有些痛；然善忘仅略有好转。遂改拟王清任血府逐瘀汤加减及针灸治之，共治疗 67 日，记忆力恢复。

按："脑为元神之府"（《本草纲目·卷卅四》），头部重度

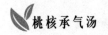
摔伤，瘀阻脑络，掩滞神机，故见抑郁沉闷、呆滞朦胧之象；然猝受重撞而惊骇，"惊则气乱"（《素问·举痛论》），逆乱阻郁之气极易受其"既往体健""胃气素强"之阳盛影响，化热聚胃敛实；腑实之邪热蒸冲，时可冲破瘀浊掩抑，故时又见欣快冲动之象；因之，投以泻热通腑、破血逐瘀之桃核承气汤 5 剂，精神症状迅解。又金正希曰："人之记性皆在脑中"（转引自《医林改错》），瘀阻脑络，凝塞灵窍，司记性之神志功能泯没，故善忘。夫虽经治而瘀得下，然灵窍深幽之瘀难尽，且祛之殊难。故改拟血府逐瘀汤重加透窍搜剔品，治近七十日，方竟全功。

四、强迫性神经症

强迫性神经症是一种以强迫观念和强迫动作为特征的疾病，其共同特点为：①患者意识到这种强迫观念、意向和动作是不必要的，但不能控制。②患者为这些强迫症状所苦恼和不安。③患者可仅有强迫观念和强迫动作，或既有强迫观念又有强迫动作，强迫动作可认为是为了减轻焦虑不安而做出来的仪式性活动。④患者自制力保持完好，求治心切。本病发病年龄多见为 16～30 岁之间，性别间无差异，脑力劳动者居多。心理社会因素常为诱发因素。病程迁延难治，常需行为治疗结合氯丙嗪等药物治疗。

案例 孙某，男，28 岁，西峡人，1998 年 6 月 30 日就诊。患者入院后见药工正持刀切药，吓得顿时面青肢抖，急呼其父"快拉紧我！我要夺刀杀人了！"其父紧拉之，其却极力挣脱，且厉声惨叫："用力拉！我要挣开了！"据询，患强迫性神经症已，始 4 年，则为"人为啥长两条腿""碗口为啥是圆的？"昼夜冥思苦想，明知无意义，但难以自制，甚为苦恼；近年余又出现强迫性冲动，看到刀、斧等，即克制自己不能持此杀人，然愈克制则愈产生必要持之杀人之冲动，为此痛苦不堪，气得常咒骂自己；近十余日昼夜哭啼，常狠抽自己耳光，或以头撞墙以惩戒自己。诊之，肌肤略瘦，肤色紫暗，面色紫赤而重，神情惆怅，额汗浸润，胁肋胀满疼痛，舌质暗红，边有瘀点，苔黄而干，中后焦黄，口干唇燥，渴喜冷饮，烦热躁急，脉沉弦滑，小溲黄，大便秘结。诊为气滞血瘀，神机不达；现证瘀热内盛。予桃核承气汤：桃仁 18g、桂枝 5g、甘草 12g，加水 1500mL，煮至约 700mL，内大黄 30g，煮至约 500mL，滤滓，内芒硝 15g，温服之；第 2～3 煎均加水 1200mL，煮至约 400mL，服之。首剂服罢，微利，症状稍有减轻；将方中芒硝减为 10g，再进 6 剂。服罢烦热躁急及自骂自惩等症消失，遇刀、斧等物，虽稍有欲持行凶冲动之念，但完全可以克制；然仍为无意义之问题穷思竭虑。瘀热已降，脉转沉弦；遂改拟疏郁化瘀达神类方药与针灸治之，共治疗 97 天，穷思竭虑消失而获愈。

按：此例强迫症系气滞血瘀，蔽掩心神，神机屈抑而致；病久不愈而痛苦甚、怫郁甚，致气郁极而化热，热与瘀合，燠蒸于上，故现强迫性冲动、烦热躁急及自骂自惩等症；因之，投以涤热破瘀之桃核承气汤，瘀热降泄而强迫性冲动等迅得控制，并由之促发了患者之必愈信心，使疏郁化瘀达神之治顺利进行，最终使此顽难"怪症"获愈。

五、急性妄想性精神病

妄想性精神病通常无清晰而持久的幻听、被控制妄想或情

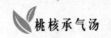

感迟钝，或器质性脑病的证据。偶尔可短暂地存在幻听，如果不占主导地位，仍然可诊断本病。

案例 朱某，男，54岁，遂平县人，2004年4月21日就诊。患者进院后径直至一角落前，怒目圆睁，双拳紧握，作搏斗状僵住不动；约一时许方走开而连呼"累死我了!"自谓："进院就看见几个恶鬼藏在角落里，我和它们大战了三天三夜，把它们打败后追杀到东海，杀了一个，其余的钻海里了!"并指着角落说："杀死的恶鬼在那里，红毛、牛头、青面獠牙!"听其梦呓样的叙述，大家直觉毛骨悚然。据询，病已四十余日，始发之夜突然看到屋里有"恶鬼"，吓得其觳觫惊叫不已，让全家人打"鬼"而折腾一夜，后夜夜如是；十余日后昼则亦然，并说"鬼"钻入了他的肚里，吃他的内脏；大便秘结是"鬼"捏着了他的肛门；近十余日，说"张天师"赐予他"斩妖剑"，让他灵魂离体去与"鬼"搏斗，动辄似搏斗状僵住1～2小时即然。诊之，肌肤略胖，皮肤粗糙，肤色紫暗，神情恍惚而朦胧，神志欠清，舌质暗红，苔黄而干，口唇紫晦，口干而渴，躁急少寐，脉沉弦滑，大便秘结，已5天未更衣，溲黄而短；诊为瘀热内壅。予桃核承气汤：桃仁18g、桂枝6g、甘草12g。加水1500mL，煮至约700mL，内大黄30g，煮至约500mL，滤滓，内芒硝20g，温服之。第2～3煎均加水1000mL，煮至约400mL服之。首剂服罢，燥屎下，然下犹未尽；鬼幻及神志欠清等稍减；将方中芒硝减为10g，又进5剂；服罢神情近常，神志趋清，鬼幻消失；然偶尔提及恶鬼事，似仍可见鬼影憧憧；且怔悸，多梦少寐，遂改拟四物汤加养心安神之品，并配合针灸治之，共治疗32日获愈。

按： 此例以鬼幻为主题，妄想荒谬而怪诞，幻觉鲜明而逼真，然其所述与"恶鬼"之战，虽绘声绘色，但存在时间与地点之错构、虚构，即显神志欠清，亦即现代医学所谓之意识障碍。此症在临床上多见于由痰所致而缓渐发病之精神分裂症偏执型，然必系久病不愈，痰及其所继生之瘀、毒缓移心窍，泯没部分灵窍方出现，此例则非。据其症象及发病急、病程短，且神情恍惚而朦胧，显系瘀热壅盛，暴起蒸扰神明所致，故投以泻热逐瘀之桃核承气汤，寥寥数剂而鬼幻失、神志清。

体会：仲师所立桃核承气汤，原为太阳病不解，邪传膀胱，热与血结之蓄血证而设，然于精神疾病临床上，无论是下焦蓄血，或其他因素所致之瘀热互结，若审证正确，施之其效卓然。但此方系泻热破瘀之攻伐之剂，故运用时需视病者实象显著，体质较为壮实方可；同时需中病即止，切勿过剂。关于方中之大黄，据吾家祖父辈经验及个人多年之临床实践体会，用量一般不应低于30g；同时宜后下，不宜与他药同煎；后下煎煮应掌握在10分钟左右，若煎煮时间过长，可使其"气锐行速"之性变气钝和缓，则甚难奏其涤热逐瘀之功。由瘀所致精神疾病之初病，即多具如梦如醉，或如醉如傻，或神情朦胧，或神情恍惚，或语出似梦呓，甚或神志欠清等象；然痰所致精神疾病之初病，甚少或几无上述征象。早年余就此请教先父丁浮艇先生，先生谓："盖痰与瘀皆浊邪，浊邪俱害清伤神者也；然痰多水湿聚敛，瘀多败血恶秽留蓄，故痰之害清伤神也，远不及瘀之胶黏凝闭清阳快及恶血毒秽伤神甚焉。"

六、精神分裂症

精神分裂症是一组病因未明的重性精神病，多在青壮年时期缓慢或亚急性起病，临床上往往表现为症状各异的综合征，

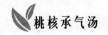

涉及感知觉、思维、情感和行为等多方面的障碍以及精神活动的不协调。患者一般意识清楚，智能基本正常，但部分患者在疾病过程中会出现认知功能的损害。病程一般迁延，呈反复发作、加重或恶化，部分患者最终出现衰退和精神残疾，但有的患者经过治疗后可保持痊愈或基本痊愈状态。

（一）临床症状

精神分裂症的临床症状复杂多样，可涉及感知觉、思维、情感、意志行为及认知功能等方面，个体之间症状差异很大，即使同一患者在不同阶段或病期也可能表现出不同症状。

（1）感知觉障碍　精神分裂症可出现多种感知觉障碍，最突出的感知觉障碍是幻觉，包括幻听、幻视、幻嗅、幻味及幻触等，而幻听最为常见。

（2）思维障碍　思维障碍是精神分裂症的核心症状，主要包括思维形式障碍和思维内容障碍。思维形式障碍是以思维联想过程障碍为主要表现的，包括思维联想活动过程（量、速度及形式）、思维联想连贯性及逻辑性等方面的障碍。妄想是最常见、最重要的思维内容障碍。最常出现的妄想有被害妄想、关系妄想、影响妄想、嫉妒妄想、夸大妄想、非血统妄想等。

（3）情感障碍　情感淡漠及情感反应不协调是精神分裂症患者最常见的情感症状，此外，不协调性兴奋、易激惹、抑郁及焦虑等情感症状也较常见。

（4）意志和行为障碍　多数患者的意志减退甚至缺乏，表现为活动减少、离群独处，行为被动，缺乏应有的积极性和主动性。

（5）认知功能障碍　在精神分裂症患者中认知缺陷的发生

率高，约85%患者出现认知功能障碍，如信息处理和选择性注意、工作记忆、短时记忆和学习、执行功能等认知缺陷。

（二）临床应用

李巨奇等报告了桃核承气汤合六味地黄汤加减治疗阳性精神分裂症继发糖调节受损疗效观察，方法：106例患者随机分为观察组和对照组，对照组指导规范合理饮食、运动干预及基础西药治疗，原氯氮平或奥氮平原剂量、方案不变。治疗期间原则上不再合并其他抗精神病药物、抗抑郁剂、镇静催眠药。合并明显药物不良反应以单次对症处理为主。观察组在对照组治疗的基础上加用桃核承气汤合六味地黄汤加减。处方：桃仁、炙甘草各10g，桂枝、大黄、芒硝各6～10g，生地黄、知母、麦冬各15～30g，熟地黄30～60g，牡丹皮、天花粉各10～15g，石膏10～30g，枸杞子30～60g，黄芪15～60g，煅龙骨、煅牡蛎、酸枣仁各30g。加减：便秘重者，大黄、芒硝后下；大便正常或次数多者，去芒硝，大黄同煎；气虚甚者加太子参，重用黄芪；阴虚重者倍生、熟地黄用量，加鸡血藤、夜交藤；脾虚者加茯苓、白术；尿多者加山茱萸、金樱子。煎服法：上药清水浸泡30分钟，煎药机煎取300mL，真空包装，早晚各150mL，温服，每天1剂，4周为1个疗程，观察3疗程。治疗前后测定空腹血糖（FPG）、餐后2小时血糖（2hPG）、空腹胰岛素（FINs），计算胰岛素分泌指数（ISI）、胰岛素敏感性指数（IAI）和胰岛素抵抗指数（IRI）。

结果：观察组改善糖调节受损的显效率为69.09%、总有效率为90.91%，对照组分别为19.61%、43.14%，两组显效率、总有效率分别比较，差异均有显著性意义（$P < 0.05$）。观

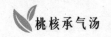

察组 FPG、2hPG、FINs、ISI、IAI、IRI 等指标改善显著，与治疗前及对照组治疗后比较，差异有显著性或非常显著性意义（$P < 0.05$，$P < 0.01$）。观察组不良反应发生率、TESS 总分均低于对照组（$P < 0.05$）。结论：桃核承气汤合六味地黄汤加减对 PSP – IGR 有良好的治疗价值。

讨论：本病属中医学"癫狂""消渴"等病范畴。金元四大家以"火热说""痰浊说"立论阐述本病。王清任以"瘀血"立论，提出气血失调、脑脉凝滞致病。张锡纯注重痰火学说在本病的运用。现代中医辨证分型为痰火上扰、痰湿内阻、气滞血瘀、阴虚火旺、阳虚亏损等，具有较高的临床指导意义。笔者临床观察，阳性精神分裂症患者多有痰火上扰、痰湿内阻、气滞血瘀表现。火、痰、瘀三因夹杂，耗气伤津，阴虚燥结，初伤肺脾，久及肝肾，发为消渴。故 PSP – IGR 临床与痰结、热郁、瘀阻、阴伤密切相关。本病病变脏腑主要在肺、胃、肝、肾，早期病在胃、肾，后期病在肝、肾，瘀阻、阴伤贯穿始终。从伤寒六经辨证，本病在腑与胃、膀胱，在脏与肝、肾密切相关。痰热瘀阻，初结下焦，蕴于太阳、阳明，为两经之腑证。病初瘀热结于太阳、阳明，在脏耗伤胃阴；病延及脏，邪至少阴、厥阴，在脏竭伤肝肾之阴。故本病治腑证宜桃核承气汤，治脏证宜取六味地黄汤加减。桃核承气汤证"热结膀胱，其人如狂""少腹急结"，乃血热互结下焦，热重瘀轻，血分浊热上扰心神所致，其神志改变，完全符合 PSP 以幻觉、妄想、行为怪异等阳性症状为主的临床特征。IGR 患者临床常见便秘、失眠、烦躁等症，桃核承气汤证与 IGR 患者瘀血燥结、气阴两虚的病机相符。故以桃核承气汤合六味地黄汤加减治疗 PSP – IGR 患者，符合其发病病机和临床证候特点。本观察表明，桃核承气汤合六味地黄汤能明显降低 PSP – IGR 患者空腹、餐后血糖及胰岛素，提高胰岛素敏感性，改善胰岛素抵抗，降低 T2DM 发生率，减少二苯并二氮杂类药物不良反应，延缓糖尿病早期向糖尿病转化的发展进程，提高非典型抗精神病药物的耐受性和应用范围，具有非常良好的治疗价值，值得临床推广应用。

（三）医案精选

钱某，女，18 岁，2004 年 12 月 6 日入院。患者从 14 岁开始，每次月经来潮期间，无故情绪低落，反应迟钝，注意力不集中，哭泣，心烦易怒，甚则打人毁物，入睡前出现幻听，听到女人的哭笑声音，恐惧紧张，难以入眠，一般 1 周左右上述症状逐渐自行缓解。近 2 年症状加重，常认为别人嘲笑自己，并知道自己心中的秘密，曾先后自杀 2 次，均得到及时抢救。经当地精神病医院诊断为精神分裂症，服奋乃静、舒必利等抗精神病药物治疗，效果不佳，来我院就诊。入院后经会诊确诊为精神分裂症。2004 年 12 月 8 日请中医会诊，患者自述除有幻听等精神症状外，还伴有月经后错，小腹冷痛，行经时夹有紫黑瘀血块，腰痛，小便通利，舌质暗红，舌苔薄黄，脉弦尺沉。西医诊断：精神分裂症。中医诊断：癫狂。证属下焦蓄血证。治宜活血化瘀，通下瘀热。方选桃核承气汤。药物组成：桃仁15g、大黄 12g、桂枝 6g、炙甘草 6g、芒硝（分冲）6g。2 剂。日 1 剂，水煎取汁 400mL，分早、晚 2 次服。2004 年 12 月 10日复诊：服上方 1 剂后，大便泻下 3 次，色黑，月经来潮，夹有瘀血块，小腹冷痛大减，服 2 剂后，月经颜色正常，小腹不痛，幻听消失。继以养血活血、疏肝解郁之剂调理，配合西药抗抑郁剂，病情稳定，随访未见复发。

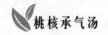

按：桃核承气汤破血下瘀，《伤寒论》第 106 条指出："太阳病不解，热结膀胱，其人如狂，血自下，下者愈。其外不解者，尚未可攻，当先解其外。外解已，但少腹急结者，乃可攻之，宜桃核承气汤。"本例患者肝气郁结，故情绪低落，反应迟钝，哭泣；肝郁化火，心肝火旺故心烦易怒，甚则打人毁物；瘀血阻滞胞宫，上扰心神，故幻听妄想。桃核承气汤中以辛润桃仁为君，取其破瘀行血之功；苦寒之大黄荡涤邪热、下瘀血，与桃仁合用，更增破血下瘀之力，又配辛温之桂枝通行血脉，散下焦之蓄血，同为臣药；咸寒之芒硝软坚散结，为佐药；炙甘草缓和诸药，调和胃气。诸药合用，共奏攻逐胞宫蓄血之功，使蓄血去而心神安。

七、血管性认知障碍

2014 年血管性认知障碍的诊断标准如下：国际血管性行为与认知障碍学会（VASCOG）声明中提出了血管性认知障碍（VCDs）这一概念。在诊断 VCDs 时，需要明确：①确定存在认知障碍。②确定血管疾病是引起认知缺陷的突出但非绝对唯一的病因。对于认知障碍的诊断，既要有患者及知情者的主观诉求，又要有客观的认知损害证据，主要评估的认知域包括：注意力和处理速度、额叶执行功能（计划、决策、工作记忆、反馈/纠错回应、新环境、习惯抑制、心理灵活性、判断）、学习和记忆、语言、视空间、实践 – 直觉 – 身体图式（包括实践、直觉、右/左定向、计算、身体图式、面容识别）和社会认知等方面。虽然由于血管病变位置不同使得 VCDs 临床表现多种多样，但是 VCDs 的突出的障碍是在处理速度和额叶执行功能上，表现为信息处理减慢、工作记忆变差，定势转移能力下降。同时 VCDs 体现了认知损害的连续病程，分为轻度 VCDs 前期、轻度 VCD、重度 VCD。轻度 VCD 前期又称为"大脑风险期"，指的是血管性脑损害可以没有任何认知损害的证据，但是这种无症状的个体在将来具有更高的认知功能下降的风险，因此值得关注，从而进行早期干预，但是目前对这个时期的研究证据较少。目前轻度 VCDs 的诊断指标，主要表现为典型的认知受损水平低于相同年龄、性别、教育和社会文化背景人群平均值的 1～2 个标准差（对于测试分数偏态分布者，在第 3～第 16 个百分位数之间）。对于 VaD 又称为重度 VCDs，其典型的认知受损水平低于平均值的 2 个标准差（或在第 3 百分位数以下）。但是在判定神经影像学或神经病理学中观察到的某种程度的血管性病变就是足以引起认知障碍的病因时，仍旧存在许多困难，尤其是当血管性病变与 AD 等神经变性病变同时存在时，尚存在一定争议。

陈源为观察小柴胡汤合桃核承气汤治疗脑梗死后血管性认知障碍的临床疗效，将 120 例脑梗死后血管性认知障碍患者随机分为两组各 60 例。对照组采用西药常规治疗，治疗组在对照组治疗基础上加服中药小柴胡汤合桃核承气汤加减治疗，处方如下：柴胡 25g、黄芩 20g、法半夏 15g、党参 30g、炙甘草 10g、桂枝 15g、桃仁 10g、大黄 5g（后下）、芒硝 2.5g（冲服）、红景天 15g、天麻 10g。便溏者去芒硝；血瘀证明显者加银杏叶 10g、三七粉 5g（冲服）；伴头痛者加白芷 10g、细辛 5g、川芎 10g；湿甚者加石菖蒲 20g、郁金 15g。每天 1 剂，水煎 250mL，分 2 次饭后温服。两组均治疗 4 周为 1 个疗程，治疗 3 个疗程后比较疗效。

结果：临床疗效总有效率治疗组为 88.33%，对照组为

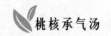

66.67%，组间比较，差异有统计学意义（$P < 0.05$）；两组 MMSE（简明精神状态量表）、ADL（日常生活活动能力量表）及 HDS（长谷川痴呆量表）评分治疗前后组内比较及治疗后组间比较，差异均有统计学意义（$P < 0.05$）。

讨论：脑梗死属于中医学"中风"范畴。唐宋以前主要是从"外风"论治，治疗以疏风散邪、扶助正气为法；唐宋以后主要是从"内风"立论，提出了平肝息风、滋阴潜阳、开闭固脱等方法。病因主要是内伤积损，劳欲过度，饮食不节，情志所伤，气虚邪中。中风形成虽有各种原因，但其基本病机总属阴阳失调，气血逆乱。病位在心脑，与肝肾密切相关。近现代主要从"瘀""痰"论治，治疗多以活血化瘀、化痰通络、痰瘀同治为法。《素问·脉要精微论》载："头者，精明之府。"李时珍在《本草纲目》中亦指出脑为"元神之府"。"精明""元神"均指主宰精神意识思维活动功能而言，因此可以认为神明为心脑所主。《伤寒论》中诸多条文都有与神志相关方面的论述："太阳病不解，热结膀胱，其人如狂，血自下，下者愈。其外不解者，尚未可攻，当先解其外。外解已，但少腹急结者，乃可攻之，宜桃核承气汤。"此条文中的"如狂"说明桃核承气汤可以治疗神志方面的疾病；"伤寒五六日，中风，往来寒热，胸胁苦满，默默不欲饮食，心烦喜呕，或胸中烦而不呕，或渴，或腹中痛，或胁下痞鞕，或心下悸，小便不利，或不渴、身有微热，或咳者，小柴胡汤主之"。此条文中"默默不欲饮食""心烦""胸中烦"都与神志有关。因此《胡希恕医论医案集粹》在介绍胡老的临床经验时说："据小柴胡汤四大主症之一默默不欲饮食观之，深悟柴胡剂有作用于神经病，对脑系有益，默默者，神经病也。又茯苓、桂枝同用，对神经不定态的症状辄有效，宜注意之。"再考据经络循行，太阳经和少阳经皆属阳经，并都循行头部，根据《伤寒论》"但见一症便是，随症治之"的原则，因此将二方合用并进行加减治疗脑梗死合并认知障碍取得了较好的临床效果，也扩大了经方在临床中的应用范围。

郭子华为观察中西医结合治疗脑梗死后血管性认知障碍的疗效。方法：114 例随机分为两组各 57 例，两组均给予戒烟、禁酒、低盐饮食等控制原发疾病的危险因素措施，积极给予康复锻炼。对照组予尼莫地平口服，每次 40mg，日 3 次；美金刚口服，首周每次 5mg，日 1 次，每周递增 5mg，每日最大剂量不超过 20mg。观察组加用小柴胡汤及桃核承气汤加减治疗，药用：党参 30g、柴胡 24g、黄芩 21g、桂枝 15g、法半夏 15g、红景天 15g、天麻 9g、炙甘草 9g、桃仁 9g、大黄 6g（后下）、芒硝 3g（冲服）。血瘀严重者加三七粉 6g（冲服），银杏叶 9g；头痛者加川芎 9g、白芷 9g；湿甚者加郁金 15g、石菖蒲 21g；伴有便溏者减芒硝。日 1 剂，水煎后分早晚 2 次饭后温服。两组治疗 3 个月，比较两组临床疗效以及认知功能、生活能力改善效果。

结果：总有效率观察组高于对照组（$P < 0.05$），HDS（长谷川痴呆量表）评分与 ADL（日常生活活动能力量表）评分观察组均高于对照组（$P < 0.05$）。

结论：中西医结合治疗脑梗死后血管性认知障碍效果确切，能有效改善认知功能，提高患者生活能力。

讨论：血管性认知障碍是主要由脑血管疾病危险因素、脑血管疾病等引起，其中又以脑梗死最为多见，是脑梗死后常见的并发症之一。脑梗死由于血管闭塞，脑部血流灌注量减少，

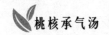

引起白质损害，出现腔隙性、大皮层梗死，导致脑萎缩，最终引起认知障碍。多表现为定向力差，语言能力、记忆力减退，注意力欠佳。西医多用 NMDA 受体拮抗剂及胆碱酯酶（ChE）抑制剂类药物对症治疗，通过降低谷氨酸浓度，提高乙酰胆碱含量，减轻对神经元的损伤。中医学认为，血管性认知障碍是由于年老肾虚而引起，故老年人更为多见，脏腑功能失调致痰、瘀、风、火等而发病。病位在脑，属本虚标实之证。肾精气虚合并心、肝、脾失调为虚，以痰浊、瘀血等为实，病理基础为肾精气虚，发病关键为痰浊、瘀血，病机为气血逆乱、阴阳失调。治疗应以化瘀活血通络，痰瘀共治为原则。

小柴胡汤及桃核承气汤均有治疗神志疾病的功效。两方合用，方中党参补中益气、健脾益肺，含有多种酚类、糖类等元素，能够增强机体的免疫力，具有改善微循环的作用，同时能够调节胃蛋白酶活性及胃肠运动的功用。柴胡升阳、疏肝、解郁，所含的柴胡多糖具有增强吞噬及自然杀伤细胞功能，促进免疫能力，减轻肝细胞变性、坏死，恢复肝细胞内糖原与核糖核酸水平起到抗肝损伤的作用。黄芩燥湿、解毒，通过抗氧自由基损伤发挥保肝利胆的功效。桂枝温经通脉。法半夏燥湿化痰。红景天补肾理气、养血活血、清肺通脉，通过提升机体的非特异性抵抗力，增强氧气扩散能力，加强氧与血红蛋白的结合能力，减少机体的耗氧量，提高抗氧化能力，以达到增强脑血流、抗脑缺氧的功效。天麻具有平肝、祛风、止痛功效，能够增加脑部血流量，降低血管阻力，起到镇静、镇痛、抗惊厥的功效，同时通过调节及保护大脑神经系统，增强记忆力，达到增智的效果。炙甘草补益气血。桃仁祛瘀血，通过增加静脉血管流量，舒张血管，降低血管阻力，扩张血管壁，抑制血凝及溶血，改善肝脏表面微循环。大黄具有活血逐瘀、通经保肝的功效。芒硝清热解毒，泻热通便。三七粉散瘀，含有三七皂苷、三七素等多种有效成分，有活血化瘀、耐缺氧及提高机体免疫功能的作用。银杏叶敛肺化瘀，通过清除自由基、抗氧化、调脂、改善血液流变性及增加毒蕈碱受体密度达到改善记忆学习能力的功用。川芎行气活血、祛风止痛，《本经》谓之"主中风入脑，头痛"。白芷芳香通窍，祛风、活血、止痛，通过兴奋延脑呼吸中枢、迷走神经血管运动中枢，增强呼吸、提高血压、减缓脉搏，达到除湿通窍的目的。郁金行气破瘀，《本草备要》谓之行气、解郁、泄血、破瘀、散肝郁。石菖蒲化湿开窍、豁痰醒神，《药性论》谓之治风湿顽痹，耳鸣，头风。诸药合用，共奏理气健脾、活血化瘀、补肾保肝、豁痰通窍、调和阴阳之效。综上所述，在西医常规治疗的基础上联合应用小柴胡汤及桃核承气汤加减治疗脑梗死后血管性认知障碍效果较好，能有效改善认知功能，提高患者生活能力。

八、焦虑症

焦虑症，又称为焦虑性神经症，是神经症这一大类疾病中最常见的一种，以焦虑情绪体验为主要特征。可分为慢性焦虑（即广泛性焦虑）和急性焦虑（即惊恐发作）两种形式。主要表现为：无明确客观对象的紧张担心，坐立不安，还有植物神经功能失调症状如心悸、手抖、出汗、尿频等及运动性不安。注意区分正常的焦虑情绪，如焦虑严重程度与客观事实或处境明显不符，或持续时间过长，则可能为病理性的焦虑。目前病因尚不明确，可能与遗传因素、个性特点、认知过程、不良生活事件、躯体疾病等均有关系。

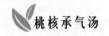

郑某，女，20岁。2005年10月5日初诊。患者因家庭矛盾于5天前出现急躁易怒，语言错乱，时而神志模糊，时而哭闹不止，不时出现身体颤抖，睡眠差，饮食减少，五日未更衣。舌质绛红，苔黄且稍厚，脉象沉涩。证属热瘀血结，治拟攻逐瘀热。桃核承气汤加味：桃仁、菖蒲、郁金各15g，大黄8g，芒硝5g，朱砂1g，琥珀2g，远志10g，青礞石、炒枣仁各30g，桂枝、炙甘草各6g。3剂后泻下燥屎较多，大便畅通，情绪明显平稳，回答切题，身体也不再颤抖，眠食已见好转。上方加减续服20余剂，病情逐渐平稳，后改用黄连温胆汤调治而告愈。

按： 桃核承气汤虽然药物只有五味，但组方严谨，功专力宏。方中桃仁破血祛瘀，大黄逐瘀泄热，二药合用，瘀热并泄，共为君药；桂枝通利血脉，助桃仁破血祛瘀；芒硝泄热软坚，助大黄逐瘀泄热，共为臣药；炙甘草益气和中，并缓诸药峻烈之性，使祛瘀而不伤正，为佐使药。本方用桂枝的含义有二：一是行气，气行则血行，增加桃仁、大黄泄热破结祛瘀的作用；二是在大黄、芒硝、桃仁这些阴分药中加入桂枝，取其辛热走窜之性，以阳热之动，制约阴寒之凝。全方合用共奏泄热破结之功。凡病机为下焦热瘀血结者，用本方施治，确可收到理想效果。

九、抑郁症

抑郁症又称抑郁障碍，以显著而持久的心境低落为主要临床特征，是心境障碍的主要类型。临床可见心境低落与其处境不相称，情绪的消沉可以从闷闷不乐到悲痛欲绝，自卑抑郁，甚至悲观厌世，可有自杀企图或行为，甚至发生木僵；部分病例有明显的焦虑和运动性激越；严重者可出现幻觉、妄想等精神病性症状。每次发作持续至少2周以上、长者甚或数年，多数病例有反复发作的倾向，每次发作大多数可以缓解，部分可有残留症状或转为慢性。

唐某，女，42岁。主诉：失眠，精神抑郁2年余，加重10天，于2009年5月13日来我院就诊。病史与现症：患者在农村务农，家境贫寒，常年营养不良，性格内向，要强。2年前为其子操劳婚事后，于婚礼当日晚间发生失眠，后逐渐加重需服安眠药才能入睡，以后渐渐发展为语言行动异于平常，半年后症状减轻遂未予重视治疗。10天前因与人争吵生气后病情复作，言谈举止失常，或行或止，不听劝阻，目前已丧失自理能力。时而烦躁，时而郁郁悲愁，彻夜不眠，每次自服舒乐安定达12片，仍然不能入睡，入睡则呓语多，咽部堵塞不适，口干渴，时时饮水，饮食可，手足麻木，白带多，近年月经量偏多，腰部酸痛，倦怠乏力，大便干燥，4天未行。体型偏瘦，表情淡漠，面色黑，双目与口周之间为甚，舌质淡红，舌苔白黏厚腻，中间黑色干燥少津，脉沉涩。患者无精神病家族史。临床诊断：抑郁症（阴虚血燥，痰瘀内阻）。处方：桃仁30g、酒大黄5g、炒栀子6g、黄芩10g、知母6g、天花粉20g、地骨皮6g、远志10g、海藻15g、夏枯草10g、合欢花10g、合欢皮10g、制首乌15g、炙甘草6g。每日1剂，水煎分2次服。2诊：自诉服方7剂后大便通畅，神智渐渐清楚，行动已经配合家属。但仍不能寐，口干渴，腰部酸痛，倦怠乏力。上方去桃仁、大黄，加山药15g滋肾益脾，牛膝10g滋补肝肾。7剂继服。3诊：患者精神、气色较前好转，自述手足麻木感较前缓解，腰部酸痛乏力感减轻，失眠情况改善，但仍多梦。二便调，食纳尚可。

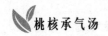

改服丸药方，清热化痰，镇心安神。人工牛黄 20g，珍珠粉 10g，黄连 30g，青礞石 50g，法半夏 60g，沉香粉 30g，远志 50g、石菖蒲 60g，神曲 90g，莲子心 30g，陈胆星 50g，炙甘草 30g。上药共研为极细末，炼蜜为丸，每丸重 9g，每日早晚各 1 丸，饭前服用。患者未再来复诊，半年后电话随访，家属谓：食纳、精神体力基本恢复病前状态，可以正常生活劳动，睡眠改善，舒乐安定减为每日 4 片。

按：本例患者为中年妇女，家境贫寒，生活压力大又性格内向，平素多思善虑，导致气机郁滞，肝气失于条达，木郁克伐中土，加之常年饮食营养不良，气血化源不足，使脾气更虚，运化无力，痰湿渐生，气郁则血瘀，日久痰瘀胶结，化热伤津，又加长期大剂量服用安眠药，更伤人体正气。邪热与痰瘀互结，内入血分，上扰心神，则见失眠、烦躁、行为失常等如狂之证。患者虽为虚弱体质，但考虑到主症是神志昏乱、失眠、口干渴，且饮食尚可，故不必补脾胃，直接清化痰瘀即可。处方以桃仁为主，破血祛瘀；大黄苦寒，荡实除热，亦助桃仁，两药同用即桃核承气汤之意，活血化瘀，通下郁热。黄芩、栀子、知母三药伍用，气血并治，共奏清三焦瘀热而凉血之效；天花粉清热生津，地骨皮泄热凉血，与天花粉伍用泄热邪而止烦渴；夏枯草清肝泻火，行气解郁；远志宁心安神，祛痰开窍；海藻清痰软坚；合欢花皮安神解郁；制首乌补益精血，滋肾养肝；炙甘草调和诸药。诸药合用，既可舒肝通瘀，清化痰热，又可滋补阴液之不足。后予以丸药，主要考虑到痰瘀为患多顽固难愈，病程缠绵，难求速愈。且本例患者病程较长，病情较重，治疗不能急于求成，坚持持续的治疗非常重要。蜜丸便于服用，性质柔润，作用和缓，且有补益作用，还可缓和苦寒药物伤胃，适合长期服用。此外抑郁症患者，一定要注意调节情绪，避免不良的精神刺激。《素问·汤液醪醴论》亦指出："精神不进，志意不治，故病不可愈"，可见心理活动直接影响疾病的病程和预后。只有在药物治疗的同时配合心理治疗，才能彻底治愈。

下篇

现代研究

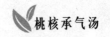

第五章　现代实验室研究概述

第一节　桃核承气汤全方研究

一、保护血管内皮

血管内皮细胞（VEC）不仅是一个被动的血管内层的屏障，而且能够合成与释放多种活性物质，参与正常的血管功能。VEC 的损伤与氧化应激、氧化型胆固醇和氧化型低密度脂蛋白、内皮细胞黏附分子和细胞因子、同型半胱氨酸等均有密切的关系，同时糖尿病、高脂血症、高血压、炎症反应、血流动力学的改变及细胞毒性物质等也是参与损伤的重要因素。

王军等通过建立糖尿病鼠大血管病变模型，监测转化生长因子（TGF－β1）和结缔组织生长因子（CT－GF）相关表达，与西药组相比中药高剂量组，CTGF、TGF－β1 均有降低，且差异有统计学意义（$P < 0.05$）。发现桃核承气汤对于 TGF－β 及其信号转导通路在血管纤维化中起着重要作用，并与 CTGF 有着密切联系。李赛美等实验显示，加味桃核承气汤能够升高组织型纤维蛋白溶酶原活化物（tPA）、氧化亚氮（NO）含量，而降低纤维蛋白溶酶原活化物抑制剂－1（PAI－1）、内皮素－1（ET－1）和细胞间黏附分子－1（I－CAM－1）含量。刘禹兵等研究发现，中药组（桃核承气改良方）和西药组（舒

降之和阿司匹林混合液）较模型组 NO 含量明显升高，血管内皮较连续增生减低，VEGF 水平降低。证实桃核承气改良方能有效促进血管内皮剥脱（PCI）术后内皮的修复，抑制增生，预防术后再狭窄，并且其费用及毒副作用均小于常规西药。有研究发现，加味桃核承气汤能够有效降低糖尿病大鼠血管中致纤维化因子胶原蛋白 Ⅰ、Ⅲ 表达，增强 CD34 的表达，这可能是桃核承气汤能够促进血管新生从而加速创面修复的主要作用机制。

二、改善肝肾功能

肝纤维化是常见的肝脏病变，是多种慢性肝病的共同病理特征，易发展成为肝硬化。中医学认为，肝纤维化归属于"胁痛""癥瘕""积聚"等范畴，病机特点为"瘀、郁、虚、湿"。而《伤寒论》桃核承气汤加减方具有活血软坚、疏肝解郁、健脾化湿之功，可通过多个环节达到抗肝纤维化的效果。赵治友等采用四氯化碳（CCl_4）诱导大鼠肝纤维化模型观察证实，加味桃核承气汤治疗后大鼠精神状态、皮毛光泽相比较好，无腹水；肝脏质地、颜色明显好转，无颗粒；肝细胞脂肪变性程度较轻，纤维增生不明显；血清天门冬氨酸氨基转移酶（AST）、丙氨酸氨基转移酶（ALT）、组织转化生长因子 – β1（TGF – β1）蛋白、α – 平滑肌肌动蛋白（α – SMA）、金属蛋白酶组织抑制因子 – 1（TIMP – 1）水平及肝纤维化 SSS 计分下调明显。赖东渊等实验发现，加味桃核承气汤可增加肝脏中谷胱甘肽含量，抑制 CCl_4 引起的肝脏脂质过氧化、肝细胞坏死以及淋巴细胞浸润，从而降低肝损害。另有实验结果显示，加味桃核承气汤能明显增强血清高密度脂蛋白胆固醇（HDL）的合

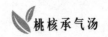

成、抑制内源性甘油三酯（TG）的合成、降低血清总胆固醇（TC）含量，促进血清低密度脂蛋白胆固醇（LDL）的降解，降低肝组织丙二醛（MDA）含量及血清 ALT 水平，升高肝组织超氧化物歧化酶（SOD）活性，调节脂质代谢，减轻肝脂肪变性程度，防治脂肪肝以及阻止向肝纤维化发展。

慢性肾小球硬化是一个长期渐进的发展过程，是各种原因导致肾小球损伤后的共同转归，也是肾衰竭的不可逆的组织学改变。血瘀是肾小球硬化的主要病机，而桃核承气汤是治疗下焦蓄血的代表方剂，可以作为延缓肾小球硬化机制研究的干预药物。赵艳明等采用 5/6 肾切除法建立慢性肾衰竭大鼠模型，灌胃 10 周，观察发现桃核承气汤能够明显改善大鼠肾脏病理，降低肾小球硬化指数，降低血肌酐（Scr）、尿素氮（BUN）水平。分析认为与增大肾小体囊腔面积，改善肾小球的高滤过、高压力状态有密切的关系。有研究显示，桃核承气汤治疗肾小球硬化的主要作用机制在于提高血清 SOD 水平及机体清除自由基的能力；有肾小球滤过率逐步下降的趋势；减少 TG、TC、Scr、BUN 含量及 24 小时尿蛋白定量；抑制 TGF – β1 表达；调控肿瘤坏死因子（TNF）、白介素 – 6（IL – 6）分泌水平；降低细胞外基质主要成分纤维连接蛋白水平等；减缓脂质过氧化过程，减轻肾损害。

三、提高免疫机能

免疫功能低下常与一些疾病的发生、发展关系密切，许多疾病如肝肾功能不全、胰腺炎、血液病、肿瘤等都可以导致机体免疫力低下。桃核承气汤是良好的免疫调节剂，能够通过影响各类炎性因子的表达，显著提高机体免疫功能。陈光晖等发现此方能够对抗内毒素通过激活巨噬细胞和中性粒细胞所产生氧自由基，提升机体清除氧自由基的能力。有实验显示，桃核承气汤能够减低病理和超微结构改变及血清丙氨酸转移酶、血浆内毒素含量、二胺氧化酶、尿素氮含量；抑制促炎细胞因子 IL－6、TNF－α、IL－1 的释放，促进抗炎因子 IL－4、IL－10、IL－2 的释放，从而控制炎症扩散。另有研究证实，加味桃核承气汤可以减少阿尔茨海默病大鼠 CD4＋T 淋巴细胞、降低 CD4＋/CD8＋以及血清 IL－6 含量，发挥抗老年性痴呆的作用。同时又能够增加免疫功能低下鼠 CD4＋T 细胞数，促进 CD8＋T 细胞活化，增加免疫功能。

四、调控血糖

糖尿病是一种由于多种原因引起的内分泌代谢紊乱性疾病，是一种常见的终身性疾病，常伴有心、血管、脑、肾、眼等多种并发症，成为该病致死致残的主要原因。《伤寒论》对糖尿病症状有贴切描述，如"大烦渴不解""欲饮水数升""舌上燥而烦""消谷引饮""小便数"等。临床及实验研究表明，加减桃核承气汤对糖尿病有改善"三多"症状、降糖、降脂、改善血液流变学及微循环等作用，其作用机制是多层次多环节的。李惠林等发现，加味桃核承气汤能够改善链脲佐菌素（STZ）糖尿病鼠"三多一少"的典型症状，使血糖下降36%，胰岛素分泌较糖尿病对照组高82.7%，还可增加胰岛素受体亲和力。加减桃核承气汤还可增加糖尿病合并高血压大鼠骨骼肌对葡萄糖的摄取和利用；控制血压；缓解小动脉痉挛，明显改善毛细血管的血流量。熊曼琪等报道，加味桃核承气汤能够降低正常及糖尿病大鼠的空腹血糖；改善胰腺微循环；抑制胰及胰外组

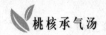

织分泌胰高糖素；促进 β 细胞分泌内源性胰岛素；修复胰岛内分泌细胞；抑制肝糖原分解。

五、抗凝

现代医学认为，蓄血证与血液循环障碍关系密切，主要表现为微循环障碍、血液流变学和血流动力学异常。桃仁承气汤能有效改善血液流体力学状态，从而改善血液凝聚、黏度增加的病理状态。药理研究证实，桃仁提取物有显著抗凝血的作用，而桂枝中的桂皮油成分能扩张血管，改善外周循环。桃仁与桂枝相配伍，能改善血液流变学及血流动力学的异常。谢华等研究发现，桃核承气汤对于血小板聚集和血栓形成具有明显的抑制作用，而大黄酸是产生活血化瘀药效的主要成分之一。研究证实，加味桃仁承气汤能显著减轻内毒素致伤大鼠 DIC、血小板及白细胞降低，明显缩短延长的凝血酶原时间（PT）、部分凝血活酶时间（APTT），增加血浆抗凝血酶及活化蛋白 C（APC）活性，纠正血浆纤维蛋白原水平，降低大鼠死亡率，其作用不亚于低分子肝素。王柏省等通过建立血瘀证大鼠模型发现，桃核承气汤能改善血瘀证模型大鼠体征及舌质、眼球颜色，增加毛发光泽度；明显改善大鼠的全血黏度、血浆黏度、全血还原黏度和红细胞比容等。

第二节　主要组成药物的药理研究

一、桃仁

1. 对动脉粥样硬化的作用　文川等观察了桃仁对载脂蛋白

E（ApoE）基因缺陷小鼠动脉粥样硬化斑块炎症反应和血脂的影响。结果显示，桃仁能够干预 ApoE 基因缺陷小鼠成熟斑块的进展，有稳定斑块的作用，其机制可能与调节脂质代谢和抑制炎症反应有关。ParkWH 等用自发的家族性高胆固醇血症（KHC）动物模型－KHC 兔研究含有桃仁的韩国方剂 Hwaotang。结果表明，其具有抑制动脉粥样硬化斑块的形成、抗 LDL 氧化、改善 KHC 的作用，推测该方及各组成药物对局部缺血梗死的保护作用与抗血小板聚集和抗血栓形成作用有关。由 7 种中药（包括桃仁）组成的韩国方剂 Silso－san－gami 的水提液，可抑制 KHC 兔主动脉粥样硬化斑块的形成，改善 KHC，推测可能与其抗低密度脂蛋白（LDL）氧化的作用有关。心血管保护合剂（CVPM）由丹参、红花、桃仁、山楂、当归、蚯蚓等 9 种中药构成，经研究证明该方及其组成成分，可以改进高脂饮食 SD 大鼠血管内皮细胞生存的体内环境，促使内皮细胞增殖，从而减轻体内过量胆固醇对内皮细胞的损伤。

2. 对血小板聚集的作用　朱萱萱等经研究发现，桃仁水提物、苦杏仁苷、桃仁脂肪油对二磷酸腺苷（ADP）诱导的血小板聚集都有不同程度的抑制作用，作用强度以桃仁水提物最强，其次为苦杏仁苷和桃仁脂肪油。

3. 对心肌缺血的作用　耿涛等比较桃仁 4 种提取物对抗心肌缺血损伤的作用。结果显示，桃仁石油醚提取物能降低急性心肌梗死大鼠心电图 ST 段的抬高，抑制血清中肌酸磷酸激酶（CPK）、乳酸脱氢酶（LDH）的升高，降低心肌梗死面积（$P < 0.05$）。桃仁水提物、无水乙醇提取物、乙酸乙酯提取物对这些心肌缺血性指标未见有明显影响。

4. 对矽肺的作用　采用桃仁提取物治疗矽肺大鼠，观察矽

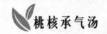

肺大鼠胶原蛋白和生化指标变化，及桃仁提取物对大鼠矽肺病理影响。结果发现，桃仁提取物能显著抑制矽肺大鼠胶原蛋白合成和减少血清铜蓝蛋白，有延缓矽肺纤维化的作用。

5. 对酪氨酸酶的作用　闫军等用50%乙醇提取中药有效成分，利用紫外分光光度法测定酶促反应的速度，研究中药对酪氨酸酶的抑制作用。结果显示，桃仁抑制作用最好且不影响酶促反应的平衡。孙秀坤等探讨中药乙醇提取物对酪氨酸酶翻译后加工成熟及运输的影响。结果表明，桃仁的乙醇提取物能够促进黑色素瘤细胞酪氨酸酶蛋白的成熟、稳定及运输。

6. 对肝脏的作用　张晓平等经试验证明，山桃仁水煎提取物能有效地阻止血清中Ⅰ、Ⅱ型前胶原的沉积，从而预防肝纤维化的形成，亦能促进肝纤维化患者肝内已沉积的胶原纤维分解吸收和降解，是临床预防肝纤维化和促使肝纤维化逆转的良药。有报道表明，桃仁提取物和虫草菌丝具有抗血吸虫病肝纤维化作用，可有效地促进肝纤维化逆转，改善门脉高压，调整机体异常的免疫状态。其主要作用机制在于提高肝组织胶原酶活性，促进纤维化肝脏肝内胶原的降解。

7. 对癌症的作用　有体外研究表明，苦杏仁苷对前列腺癌、结肠癌、人早幼粒细胞白血病（HL‐60）等均有一定的抑制作用。苦杏仁苷为桃仁的主要药理成分，为一种产氰的葡萄糖苷。目前，国内外对其药理的研究较少，毒理研究也缺乏大量的验证资料，表明桃仁的开发和临床应用空间有待进一步挖掘。

二、桂枝

1. 抑菌作用　在体外状态下，桂枝醇的提取物对大肠杆菌、金黄色葡萄球菌及枯草杆菌具有抑制作用，其有效浓度≤

25mg/mL。平板挖洞法抑菌实验证明，桂枝醇可以抑制肺炎球菌、白色葡萄球菌、肠炎沙门菌及变形杆菌，且对伤寒和副伤寒甲杆菌、炭疽杆菌及霍乱弧菌等也有抑制作用。

2. 抗炎、抗过敏作用　桂枝挥发油对急性、慢性和免疫损伤性炎症均有显著的拮抗作用，其作用与抑制花生四烯酸代谢、影响炎症介质生成及抗氧化等有关。聂奇森等试验结果表明，桂枝提取物具有显著的抑制透明质酸酶的作用，具有强抗过敏作用，其活性成分为缩合型鞣质。黄丽等研究发现桂枝提取物经大孔树脂富集纯化后抑制率达到了 67%，具有很强的抑制透明质酸酶和抗过敏作用，其主要抗过敏成分为多酚类物质。

3. 抗肿瘤作用　桂枝中桂皮醛具有良好的体内体外抗肿瘤效果，其机制主要涉及对肿瘤细胞的细胞毒作用和诱导肿瘤细胞产生凋亡。对体外培养的人皮肤黑色素瘤、乳腺癌、食管癌、宫颈癌、肾癌、肝细胞瘤细胞的增殖具有良好的抑制作用，在适当剂量范围内可以保护和恢复荷瘤小鼠的免疫功能；桂皮醛能有效对抗小鼠 S180 实体瘤，对人肿瘤细胞发挥细胞毒作用的同时，也能诱导其发生细胞凋亡，且在一定剂量范围内具有保护和恢复机体免疫功能的作用。桂皮醛对胃癌裸鼠移植瘤模型，以不同浓度腹腔注射并与卡铂治疗比较，结果显示桂皮醛体内抗肿瘤作用明显，其机制与抑制肿瘤细胞增殖、诱导细胞凋亡有关。

4. 抗病毒作用　汤奇等采用鸡胚法，观察桂枝挥发油和桂皮醛抗流感病毒生长的作用。结果显示，桂枝挥发油、桂皮醛具有良好的抗流感病毒作用，桂皮醛可能是其抗病毒效应的主要成分之一。刘蓉等采用一系列方法测定桂枝挥发油及其主要成分桂皮醛体外对甲型流感病毒 A/PR/8/34（H1N1）增殖的

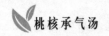

影响及对该流感病毒株感染小鼠的治疗作用。结果表明桂枝挥发油及桂皮醛具有抗甲型流感病毒作用。

5. 利尿作用 采用含桂枝的五苓散提取液以 0.25g/kg 的剂量给麻醉犬静脉注射，可使犬尿量明显增加，单用桂枝（静脉注射剂量为 0.029g/kg）利尿作用比其他四药单用显著，故认为桂枝是五苓散中主要利尿成分之一。

6. 扩张血管、促进发汗作用 现代医学认为桂枝中主要成分桂皮醛、桂皮酸钠具有扩张血管、促进发汗的作用，常与麻黄相须为用，以增强全方的发汗解表之功。研究证实桂枝汤具有扩张血管和促进发汗的作用。桂枝乙醇提取物对大鼠离体胸主动脉环的舒张血管作用具有非内皮依赖性，其机制可能与抑制血管平滑肌细胞内质网储存钙的释放有关。

7. 降压作用 桂皮醛静脉连续给药后对麻醉大鼠心率、血压、左室收缩压、左室舒张压、左室最大压力变化速率等血流动力学指标的影响，结果显示桂皮醛在 $120 \sim 360mg/kg$ 剂量范围内呈剂量依赖性地降低。桂皮醛对麻醉大鼠的心率具有显著抑制作用，对血压具有降低作用且可能与其对心肌的负性变时、变力效应和舒张血管作用有关。研究亦表明桂皮醛对氧自由基诱导的自发性高血压大鼠离体主动脉收缩也有抑制作用。

8. 解热、解痉镇痛作用 药理学研究证实，桂枝具有明显的镇痛解痉作用，因能作用于大脑感觉中枢，提高痛阈而具有镇痛效果。唐伟军等采用热板法和扭体法观察桂枝对小鼠热致痛和醋酸致痛的作用，结果显示桂枝对热致痛小鼠可明显延长其痛阈时间，对小鼠醋酸所致的疼痛，有显著的拮抗作用，以桂枝醇提液镇痛明显，与颅痛定无显著性差异（$P > 0.05$），桂枝水提液镇痛效应与颅痛定有显著差异（$P < 0.05$），提示桂

中镇痛有效成分为醇溶性物质。

9. 镇静、抗惊厥作用　桂枝中桂皮醛化合物具有镇静和抗惊厥作用。研究表明小鼠给予桂皮醛后，其自主活动减少，可增加巴比妥类药物的作用，同时对抗苯丙胺的作用，拮抗士的宁作用，降低烟碱致惊厥，抑制听源性惊厥等。

10. 抗血小板聚集、抗凝血作用　研究发现桂皮醛在体外能够明显抑制胶原蛋白和凝血酶诱导的大鼠血浆中血小板的聚集，在体内能够显著延长小鼠断尾后的出、凝血时间，减轻大鼠动－静脉旁路丝线上血栓的质量，说明桂皮醛具有明显抗血小板聚集和体内抗血栓作用。其机理可能与抑制血栓烷素 A2 的形成，进而抑制血小板聚集有关。

三、大黄

1. 泻下作用　泻下是大黄最重要的药理作用，其泻下导滞、清热泻火等功效均与其泻下作用有关。一般认为结合型蒽醌类是大黄泻下的有效成分，游离蒽醌无泻下作用。研究表明，结合蒽醌含量越高，致泻强度越高，致泻强度与结合蒽醌含量之间具有一定相关性，而与游离蒽醌之间无关联。但是有人对此持不同观点，其理由是：实验发现，泻下作用最强的番泻苷只有在小鼠大肠中被细菌酶迅速转化为大黄酸蒽酮和大黄酸后才有泻下作用，而番泻苷本身并无泻下作用。给小鼠服用氯霉素后，大肠中细菌活性受到抑制，番泻苷 A、C 的泻下作用显著减弱，在结肠中蒽酮的含量也大为减少。如果分别将游离蒽醌类如大黄酸、大黄酚、芦荟大黄素、大黄素等溶液直接注入大鼠结肠后，均能抑制大肠的水分及电解质吸收，可导致强烈的水泻。由此认为，游离型蒽醌蒽酮是结合型蒽醌产生泻下作用的最终物质，大肠为其作

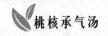

用部位，大肠细菌的存在是结合蒽醌发挥泻下作用的必要条件。一般认为游离蒽醌无泻下作用，可能是由于在药材提取过程中游离蒽醌的损失远高于结合蒽醌（例如大黄煎煮 30 分钟，其结合蒽醌类成分的损失率仅为 15%，而游离蒽醌类的损失率高达 64%）。另外，游离蒽醌类口服后易在上消化道吸收，最终直接到达大肠或通过血液分布到大肠的量极其有限，因而不能表现出泻下作用。因此，有人认为大黄提取物中的游离蒽醌也应视为泻下有效成分，但给药途径应该采用大肠靶向给药，这样可以提高泻下疗效，并可减少大黄的用量。

2. 利胆保肝　大黄不仅促进胆汁分泌，还使胆汁中胆红素和胆汁酸含量增加。大黄的退黄作用可能与其增加胆红素排泄有关。大黄对四氯化碳所致大鼠急性肝损伤有明显保护作用，其游离型蒽醌成分大黄素也可减轻四氯化碳和 D-半乳糖胺诱导的肝损害，发挥肝保护作用。对 α-萘异硫氰酸导致的大鼠急性肝内胆汁郁积型肝炎模型，大黄素通过抗炎而发挥保肝作用，并恢复肝功能，这与大黄素抑制炎症细胞因子、抗氧化、改善肝微循环等作用有关。大黄素能够有效减少大鼠肝移植术后肝细胞凋亡，抑制肝移植排斥反应，而且与环孢素 A 有协同作用。大黄素还可减轻肝纤维化发展。

3. 抗病原微生物　实验研究表明，大黄具有广泛的抗细菌、抗真菌、抗病毒、抗原虫等作用。大黄的抗菌谱较广，抑菌有效成分是游离苷元，其中以大黄酸、大黄素和芦荟大黄素抗菌作用最强。研究表明，大黄素对铜绿假单胞菌、耐甲氧西林金黄色葡萄球菌显示出显著的抗菌活性。大黄素还能够抑制幽门螺杆菌的生长，对幽门螺杆菌阳性胃溃疡的治疗具有重要意义，可明显降低复发率。大黄抗菌作用的机制，主要是对细菌核酸和蛋白质合成以及糖代谢的抑制作用。大黄煎剂及其水、醇、醚提取物在体外对一些致病真菌有抑制作用。大黄素具有一定杀真菌作用。大黄体外对流感病毒、单纯疱疹病毒、乙肝病毒、柯萨奇病毒均有不同程度的抑制作用。大黄素对乙肝病毒、巨细胞病毒、EB 病毒、冠状病毒、脊髓灰质炎病毒均有抑制作用，在某种程度上具有杀病毒效应。有人预测大黄素可能成为一种新的治疗乙肝病毒感染的药物，也是一个有潜力的治疗严重急性呼吸综合征（SARS）的药物。研究发现，大黄素与姜黄素和苦参总碱配伍使用，可降低其细胞毒性，同时抗柯萨奇病毒效力增强。但要注意，大黄素本身存在较高的细胞毒性和疑似的诱导突变作用。

4. 抗炎作用　大黄对多种炎症动物模型均有抗炎作用，对于其抗炎机制，目前研究比较多的是其单体成分如大黄素。大黄素具有抗炎和免疫抑制作用，研究发现大黄素能有效地抑制核转录因子 NFKappaB 活化，并抑制细胞间黏附分子 - 1、血管细胞间黏附分子（VCAM - 1）、内皮细胞白细胞间黏附分子（ELAM - 1）的表达，这可能是大黄素抗炎的部分机制。另有研究表明，大黄素可不同程度地抑制一组炎症相关基因的表达，包括 TNF - α、iNOS、IL - 10、细胞浆 IκB - α、IκK - α 和 IκK - γ，认为大黄素通过调控炎症细胞因子，尤其是抑制 NF - κB 活化来发挥它的抗炎作用。大黄素还对人中性粒细胞具有抗炎活性而没有显著的细胞毒性，这是通过对中性粒细胞产生的过氧化物的抑制效应来实现的。

四、芒硝

1. 吸湿蓄冷作用　芒硝主要成分是硫酸钠，外敷时可促使

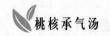

组织水分向体外渗出，从而大量摄取组织内渗出，局部物理降温。芒硝具有吸湿性及蓄冷作用，外敷时能吸收大量热能，吸收空气中的水分，降低局部皮温。

2. 抑菌抗炎作用　中医学认为芒硝苦能泻热，咸能软坚，其性善消，且芒硝苦寒，外用可改善局部循环，促进渗出吸收，减轻炎症反应。芒硝有好的抗炎作用，可能与芒硝外敷可加快淋巴循环，增强网状内皮细胞吞噬功能，减少局部白细胞浸润，减轻炎性反应有关。此外据报道，10%～25%硫酸钠外敷可加快淋巴循环，减少局部白细胞浸润，增强网状内皮细胞的吞噬功能，降低血液中性粒细胞计数，减轻炎性反应。与大黄配伍不仅具有排菌作用，还具有清除肠道内氧自由基、炎症因子等有害物质，以及促进肠道蠕动、增加肠黏膜血流量、防止肠内致病菌过度增殖和黏附、松弛 oddi 氏括约肌等作用，故有利于胰腺炎和胰周器官早期恢复并行使其正常的生理功能。

3. 治疗小儿化脓性淋巴结炎　其方法为将芒硝外敷与穿刺吸脓相结合。

4. 治疗皮肤病　治疗生殖器疱疹、痤疮、急性湿疮、寻常疣、跖疣、乳痈、肠痈等。

5. 泻下消肿作用　芒硝可显著增加小肠水分含量、稀释粪便，促进泻下。芒硝溶化或煎汁内服后，其硫酸钠的硫酸根离子被肠黏膜吸收，在肠道内形成高渗盐溶液，吸附大量水分，使肠道扩张，引起机械刺激，促进肠蠕动，从而发生排便效应。其对肠黏膜也有化学性刺激作用，但并不伤害肠黏膜。现代药理认为，芒硝呈高渗状态，其晶体渗透压明显高于人体组织渗透压，可使组织水分渗出体外，从而减轻肿胀，改善局部血液循环，有利于水肿消退。

6. 治疗静脉炎　芒硝冰袋治疗因化疗药物致静脉炎效果好。对于组织破损者、局部血液循环不良者、对冷过敏者避免冰敷。因为冰敷可使局部毛细血管收缩，血流量减少，组织营养不良而影响伤口愈合；局部血液循环不良者冰敷则加重血液循环障碍；对冷过敏者可出现皮疹、关节疼痛、肌肉痉挛等现象。芒硝冰袋还可治疗静脉因长期输注浓度较高或刺激性较强的药物，或操作不当所致静脉炎，表现为沿静脉一线出现红、肿、热、痛。方法为停止该部位静脉输注并予芒硝外敷，即可获得满意疗效。《本草纲目》曰芒硝可"煎汤侵之"。芒硝具有抗炎作用，对于感染性创伤，外敷可以加快淋巴液生成，有消肿止痛的作用。

7. 化石溶石作用　芒硝能碱化尿液，具有化石溶石作用。芒硝作用较为复杂，可明显减少小鼠有形粪便的排出，却明显增加排水样便小鼠即腹泻小鼠的数量。芒硝能消炎止痛、改善局部循环、刺激肠蠕动、防止肠麻痹、降低胰胆管压力。可用于治疗胆石症，芒硝对消化系统和泌尿系统结石有一定治疗作用。李宏伟临证多用芒硝，每获奇效。芒硝在《神农本草经》中谓之能"除寒热邪气，逐六腑积聚，结固留癖，能化七十二种石"，石药尔雅中称其为"化金石"。其具有良好的抗菌利尿、增加肠蠕动作用，口服可以使尿液碱化。芒硝初服缓泻，余无不良作用，宜饭后服用。

8. 药理作用　芒硝有升高红细胞数作用，芒硝性咸、苦、寒，具有抗炎、利尿及组织脱水作用，外用治咽喉肿痛、目赤等。芒硝之咸可软化乳房，利用其寒降低肌肤的温度，使体温正常，使乳腺管通畅，促进乳汁排出，避免发展成急性乳腺炎。

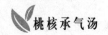

五、甘草

1. **抗心律失常**　经过研究表明，对乌头碱导致的心律失常，甘草甜素没有发生较为明显的拮抗反应，但甘草黄酮却存在非常显著的对抗反应，这就说明，甘草黄酮对心律失常具有显著的抵抗作用。

2. **抗肿瘤**　肿瘤出现的某个阶段中，氧自由基或活性氧会起到非常重要的作用，导致细胞膜结构的损害，严重的甚至会造成细胞的死亡。而甘草中所含的黄酮类成分，经过临床验证具有有效的抗氧化效用，能够有效地对氧自由基进行清除，从而保护细胞膜免受损害，尤其是对缺血再灌注型的脑损害的保护作用尤为明显。此外，王秀梅、董菁等的研究显示，甘草黄酮能够促使巨噬细胞产生细胞毒因子，以此来诱导杀伤肿瘤细胞。

3. **抗病毒**　近些年来，随着现代医疗科技的不断更新和进步，对甘草酸的研究也取得了突破性的进展。研究表明，甘草酸对治疗 SARS 病毒、乙型肝炎病毒、艾滋病毒等具有良好的抗病毒效果。在艾滋病的治疗中，它能够对艾滋病病毒的复制起到有效的抑制作用，达到阻止 HIV 传播、调节机体免疫力的作用。在乙型肝炎的治疗中，能够对乙肝病毒细胞表面抗原分泌感染起到良好的抑制作用，从而对肝细胞进行有效的保护。但是，由于这些疾病所需的甘草酸有效浓度较高，因此，必须进行大量的持续给药才能很好地发挥甘草酸对病毒的抑制作用。

4. **抗炎**　甘草酸的一项重要的药理作用就是抗炎性。临床研究显示，甘草酸能够通过抑制脂加氧酶和磷脂酶 A2 的活性，达到降低前列腺素（PGS）合成释放的目的，从而有效地起到抗炎的效用，因此，甘草也被广泛地应用在各类急、慢性肝炎的临床治疗当中。

5. 调节免疫 甘草多糖的主要成分是葡萄糖醛酸以及葡萄糖，因此，它对人体的免疫系统有着多种调节功效。实践证实，甘草多糖能够有效刺激 T 淋巴细胞增殖，达到增强抵抗力的效果。同时，还具有促进免疫球蛋白产生，抑制补体活性的效用。

6. 其他 除以上两种主要的药理作用外，甘草黄酮还具有美白、抗衰老、治疗黄褐斑等美容作用。此外，还具有抗溃疡、保护心血管、胃黏膜等功效。

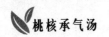
第六章　制剂研究

第一节　临床制剂

　　桃核承气汤目前报告有汤剂、颗粒剂、胶囊等剂型。

　　张喜奎在桃核承气汤化裁对慢性非细菌性前列腺炎大鼠模型的疗效研究中，报告了桃核承气汤化裁汤剂组、颗粒剂组、胶囊剂组，颗粒剂由培力香港集团附属培力药业有限公司生产；胶囊剂由福建中医药大学药学系制剂室提供，据新世纪《中药药剂学》中胶囊剂制法制作，具体不详。

第二节　含量测定

一、桃核药材中苦杏仁苷的测定

　　高效液相色谱法（HPLC）

　　方法：色谱柱 HypersiBDSC18（250mm × 4.6mm，5μm），流动相为乙腈－水（17：83）。结果苦杏仁苷在 494 ~ 80μg/mL 范围内线性关系良好，r = 0.9996，平均回收率为 99.87%，RSD = 1.01%。

　　高效液相色谱法（HPLC）是测定桃仁中苦杏仁苷的常用方法之一。它以液体流动相，采用高压输送。具有用量少、分离效能高、检测灵敏性高、分析速快、专属性强、应用范围广的特点，在天然药物的测定、分离中有较好的应用前景。用 HPLC 法测定桃仁中苦杏仁苷的含量，具有色谱分离度高、干扰少、易复等优点，测定更加科学准确，更有利于药材的质量控制。关于桃仁中苦杏仁苷的测定方法还有紫外分光光度法、容量法、二阶导数光谱法直接测定法、薄层扫描法、荧光熄灭法等。

二、桂枝药材中挥发油的测定

气相色谱 – 质谱法

研究表明，桂枝中含有以桂皮醛为主的挥发性成分，尚含有有机酸类、鞣质类、糖类、甾体类、香豆素类等成分。目前国内外对桂枝的化学成分研究主要集中于挥发油类和有机酸类，对于其水溶性部位化学成分研究尚较少。

用气相色谱 – 质谱法对桂枝挥发油进行化学成分的分析。方法：采用水蒸气蒸馏法从桂枝中提取挥发油。试用不同类型的毛细管柱进行分析，找出最佳分析条件，用归一化法测定其百分含量，并用气相色谱 – 质谱法对化学成分进行鉴定。色谱条件：SE – 54 毛细管柱（25m × 0.25mm，0.25μm），柱温 90℃（8min）~1230℃（10min）；分流进样，分流比 1∶50；进样温度 250℃，FID 检测器，温度为 250℃。

结果：共鉴定了 37 个成分，占挥发油总成分的 92% 以上。

结论：本方法稳定可靠，重现性好，适用于中药挥发油的化学成分分析。

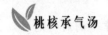

三、大黄药材中蒽醌类的测定

高效液相色谱法（HPLC）

蒽醌类是大黄中研究最多的活性成分，在不同来源药材及不同饮片中含量有所不同，含量为 3% ~ 5%，分为游离型与结合型。

建立 HPLC 法同时测定大黄中 5 种游离型蒽醌（芦荟大黄素、大黄酸、大黄素、大黄酚和大黄素甲醚）、4 种结合型蒽醌（芦荟大黄素 – 8 – O – 葡萄糖苷、大黄素 – 1 – O – 葡萄糖苷、大黄酚 – 1 – O – 葡萄糖苷和大黄素 – 8 – O – 葡萄糖苷）及没食子酸、儿茶素共计 11 种成分的定量方法。方法：采用 SymmetryC18 色谱柱，流动相为甲醇 – 0.1% 磷酸水梯度洗脱，体积流量 1.0mL/min，柱温 30℃，检测波长 254nm。

结果：没食子酸、儿茶素、芦荟大黄素 – 8 – O – 葡萄糖苷、大黄素 – 1 – O – 葡萄糖苷、大黄酚 – 1 – O – 葡萄糖苷、大黄素 – 8 – O – 葡萄糖苷、芦荟大黄素、大黄酸、大黄素、大黄酚和大黄素甲醚分别在 0.0624 ~ 1.5600、0.1800 ~ 4.5000、0.0412 ~ 1.0300、0.0306 ~ 0.7650、0.0510 ~ 1.2750、0.0288 ~ 0.72000.0198 ~ 0.4950、0.0505 ~ 1.2625、0.0637 ~ 1.5925、0.0980 ~ 2.4500 和 0.1630 ~ 4.0750μg 进样量与峰面积积分值线性关系良好（r ≥ 0.9995），平均加样回收率为 95.37% ~ 98.93%，RSD < 2.36%。

四、芒硝药材中无机元素含量的测定

电感耦合等离子体质谱（ICP – MS）

取本品适量，研细，精密称取样品 0.2g，置 250mL 量瓶中，用2%硝酸溶液溶解后，定容至刻度，即为供试品溶液1。由于芒硝样品中 Na 元素含量较高，故将供试品溶液1用2%硝酸溶液稀释50倍后作为供试品溶液2，用于 Na 元素的测定。ICP－MS 分析条件工作参数为：射频功率1550W；等离子体频率27.66MHz；载气流速1.0L/min；等离子气体流速15L/min；辅助气流速0.9L/min；蠕动泵转速0.1r/min；样品提升时间为15秒；采集模式为质谱图；采样点数3；重复次数3次；积分时间0.3秒。

五、甘草药材中甘草酸、甘草苷、异甘草素的测定

高效液相色谱法

精密称取甘草粉末（过60目筛，60℃干燥12小时）0.1g，置25mL 容量瓶中，加入20mL67%甲醇冷浸24小时，超声30分钟，放至室温，加67%甲醇至刻度，摇匀，以0.45um 微孔滤膜滤过，取续滤液即得。

称取甘草苷对照品6.28mg、甘草酸对照品5.99mg，分别用甲醇定容于25mL 容量瓶中，作为甘草苷和甘草酸对照品储备液。另取异甘草素对照品4.35mg，置25mL 容量瓶中，以甲醇溶解并稀释至刻度，再精密吸取0.4mL 置于10mL 量瓶中，加甲醇稀释至刻度，即得异甘草素储备液。分别精密吸取甘草苷储备液0.5mL、1.0mL、1.5mL、2.0mL、2.5mL、3.0mL，甘草酸储备液1.0mL、2.0mL、3.0mL、4.0mL、5.0mL、6.0mL，异甘草素储备液0.1mL、0.2mL、0.3mL、0.4mL、0.5mL、0.6mL，置6个10mL 容量瓶中，用甲醇稀释至刻度，作为系列混介标准溶液。分别进样20uL，记录甘草苷、甘草酸和异甘草素的峰面积。

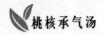

分别称取甘草酸、甘草苷、异甘草素对照品适量，分别加甲醇配制成每1mL约含0.1mg的对照品溶液。以甲醇为空白，在波长190~400nm范围内扫描，结果甘草酸的最大吸收波长为248nm和360nm，甘草苷的最大吸收波长为276nm，而异甘草素的最大吸收波长为370nm。

第七章　加减传世方简编

第一节　王伯章应用桃核承气汤临床经验

一、痿证

钟某，女，85 岁，2016 年 3 月 5 日就诊。8 个月前因胸 12 椎体压缩性骨折行椎体成形术，术中骨水泥渗漏压迫脊髓及神经根致腰痛，双下肢疼痛无力，左下肢肌力 I 级、右下肢肌力 IV 级，经椎板减压及部分骨水泥取出术，并先后服用活血化瘀、补肾壮骨等中药治疗，症状改善不明显，迁延 8 个月余，现腰痛，双下肢无力，以左侧为主，左侧下肢肌力 I 级，双下肢疼痛明显，夜不能寐，每日需口服曲马多、双氯芬酸钠仍难止痛，大便干结难解、数日一行。舌淡暗苔薄白，脉沉弦。药用桂枝 10g、桃仁 10g、大黄 8g（先煎）、炙甘草 10g、黄芪 30g、防风 10g、赤芍 10g、丹参 30g、乳香 8g、没药 10g、蜈蚣 3 条。3 月 19 日诊，服 12 剂后腰痛，左下肢疼痛稍减轻，双侧下肢仍无力，舌淡暗苔薄白，脉沉弦。药用桂枝 10g、桃仁 10g、大黄 8g（先煎）、土鳖虫 10g、蜈蚣 10g、炙甘草 5g、五灵脂 8g、没药 10g、羌活 10g、秦艽 10g、香附 10g、红花 3g、牛膝 15g、当归 10g、川芎 10g、地龙 10g。服 12 剂后腰痛、双下肢疼痛缓解，夜间可入睡，双下肢无力减轻，舌淡暗苔薄白，

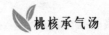

脉弦。药用桂枝 10g、桃仁 10g、大黄 8g（先煎），土鳖虫 10g、蜈蚣 10g、炙甘草 5g、黄芪 60g、防风 10g、海桐皮 20g、赤芍 10g、姜黄 10g、僵蚕 10g、白花蛇 1 条，麝香 0.1g（冲）。日 1 剂，水煎服。服 12 剂后腰痛消失，双下肢疼痛止，双下肢无力减轻，左下肢可抬起，肌力Ⅲ级。服药 4 个月，双下肢无力明显减轻，左下肢肌力Ⅳ–级。

按：患者腰痛、肢痛明显，夜间痛甚，痛处固定，难以入睡，病位仍在太阳经与督脉之中，而痛处固定，夜间更甚，是血分瘀热所致，属于太阳蓄血证。前医用活血化瘀药治疗效果不佳，恐是攻瘀不到位，用方不妥所致。用桃核承气汤活血攻瘀，意在通太阳与督脉之瘀，活血力度更强。年老体虚，气虚无力推动血行，故下肢痿弱，加黄芪赤风汤以益气助血行，服药后痛有缓解，但仍痛，考虑病程较长，瘀血较重，久病入络，遂加身痛逐瘀汤以加强活血化瘀，加白花蛇、麝香等导药入督脉病所，使血气通而痛止，肢体关节活动日渐恢复。

二、中风

李某，男，74 岁，2016 年 6 月 1 日初诊。20 天前因左侧肢体无力，在当地医院住院治疗，效果不佳，后转广东医学院第一附属医院住院治疗。头颅 CT 示右侧基底节 – 放射冠区新鲜脑梗死，予以抗血小板聚集等治疗，症状稍有好转。现精神倦怠，头晕眼花，左侧肢体无力，不能行走，小便频，大便调。左侧肢体肌力Ⅲ级，肌张力正常。舌淡暗苔白厚，脉滑。辨证为气虚血瘀。药用桃仁 10g、桂枝 10g、大黄 8g（先煎）、炙甘草 6g、黄芪 60g、防风 6g、赤芍 10g、当归 10g、红花 3g、全蝎 6g、川芎 6g、蜈蚣 3 条。日 1 剂，水煎服。连服 6 剂后左侧肢体无力明显减轻，可站立行走，需人扶持，大便调。原方继服14剂后可自行行走。

按： 患者年老体虚，气虚无力推动血行，气虚血瘀致左侧肢体偏瘫。左侧肢体无力，不能行走，古称左血右气，是血瘀为多。CT提示放射冠区新鲜梗死灶，梗死部位为太阳经所过，为太阳蓄血证。从太阳蓄血证着手，用桃核承气汤活血攻瘀。《医林改错》云黄芪赤风汤"能使周身之气通而不滞，血活而不凝"，配以黄芪赤风汤益气推动血行，故取得显著疗效。

三、癫狂病

梁某，女，63岁，2016年8月4日就诊。躁狂型精神病反复发作5年余，近期反复发作，精神狂乱，胡语，喋喋不休，甚则骂人毁物，夜不能寐，大便4天未解，平素干结难解。舌淡红苔黄厚，脉滑。药用桂枝10g、桃仁10g、大黄10g、甘草10g、玄明粉8g（冲服）、生地黄120g（另水煮冲酒，再冲入药中）、防己15g、防风8g。日1剂，水煎服。2016年8月8日二诊，服药4剂后无狂躁，无骂人毁物，但仍间有胡语，喉中痰多，大便已通，舌红苔黄，脉滑。药用桂枝10g、桃仁10g、大黄10g、甘草10g、玄明粉8g（冲服）、生地黄15g、青礞石20g、黄芩10g、姜黄12g、柴胡10g、桔梗10g。日1剂，水煎服。2016年8月15日三诊，服药7剂后无狂躁胡语，喉中痰多减轻，能入睡，但睡眠质量差，多梦，困乏倦怠，舌淡红苔薄黄，脉弦。药用柴胡12g、黄芪10g、生姜10g、法半夏12g、党参15g、大枣4枚g、炙甘草10g、龙骨20g（先煎）、牡蛎30g（先煎）。服7剂，日1剂，水煎服。随访半年未大发作，仅时语还休，时作自止。

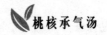

按：患者久病，反复发作，久病入络，血液瘀滞，出现精神错乱、骂人毁物等比"其人如狂"的太阳蓄血证更甚。桃核承气汤活血攻瘀，在此基础上又用防己地黄汤，《金匮要略》云防己地黄汤治"如狂状，妄行，独语不休，无寒热，其脉浮"。妄行，胡语，喋喋不休，大便不通，配以防己地黄汤以凉血息风宁神，故肢动、胡语等止。

四、感染性精神病

梁某，女，56 岁，2010 年 11 月 8 日就诊。2 周前感冒后不适，渐至胡语，手足瘛动，大便难、3 ~ 4 日 1 次，不能正确对答，舌苔白，脉弦。药用桃仁 10g、桂枝 10g、大黄 10g、炙甘草 8g、羚羊角 5g（先煎）、白芍 30g、生地黄 15g、牡丹皮 10g、远志 6g、石菖蒲 6g。日 1 剂，水煎服。2010 年 11 月 12 日二诊，服药 4 剂后胡语已停，肢动明显减轻，能简单对答，易惊惕。药用桃仁 6g、桂枝 10g、虎杖 10g、炙甘草 6g、羚羊角 3g、牡丹皮 6g、白芍 30g、龙骨 30g（先煎）、牡蛎 30g（先煎）。日 1 剂，水煎服。服 6 剂后对答正常，梦多，头晕，改用温胆汤二剂善后。

按：患者热病后神志改变，出现胡语，符合《伤寒论》太阳病不解，其人如狂的太阳蓄血证早期表现。外证已解，但余热未清，故用桃核承气汤加羚角地黄汤以清热活血攻瘀、平肝熄风而收效。

第二节　黄文政教授运用桃核承气汤治疗肾病经验

一、糖尿病肾病

患者某，男，55 岁。2012 年 1 月 31 日初诊。糖尿病史 10 年余。1 年前患者因尿中泡沫较多，于天津某三甲医院查空腹血糖 8.12mmol/L，尿蛋白（＋＋＋），糖化血红蛋白 9.73%，B 超示双肾、输尿管及膀胱结构未见明显异常，24 小时尿蛋白定量 1.39g；诊断为 2 型糖尿病、2 型糖尿病肾病，予降糖、改善肾循环及中药汤剂等治疗，病情好转后出院。3 天前患者尿中泡沫增多，今求治于黄老门诊，刻下症见：口干咽燥，多饮，乏力，多尿，尿中泡沫，舌红苔薄黄，脉沉滑。查血糖 9.99mmol/L，尿素氮 13.10mmol/L，血肌酐 125μmol/L，24 小时尿蛋白定量 1.28g，纤维蛋白原 4.17g/L。中医诊断：肾衰病，消渴，尿浊。辨证：气阴亏虚，瘀浊阻络。治宜益气养阴，泄浊通络，活血化瘀。方用参芪地黄汤合桃核承气汤加减。处方：生黄芪 30g、太子参 30g、生地黄 30g、山茱萸 20g、山药 30g、苍术 30g、玄参 30g、丹参 30g、葛根 30g、桃仁 10g、桂枝 10g、酒大黄 10g、黄连 10g、覆盆子 30g。7 剂，水煎服，日 1 剂，早晚分服。二诊（2012 年 2 月 7 日）：口干多饮消失，乏力减轻，尿中泡沫减少，舌红苔薄黄，脉细弦。前方加土茯苓 30g、鬼箭羽 20g、土鳖虫 10g，14 剂。三诊（2012 年 2 月 21 日）：乏力渐轻，足胫部阵发性刺痛，夜间尤甚，舌红苔黄，脉细弦。查血糖 6.41mmol/L，尿素氮 9.34mmol/L，血肌酐

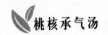

95μmol/L（正常），24 小时尿蛋白定量 0.95g。前方加水蛭 10g。14 剂。后以上方加减续服半年余，诸症缓解，肾功能正常。

按：本例系消渴病久，阴损气耗，而致气阴两虚；久病入络，气血不畅，瘀浊阻络，形成以气阴两虚为本，瘀浊阻络为标的病机特点。黄老用参芪地黄汤合桃核承气汤加减以益气养阴，泄浊通络，活血化瘀，为黄老治疗糖尿病肾病的常用方。方中生黄芪、太子参健脾益肾，生地黄、山茱萸、山药、玄参、葛根养阴生津，苍术健脾燥湿，丹参、桃仁、桂枝、酒大黄活血通络，黄连清热燥湿，覆盆子固精缩尿，全方标本兼顾，健脾益肾，除湿化瘀通络。生黄芪与山药、苍术与玄参、丹参与葛根为黄老治疗糖尿病之常用对药。桃核承气汤去芒硝为黄老经验用法，黄老认为芒硝咸寒，润燥软坚，一般多用于燥屎内结，故弃用之。二诊三诊加土鳖虫、水蛭等虫类药以化瘀通络。虫类药的应用，是黄老治疗肾病的一大特色，黄老认为糖尿病肾病出现大量尿蛋白以及多种并发症时，为久病入络，邪结肾络隐曲之中，瘀血顽痰凝聚络脉，此时，非虫类药不能入络搜剔顽痰死血。

二、尿潴留

患者某，男，62 岁。2010 年 7 月 6 日初诊。慢性前列腺肥大 4 年余。7 天前因误服大量补肾保健药，2 天前患者突然出现小便不利，点滴难出，伴少腹疼痛，急赴某医院诊治，查血肌酐 235μmol/L，予抗感染、利尿等方法而治之无效后，行导尿术效果亦欠佳。故求治于黄老门诊，刻下症见：小便不利，点滴不出，小腹胀满疼痛，舌红苔黄，大便秘结，脉弦数。西医诊断：急性肾衰竭，尿潴留，慢性前列腺肥大。中医诊断：癃闭。辨证：瘀浊内阻。治宜活血化瘀，通腑泄浊，通利水道。方用桃核承气汤加减。处方：桃仁12g、生大黄、桂枝、茯苓、牡丹皮、穿山甲、土鳖虫、甘草各10g，川牛膝、王不留行各15g，琥珀粉（冲服）0.3g，败酱草30g。5剂，水煎服，日1剂，早晚分服。服药后小便通利，肾功能亦恢复正常，诸症消失。1年后电话随访，未复发。

按：本例患者慢性前列腺肥大多年，误食保健药，大辛大热之品，而致湿热毒瘀蕴结下焦，闭阻水道形成癃闭；水道闭塞不通，浊毒不泄，内聚伤肾，而出现急性肾功能损伤。黄老认为尿道梗阻既是发生肾衰竭的可逆性病因，又是加剧肾功能恶化的可逆性因素；前列腺肥大合并感染出现急性尿道梗阻时，中药治疗很有效。治宜活血化瘀，通腑泄浊，通利水道。《素问·标本病传论》曰："先病而后生中满者治其标，先中满而后烦心者治其本。人有客气有同气。小大不利治其标，小大利治其本"。李东垣在《珍珠囊补遗药性赋》中亦云："若有中满，无问标本，先治其中满，谓其急也；若中满后有大小便不利，亦无问标本，先治疗大小便，次治中满，谓其尤急也"。故黄老用桃核承气汤逐瘀通腑，加茯苓、牡丹皮活血化瘀，穿山甲、土鳖虫峻猛之剂破血逐瘀，川牛膝、王不留行、琥珀粉利尿通淋，败酱草清热解毒通络以急通水道。

三、局灶增生性 IgA 肾病

患者某，男，45岁。2008年5月24日初诊。2年前患者体检时发现尿潜血阳性，血压偏高，于天津某三甲医院行肾穿刺活检示：局灶增生性 IgA 肾病，予激素及降压治疗，病情控制

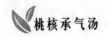

欠佳。今患者为求中医诊治，刻下症见：腰痛，乏力，尿中泡沫，舌红苔少，脉沉滑。查尿常规示蛋白（＋＋），潜血（＋＋），红细胞计数 15 个/HP。西医诊断：慢性肾小球肾炎，局灶增生性 IgA 肾病。中医诊断：尿血。辨证：少阳三焦枢机不利，脾肾虚损，湿浊瘀毒阻络。治宜疏利少阳，益气养阴，清热利湿，解毒泄浊，活血化瘀。方用肾络宁合桃核承气汤加减。处方：生黄芪30g、山茱萸15g、柴胡15g、黄芩10g、制首乌15g、菟丝子15g、丹参30g、鬼箭羽15g、土鳖虫10g、桃仁10g、桂枝10g、酒大黄10g、甘草10g、砂仁10g、杜仲10g、白花蛇舌草30g。7 剂，水煎服，日 1 剂，早晚分服。二诊（2008 年 5 月 31 日）：腰痛消失，乏力减轻，尿中泡沫减少，尿常规示蛋白（＋），潜血（＋），红细胞计数 10 个/HP。舌红苔少，脉沉滑。前方加石苇30g。14 剂。三诊（2008 年 6 月 21日）诸症消失，尿常规（－），舌红苔少，脉沉滑。守原方续服 2 个月以巩固疗效。1 年后电话随访，未复发。

按：系局灶增生性 IgA 肾病，属中医"尿血"范畴。黄老认为，局灶增生性 IgA 肾病为正虚邪恋胶结不解之证，病机关键在于"三焦枢机不利"。三焦枢机不利，气化失司，易形成气滞、湿聚、血瘀的病理，湿浊瘀血积于肾中，日久化热蕴毒，进而令肾气衰败，而肾气耗伤，浊邪不泻，则三焦通行阻滞，气化不行，故正虚与邪实长期并存，发为本病。黄老在继承传统中医少阳三焦气化学说理论的基础上，创新性地提出少阳三焦枢机不利为局灶增生性 IgA 肾病肾小球硬化病机关键，创立了以疏利少阳法为主，综益气养阴、清热利湿、解毒泄浊、活血化瘀为一体的治疗大法。本案黄老用肾络宁合桃核承气汤加减治疗，藉疏利少阳三焦，转疏枢机以连接健脾补肾、益气养阴、清热利湿、解毒泄浊、活血化瘀诸法以扶正祛邪。全方益气养阴而不过于甘温、滋腻，清热利湿、解毒化瘀而不过于苦寒、峻猛。

四、慢性泌尿系感染

患者某，女，41 岁。2013 年 10 月 15 日初诊。患者 6 年前出现尿频、尿急、尿痛，于某医院诊断为急性尿路感染，予抗生素治疗，症状可缓解，但停药后又反复发作。刻下：小便频数，夜间尤甚，约 25 次/日，遇寒或劳累后加重，小便浑浊，尿道灼热，小腹下坠感，少腹疼痛，寐差，舌质暗红苔少，舌上有瘀点，脉沉细。尿常规示潜血（＋＋），白细胞（＋＋＋）。西医诊断：慢性尿路感染。中医诊断：淋证（劳淋）；辨证：气阴两虚，枢机不利，湿热瘀结三焦。治宜益气养阴，转疏枢机，清热利湿，活血化瘀。方用清心莲子饮合桃核承气汤加减。处方：太子参 20g、制首乌 15g、柴胡 10g、黄芩 10g、莲子 10g、麦冬 15g、丹参 30g、车前子（包煎）20g、白花蛇舌草 15g、桃仁 10g、酒大黄 10g、肉桂 10g、砂仁 10g、甘草 10g。7 剂，水煎服，日 1 剂，早晚分服。二诊（2013 年 10 月 22 日）：尿频次数减少，约 14 次/日，小便浑浊较前明显好转，小腹下坠感有所减轻，尿道灼热、少腹疼痛消失，舌质暗红，苔少，舌上有瘀点，脉沉细。复查尿常规示潜血（＋），白细胞（＋）。前方加小茴香 10g。14 剂。后以上方加减续服 3 个月，诸症消失，尿常规（－）。

按： 本例患者，久病耗气伤阴，气阴两虚；湿邪内郁，郁久化热，湿热壅遏，膀胱气化不利；热伤血络，迫血妄行，离经之血，日久成瘀，终致湿热瘀结三焦，形成气阴两虚，枢机不利，湿热瘀结的虚实夹杂病机特点。故单纯以清利或温补之剂，难以奏效。而黄老用清心莲子饮合桃核承气汤加减以益气养阴，转疏枢机，清热利湿，活血化瘀。清心莲子饮出自《太平惠民和剂局方》："心中蓄积，时常烦躁，因而思虑劳力，忧愁抑郁，是致小便白浊，或有沙膜，夜梦走泄，遗沥涩痛，便赤如血。"方中太子参、制首乌、肉桂益气养阴，温补中下二焦；丹参、麦冬清心安神，莲子交通心肾，清养上下二焦；柴胡、黄芩清解郁热，疏利少阳枢机，转疏三焦；车前子利湿通淋；酒大黄通腑逐瘀，通利下焦；白花蛇舌草、桃仁清热解毒、活血化瘀；砂仁、甘草护胃和中。诸药合用，补虚泻实，标本兼顾，三焦得通，气阴得复，枢机得利，湿热得清，瘀血得化，诸症自除。对于虚实夹杂疾患，若虚损较重而瘀血阻络较轻时，黄老常辨证选用肉桂易桃核承气汤中桂枝。

主要参考文献

［1］杜宇琼．桃核承气汤与桃仁承气汤辨异［J］．北京中医，2005，24（2）：111-112.

［2］王付．大承气汤及其衍生方方证的思考［J］．中医杂志，2014，55（18）：8.

［3］徐建瑞，白振军，李安祥．从"五承气汤"析吴鞠通攻下理论［J］．河南中医，2011，31（7）：729-730.

［4］王付．桃核承气汤的理论探索与实践［J］．中国实验方剂学杂志，2012，18（3）：211-213.

［5］李冀，赵雪莹．浅析桂枝在桃核承气汤中的配伍意义［J］．辽宁中医杂志，2005，32（11）：1121.

［6］曾姣飞．浅析桃核承气汤中桂枝的作用［J］．光明中医．2011，26（12）：2571.

［7］高小莲．浅议大黄在张仲景制方中的应用［J］．国医论坛，2010，25（6）：11.

［8］马欣，穆兰澄，宋冬梅．关于芒硝用法用量的商榷［J］．中医药导报，2018，24（6）：31-32.

［9］邹易良．《伤寒论》中甘草用法剖析［J］．江苏中医药．2014，46（7）：65-66.

［10］黄鹏．甘草在《伤寒论》中的应用［J］．吉林中医药．2013，33（8）：796.

［11］潘永年．桃核承气汤在皮肤病治疗中的应用［J］．中医

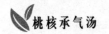

杂志.2012,53（6）：523 - 524.

[12] 杨斌锋，王克穷.王克穷主任应用桃核承气汤临床经验
[J].现代中医药.2013,23（4）：3 - 4.

[13] 罗征候.桃核承气汤加减治愈癫狂举隅[J].长春中医
药大学学报.2009,25（4）：152.

[14] 梁铨.经方桃核承气汤治验3则[J].中国中医急症,
2012,21（1）：155 - 156.

[15] 樊来应.桃核承气汤加减治疗下焦瘀血危重症验案举隅
[J].北京中医.2004,23（1）：36 - 37.

[16] 李静.王伯章应用桃核承气汤临床经验[J].实用中医
药杂志,2018,34（1）：113 - 114.

[17] 汪明.桃核承气汤治愈急性膀胱炎2例[J].现代医药
卫生.2004,20（22）：2418.

[18] 熊曼琪，梁柳文，林安钟，等.加味桃核承气汤治疗2型
糖尿病的临床与实验研究[J].中西医结合杂志,1992,
12（2）：74.

[19] 孟庆海.桃核承气汤加减治疗2型糖尿病临床观察[J].河
北中医,2003,25（9）：683.

[20] 陈琳.加味桃核承气汤用于2型糖尿病的临床研究[J].糖
尿病新世界,2014（7）：9 - 10.

[21] 周惟强.桃核承气汤在糖尿病治疗中的运用[J].现代
中西医结合杂志,2011,20（28）：3591 - 3592.

[22] 王廷春，范冠杰，欧翠柳.加味桃核承气汤治疗糖尿病
肾病138例临床观察[J].国医论坛,2000,15（2）：
10 - 12.

[23] 陈艳萍.加味桃核承气汤治疗糖尿病肾病临床研究[J].亚

太传统医药.2016, 12 (4)：132-133.

[24] 熊龙年，杨慧，王耀光. 黄文政教授运用桃核承气汤治疗肾病经验 [J]. 中华中医药杂志，2015，30（8）：2811-2813.

[25] 上海慢性肾脏病早发现及规范化诊治与示范项目专家组. 慢性肾脏病筛查诊断及防治指南 [J]. 中国实用内科杂志，2017，37（1）：28-34.

[26] 许阿亮，黄柳莺，陈雅希. 加减桃核承气汤治疗慢性肾衰竭临床观察 [J]. 黑龙江中医药.2017（1）：27-28.

[27] 金一顺，严晓华，黄昉萌，等. 运用桃核承气汤治疗肾脏病临床浅谈. 中医临床研究，2016，8（25）：60-61.

[28] 符强，林晓峰，于涛. 慢性肾衰竭从瘀论治探析——以经方桃核承气汤为例 [J]. 中医药学报.2011，39（3）：142-143.

[29] 何丽清，田剑锋，储开博. 半夏泻心汤桃核承气汤合方治疗糖尿病胃轻瘫的临床观察 [J]. 中华中医药学刊，2010，28（12）：2672-2673.

[30] 秦颖琦. 探析糖尿病胃轻瘫中医病理机制 [J]. 辽宁中医杂志，2010，37（5）：829-830.

[31] 刘桠，康健，杜英杰. 糖尿病胃轻瘫的病因病机及证治研究进展 [J]. 光明中医，2007，22（4）：70-72.

[32] 聂斌. 糖尿病胃轻瘫的中医辨证及治疗分析 [J]. 中华中医药学刊，2007，25（5）：979-980.

[33] 梁幼雅. 糖尿病胃轻瘫的病机特点及辨证治疗 [J]. 浙江中医杂志，2004，（8）：330-331.

[34] 杨洋，胡智海，王毅，等. 糖尿病性胃轻瘫的研究进展 [J].

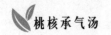

中国中医药现代远程教育.2013, 11 (2): 157 - 158.

[35] 吉琳梅，王洪连，樊均明．多囊肾的发病机制及其治疗的研究进展 [J]．中国中西医结合肾病杂志.2015, 16 (11): 1023 - 1024.

[36] 王丽华，刘东方．加减桃核承气汤治疗冠心病室性早搏30例临床观察 [J]．中医药学报.2013, 41 (2): 92 - 93.

[37] 吴汉卿．益气复脉汤治疗心律失常临床疗效分析 [J]．湖北中医杂志, 1997, 19 (1): 5 - 7.

[38] 张继东．心血管病当代中医治疗 [M]．济南：济南出版社, 1996: 49.

[39] 丁元庆．卢尚玲治疗室性早搏经验谈 [J]．上海中医药杂志, 1997 (1): 9 - 10.

[40] 王永刚，齐婧，钟伟．冠心病中医病因病机的认识与探索 [J]．中医杂志, 2015, 56 (17): 1449 - 1451.

[41] 陈春菊，杜文齐．大柴胡汤合桃核承气汤治疗慢性哮喘对肺功能及 IgE 水平的影响 [J]．四川中医, 2016, 34 (6): 59 - 61.

[42] 叶思文，吴松山，刘惠芬．桃核承气灌肠液治疗 COPD 急性加重期30例临床观察 [J]．现代中医药.2013, 33 (2): 16 - 17.

[43] 张伟，谷明明．血瘀与慢性阻塞性肺疾病的相关性探讨 [J]．中医药导报.2012, 18 (7): 3 - 5.

[44] 贾孟辉，于晓宁，贺晓慧．桃核承气汤加味治疗高脂血症43例疗效观察 [J]．宁夏医学院学报.2008, 30 (2): 249 - 251.

[45] 何赛萍，徐晓东，高欣杰，等．桃核承气汤对热瘀大鼠

模型血液流变学和凝血指标的影响［J］. 浙江中医学院学报，2003，27（6）：56.

［46］龚传英. 桃仁承气汤对动物血液系统的影响［J］. 中成药，1997，19（11）：29.

［47］张国梁. 加味桃核承气汤降糖作用机制的初步探讨［J］. 中国医药学报，1991，6（2）：28.

［48］李少松，张英丽. 桃核承气汤合保和丸治疗脂肪肝48例临床分析［J］. 中医杂志. 2003（2）：21.

［49］张丽玲，郑真，徐欣. 从痰瘀论治脂肪肝［J］. 河北中医. 2010，32（6）：849-850.

［50］马振兴. 桃核承气汤临床新用［J］. 浙江中医杂志. 2010，45（7）：531.

［51］陈平，沈群. 过敏性紫癜的中医研究进展［J］，江苏中医药. 2015，47（3）：83-84.

［52］陈文娟，杨劲松，钟妙文. 加味桃核承气汤治疗糖尿病并发脑梗死48例［J］. 中西医结合心脑血管病杂志，2006，4（3）：194-195.

［53］孙晓明. 桃核承气汤联合西药治疗痰热腑实型中风55例［J］. 河南中医. 2011，31（10）：1097-1098.

［54］陈德仁. 化痰逐瘀法治疗急性脑梗死48例临床观察. 工企医刊，2009，22（6）：43.

［55］王延文，贺景宏，田勇. 桃核承气汤治疗急性脑出血26例疗效观察［J］. 中西医结合实用临床急救，1999，6（1）：36.

［56］焦波涛. 桃核承气汤治疗急性脑出血30例临床观察［J］. 天津中医学院学报. 2000，19（4）：13-14.

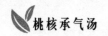
［57］王昊．桃核承气汤加减治疗肝性脑病80例［J］．中医研究，2008，21（3）：43－44．

［58］武铁岩．桃核承气汤在肾病中的应用［J］．中国民间疗法，2014，22（1）：43．

［59］王拥军．桃核承气汤合猪苓汤加减治疗慢性前列腺炎38例［J］．实用中医药杂志，2011，27（3）：162－16．

［60］袁晓明．桃核承气汤加减治疗慢性前列腺炎85例临床观察［J］．上海中医药杂志．2000（5）：31．

［61］詹院生．桃核承气汤合桂枝茯苓丸治疗前列腺增生42例［J］．安徽中医学报，2006，25（5）：20．

［62］何进德．桃核承气汤加味治疗前列腺增生症［J］．河南中医．2008，28（1）：15．

［63］吴水清，徐冉，朱煊．腺性膀胱炎的治疗进展［J］．中华临床医师杂志，2013，7（18）：8379．

［64］孙洪福，王卫东．桃核承气汤治疗腺性膀胱炎模型大鼠的实验研究［J］．山东中医杂志，2013，32（1）：43－44．

［65］汪明．桃核承气汤治愈急性膀胱炎2例［J］．现代医药卫生．2004，20（22）．2418．

［66］桂欣，张凤蕴，张华，等．桃核承气汤调节机体免疫功能的实验研究［J］．哈尔滨医科大学学报，2004，38（8）：330－338．

［67］王如高．桃核承气汤加味治疗急性胰腺炎60例疗效观察［J］．山西中医，2001，17（2）：17．

［68］孙久庆，周俊，郑儒君．桃核承气汤联合乌司他丁治疗重症急性胰腺炎的临床疗效观察［J］．世界华人消化杂志．2017，25（3）：281－286．

［69］杨荣源，王大伟，李际强，刘云涛，黄宏强．桃核承气汤对脓毒症大鼠不同脏器组织损伤的影响．世界科学技术：中医药现代化2013；15：1921－1927.

［70］娄高峰．桃核承气汤外敷治疗膝关节创伤性滑膜炎［J］．河南中医．1999，2，26.

［71］樊来应．经方新用话热结［J］．上海中医杂志．2004，38（4）：25－26.

［72］张海斌．中西医结合治疗血吸虫性肝硬化腹水30例［J］．湖南中医杂志．2011，27（4）：74－75.

［73］郭留学，张晓云，高培阳．桃核承气汤加减治疗危重患者并发腹内高压临床观察［J］．中国中医急症．2014，23（1）：128－129.

［74］任青松．桃核承气汤治疗产后引起的下肢深静脉血栓形成9例［J］．中国中医急症．2007，16（11）：1418－1419.

［75］倪凤元，李芮．桃核承气汤外敷治疗下肢深静脉血栓形成1例［J］．河南中医，2015，35（3）：500.

［76］于文慧，徐恒，张百亮，等．桃核承气汤预防动脉硬化闭塞症家兔球囊扩张术后再狭窄的实验研究［J］．中医药信息，2017，34（6）：32－34.

［77］王永岐，李真，夏艳斐．中西医结合治疗术后早期炎性肠梗阻的临床研究［J］．中医学报，2013，28（7）：959－960.

［78］刘甫．探究经鼻肠梗阻导管置入术治疗老年患者术后粘连性肠梗阻的临床疗效［J］．外科研究与新技术，2016，5（1）：18－20.

［79］李杰伟．中西医结合治疗急性肠梗阻68例临床观察［J］．中医药导报，2011，17（4）：54－56.

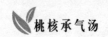
［80］刘战河，苗涛，刘艳霞. 血府逐瘀汤加减治疗粘连性肠梗阻临床研究［J］. 中医学报，2013，28（1）：121－122.

［81］宋宇，张慧，王爽，等. 活血通腑方抗实验性肠粘连作用及机制研究［J］. 南京中医药大学学报，2014，30（5）：454－457.

［82］吴峰，梁鹤，邢栋. 桃核承气汤联合肠梗阻导管治疗粘连性肠梗阻临床研究［J］. 中医学报.2017，32（231）：1507－1509.

［83］周强，赵锡艳，逄冰，等. 仝小林教授治疗不完全性肠梗阻经验举隅［J］. 中国中医急症，2012，21（11）：1750.

［84］杨顺利，赵学良. 桃核承气汤加味治疗泌尿系结石疗效观察［J］. 湖北中医杂志，2010，32（3）：60－61.

［85］郝玉千. 桃核承气汤加味结合体外碎石治疗气滞血瘀型肾结石40例临床观察［J］. 四川中医.2013，31（2）：98－100.

［86］谭伟伟，何升华. 腰痛－历史沿革与文献探微［J］. 实用中医内科杂志，2016，30（3）：87.

［87］周东阳. 桃核承气汤治疗腰痛21例［J］. 四川中医，2009，（5）：15.

［88］刘东. 桃核承气汤治疗胃脘痛26例［J］. 使用中医药杂志，2010，26（5）：312.

［89］杜丽荣，曹青山. 妇科验案3则［J］. 四川中医，2008，26（6）：85.

［90］张明德，皮业军. 桃核承气汤治疗妇科疾病举隅［J］. 实用中医杂志.2005，21（2）：105.

［91］叶润英，董伦燕．桂枝类方治疗妇科下腹部痛临证运用 ［J］．广州中医药大学学报．2016，33（5）：744．

［92］王付．运用经方加味治疗痛经举隅［J］．江苏中医，2001，22（7）：21．

［93］杨爱萍，陈群，路艳．原发性痛经疾病中医证候分布及相关因素的文献研究［J］．时珍国医国药，2012，23（5）：1258－1259．

［94］孙玉阳，纪宏宇，陈博，等．原发性痛经的发病机制及中医药治疗的研究进展［J］．中国药师，2017，20（1）：144．

［95］胡琳莉，孙莹璞．闭经的诊断进展［J］．国际生殖健康/计划生育杂志．2013，32（5）：349－351．

［96］高小莲，张丽君．桃核承气汤化裁治疗闭经探微［J］．国医论坛．2009，24（4）：2－3．

［97］杜丽荣，曹青山．妇科验案3则［J］．四川中医．2008，26（6）：85．

［98］魏少奔，理习阳，梁星琛．浅谈"以活为止，以补为攻"法在瘀血崩漏中的应用［J］．四川中医，2014，32（01）：60－61．

［99］张靖，闫宏宇．崩漏中医治疗研究进展［J］．新疆中医药．2017，35（4）：125．

［100］贺丰杰，牛锐，李小宁．崩漏从瘀论治［J］．陕西中医学院学报．2011，34（4）：5－7．

［101］高立华，李秋喜．银翘解毒汤口服联合桃核承气汤灌肠治疗输卵管梗阻性不孕症40例临床观察［J］．山东医药，2009，49（31）：27．

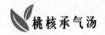

[102] 岳华. 中西医结合治疗慢性盆腔炎 [J]. 中国民间疗法, 2000, 8 (6): 9.

[103] 唐海兰. 肿瘤坏死因子 - α 有关的抑制物 [J]. 暨南大学学报 (医学版), 1998, (2): 89.

[104] 刘瑞芬. 盆腔炎颗粒治疗慢性盆腔炎的临床与实验研究 [J]. 山东中医药大学学报, 2003, 27 (6): 422 - 425.

[105] 王历, 李秀明. 桃核承气汤治疗热郁血瘀型盆腔炎大鼠的实验研究 [J]. 中医药学报, 2007, 34 (5): 30 - 31.

[106] 率腊梅. 近5年中医治疗慢性盆腔炎研究概况 [J]. 甘肃中医, 2007, 20 (1): 34 - 35.

[107] 闫亚楠, 任存霞. 浅谈经方在慢性盆腔炎中的应用 [J]. 内蒙古中医药, 2017, (11): 27.

[108] 黄西戎, 邱小平. 桃核承气汤对子宫内膜异位症的治疗作用 [J]. 中医药临床杂志, 2007, 19 (3): 231.

[109] 李宝华, 李志焕, 马阳春. 胡思荣应用经方治疗初产妇产后抑郁经验 [J]. 河南中医. 2016, 36 (11): 1883 - 1884.

[110] 谢幸, 苟文丽. 妇产科学 [M]. 8版. 北京: 人民卫生出版社, 2013, 14: 364 - 367.

[111] 张玉珍. 中医妇科学 [M]. 北京: 中国中医药出版社, 2007: 169 - 172.

[112] 夏桂成. 实用中医妇科学 [M]. 北京: 中国中医药出版社, 2009: 318.

[113] 靳岭, 王兴娟. 不同生理阶段更年期综合征证候规律及治疗的临床研究 [J]. 中华中医药杂志, 2011, 26 (7): 1482 - 1485.

[114] 张光明. 妇女更年期综合征分型论治 [J] 中国医药科

学，2011，1（12）：60－112.

[115] 赵志丹. 中医治疗更年期综合征 76 例疗效观察［J］. 云南中医药杂志，2012，33（11）：35－36.

[116] 何洁，潘丽贞. 绝经前后诸证的中西医研究概况［J］.2015，27（5）：604－606.

[117] 周志龙. 经方临床治验举隅［J］. 北京中医杂志，2003，22（2）：59－60.

[118] 周洋，吴军."瘀"治结节性痒疹［J］. 中医临床研究，2015，7（35）：59－60.

[119] 李敏，胡锦丽，张帆. 中医对带状疱疹的认识［J］. 中国临床医生，2011，39（8）：13－14.

[120] 吴积华，王会丽. 桃核承气汤治疗寻常型银屑病 120 例［J］. 中医临床研究，2011，3（3）：83.

[121] 李东海，李勇，查旭山，等. 从瘀热互结探讨银屑病的证治［J］. 辽宁中医药大学学报，2010，12（3）：73－74.

[122] 曾国根. 桃核承气汤治疗慢性荨麻疹 30 例［J］. 时珍国医国药，2001，12（9）830.

[123] 刘彬，贺千里. 桃核承气汤加味联合中药外敷治疗急性湿疹 50 例［J］. 广西中医药大学学报，2012，15（4）：17－18.

[124] 李曰庆. 中医外科学［M］. 北京：中国中医药出版社，2003：181.

[125] 刘卫东. 桃核承气汤加减治疗淤积性皮炎 280 例［J］. 中国医药导报，2009，6（4）：72.

[126] 张凤瑞. 桃核承气汤现代研究新进展［J］. 中医药学报，1993（3）：41－44.

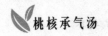

［127］陆保磊. 桃核承气汤治疗急性附睾炎 32 例［J］. 河南中医. 2003, 23 (7)：38.

［128］王晓峰. 2013 版中国男科疾病诊断治疗指南［M］. 北京：人民卫生出版社, 2013：57 - 87.

［129］秦国政. 勃起功能障碍（阳痿）中医发病学规律研究［J］. 云南中医学院学报, 2003, 26 (4)：9 - 13.

［130］袁晓明. 桃核承气汤加减治疗慢性前列腺炎 85 例临床观察. 上海中医药杂志. 2000, (5)：30 - 31.

［131］袁海鑫, 辛士永, 史海军. 八正散合桃核承气汤治疗Ⅲ型慢性前列腺炎的临床研究［J］. 光明中医, 2014. 29 (4)：727 - 728.

［132］王拥军. 桃核承气汤合猪苓汤加减治疗慢性前列腺炎 38 例［J］. 实用中医药杂志, 2011, 27 (3)：162 - 163.

［133］张英军, 王军, 徐阳, 等. 桃核承气汤的实验研究［J］. 长春中医药大学学报, 2014, 30 (2)：234 - 237.

［134］赵建一. 桂枝的药理研究及临床新用［J］. 光明中医, 2010, 25 (8)：1546.

［135］刘兴文. 日本汉方治疗男性病的研究概况［J］. 河北中医, 1999, 21 (6)：387 - 389.

［136］高兆旺, 张丽. 精索静脉曲张从蓄血证论治探析［J］. 中国医学创新, 2010, 10 (25)：191 - 192.

［137］蒋正文, 杜胜利, 周新华. 辨治精少不育证 166 例疗效观察［J］. 中医临床与保健, 1990, 2 (4)：39 - 40.

［138］贾玉森. 浅论男性中医生殖轴与生殖环节［J］. 中医杂志, 2008, 49 (2)：187 - 188.

［139］周春宇, 马凰富, 王彬, 等. 男性不育症中医辨治思路

[J]．中医杂志，2016，57（13）：1105 – 1108.

[140] 丁德正．桃核承气汤在精神疾病中的应用［J］．河南中医．2008，28（3）：21 – 22.

[141] 刘勇，姜永珊，姚娓．桃核承气汤加减治疗脑外伤所致精神障碍 36 例［J］．辽宁中医杂志，2012，39（9）：1770.

[142] 刘珍洪，杨桢，高琳．从"热入血室"论治月经周期性精神障碍［J］．江西中医药，2016，47（9）：27 – 29.

[143] 李巨奇，方亚明，张横柳，等．桃核承气汤合六味地黄汤加减治疗阳性精神分裂症继发糖调节受损疗效观察［J］．新中医，2012，44（8）：64 – 66.

[144] 张志亭，张瑞领．经方辨治精神病 2 则［J］．河北中医，2014，36（4）：546.

[145] 孙宇，韩璎，戴建平．血管性认知障碍诊断标准的演变与解读［J］．中国卒中杂志，2017，12（1）：13 – 16.

[146] 陈源，尤海玲，臧清华．小柴胡汤合桃核承气汤治疗脑梗死后血管性认知碍 60 例［J］．湖南中医杂志．2017，33（4）：42 – 43.

[147] 郭子华，都亚楠．中西医结合治疗脑梗死后血管性认知障碍效果观察［J］．实用中医药杂志．2018，34（1）：67 – 68.

[148] 郭炜，田凤英．抑郁症治验 1 则［J］．吉林中医院．2012，32（4）：421.

[149] 张英军，王军，徐阳，等．桃核承气汤的实验研究［J］．长春中医药大学学报．2014，34，2.

[150] 王军，徐阳，袁向科，等．实验性糖尿病鼠大血管病变

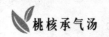

TGF - β1 和 CTGF 的表达及中药的干预作用［J］. 天津中医药，2012（3）：266 - 269.

［151］李赛美，凌家杰，王志高. 加味桃核承气汤及其拆方对糖尿病损伤 HUVEC 培养液中 tPA 和 PAI - 1 含量的影响［C］//厦门：第三届世界中西医结合大会论文摘要集，中国中西医结合学会. 2007.

［152］李赛美，凌家杰，王志高. 加味桃核承气汤及其拆方对高糖诱导 HUVEC 损伤培养液中 ET - 1、NO 及 ICAM - 1 含量的影响［J］. 北京中医药大学学报，2007，（8）：535 - 538.

［153］刘禹兵，时广容，张雨，等. 桃核承气改良方对兔血管内皮剥脱术后一氧化氮和血管内皮生长因子的影响［J］. 实用中医内科杂志，2009，（12）：30 - 31.

［154］丁志明，武海阔，王军. 胶原蛋白Ⅰ、胶原蛋白Ⅲ在糖尿病大鼠血管病中的表达及中药的干预［J］. 天津中医药，2012，（6）：573 - 575.

［155］王刚，徐阳，王军，等. 加味桃核承气汤对糖尿病大鼠皮肤微血管 CD34 表达影响［J］. 中国中西医结合外科杂志，2013，（3）：283 - 286.

［156］赵治友，邬亚军，张俊杰，等. 加味桃核承气汤对肝纤维化大鼠 TGF - β1 蛋白表达的影响［J］. 浙江中医药大学学报，2010，（2）：166 - 168.

［157］赖东渊，翁宜君，郭薇雯，等. 桃核承气汤改善四氯化碳诱导的大鼠肝损伤［J］. 中西医结合学报，2010，（1）：49 - 55.

［158］田同儒. 加味桃核承气汤防治大鼠脂肪肝的实验研究

［D］．石家庄：河北医科大学，2002.

［159］赵艳明，郑灵琳，符强．桃核承气汤对肾小球硬化大鼠肾组织病理的影响［J］．中医药学报，2010，(2)：37－39.

［160］赵艳明，纪宝华，符强．桃核承气汤对肾小球硬化大鼠肾功能的改善作用［J］．中国中医急症，2012，(3)：390－391.

［161］陈光晖，陈子，陈德兴．桃核承气汤及其拆方组对蓄血症大鼠模型"瘀热"相关指标的影响［J］．中国实验方剂学杂志，2012，(21)：282－286.

［162］王淳，董秀，王晓波，等．加味桃核承气汤对 Aβ 损伤大鼠外周血 T 细胞亚群和 IL－6 的影响［J］．时珍国医国药，2012，23 (7)：1680－1681.

［163］孙霞，王兴华．经方在糖尿病及其并发症中的应用［J］．长春中医药大学学报，2013，29 (2)：353－355.

［164］李惠林，熊曼琪，邓尚平，等．加味桃核承气汤对实验性糖尿病大鼠胰岛素受体的影响［J］．中国中西医结合杂志，1995 (增刊)：338－340.

［165］熊曼琪，张国梁．加味桃核承气汤治疗Ⅱ型糖尿病的临床和实验研究［J］．中国中西医结合杂志，1992，12 (2)：74－75.

［166］谢华，马越鸣，张晓晨，等．桃核承气汤对动物血栓形成及血小板聚集的影响［J］．中成药，2006，(11)：1631－1634.

［167］王柏省，徐晓东．抵当汤与桃核承气汤对血瘀证大鼠血流变影响的比较研究［J］．辽宁中医药大学学报，2009，11 (10)：182－183.

[168] 文川，徐浩，黄启福，等．活血中药对 ApoE 基因缺陷小鼠血脂及动脉粥样硬化斑块炎症反应的影响 [J]．中国中西医结合杂志，2005，25（4）：345.

[169] 朱萱萱，朱芳，施荣山，等．桃仁、防己提取物对大鼠血小板聚集作用的研究 [J]．中医药研究，2000，16（3）：44.

[170] 耿涛，谢梅林，彭少平．桃仁提取物抗大鼠心肌缺血作用的研究 [J]．苏州大学学报（医学版），2005，25（2）：238.

[171] 洪长福，娄金萍，周华仕，等．桃仁提取物对大鼠实验性矽肺纤维化的影响 [J]．劳动医学，2000，17（4）：218.

[172] 闫军，李昌生，陈声利，等．14 味中药对酪氨酸酶抑制作用的探讨 [J]．中国药房，2003，14（7）：442.

[173] 孙秀坤，许爱娥．7 种中药乙醇提取物及补骨脂素对人黑素瘤 YUGEN8 细胞酪氨酸酶的影响 [J]．中华皮肤科杂志，2006，39（6）：328.

[174] 张晓平，陈建明，强世平，等．山桃仁水煎提取物对肝纤维化小鼠血清 I、II 型前胶原的降解作用 [J]．福建中医药，2002，33（4）：36.

[175] 刘平．肝硬化及肝纤维化的中医药治疗 [J]．肝脏，2002，7（1）：33.

[176] 聂奇森，滕建文，黄丽，等．桂枝中抗过敏活性成分的研究 [J]．时珍国医国药，2008，19（7）：1594 - 1596.

[177] 黄丽，冯志臣，韦保耀，等．地榆与桂枝抗过敏作用的研究 [J]．食品科技，2007，6（3）：135 - 138.

［178］黄敬群，罗晓星，王四旺，等．桂皮醛抗肿瘤活性及对 S180 荷瘤小鼠免疫功能的影响［J］．中国临床康复，2006，10（11）：107－110.

［179］黄敬群，王四旺，罗晓星，等．桂皮醛对裸鼠人胃癌细胞移植瘤生长及凋亡的影响［J］．解放军药学学报，2006，22（5）：343－346.

［180］汤奇，刘蓉，杨发龙，等．桂枝挥发油与桂皮醛抗流感病毒作用的实验研究［J］．时珍国医国药，2012，23（7）：1622－1624.

［181］刘蓉，何婷，陈恬，等．桂枝挥发油抗甲型流感病毒作用［J］．中药药理与临床，2012，28（2）：75－78.

［182］王琍文，苏成业．泽泻、猪苓、茯苓、桂枝及其复方五苓散的利尿作用［J］．大连医学院学报，1965，5（1）：40－46.

［183］吴贻谷，宋立人．中华本草精选本［M］．上册．上海：上海科学技术出版社，1998：463－468.

［184］徐明，余璐，丁媛媛，等．桂皮醛对麻醉大鼠降血压作用的实验研究［J］．心脏杂志，2006，18（3）：272－276.

［185］史青．肉桂和肉桂醛对氧自由基诱导的自发性高血压大鼠离体主动脉收缩的抑制作用［J］．国外医学·中医中药分册，2003，25（2）：95－96.

［186］唐伟军，卢新华．桂枝镇痛效应的药理学研究［J］．郴州医学高等专科学校学报，2003，5（1）：14－16.

［187］赵健一．桂枝的药理研究及临床新用［J］．光明中医，2010，25（8）：1546－1546.

［188］黄敬群，罗晓星，王四旺，等．桂皮醛对抗血小板聚集

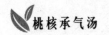

和血栓形成的特点［J］. 中国临床康复，2006，10（31）：34 - 36.

[189] 许源，宿树兰，王团结，等. 桂枝的化学成分与药理活性研究进展［J］. 中药材，2013，36（4）：674 - 677.

[190] 聂克. 大黄药理作用研究及思考［J］. 山东中医药大学学报. 2009，33（3）：239 - 240.

[191] 管东辉. 消肿袋外敷治疗外伤性下肢肿胀40例临床观察. 山东医药，2009，49（43）：115.

[192] 刘绍夑，白明，杨亚蕾，等. 芒硝外用抗炎作用研究. 中华中医药杂志，2012，27（2）：312.

[193] 董卫红. 重症急性胰腺炎辅以大黄和芒硝治疗的观察及护理. 护理与康复，2008，12（7）：945.

[194] 项文坤. 大黄及芒硝对重症急性胰腺炎患者胃肠功能衰竭的防治作用. 现代中西医结合杂志，2009，18（5）：477.

[195] 童晋琴. 芒硝外敷对预防穿刺性静脉硬化影响的探讨. 护士进修杂志，2007，22（11）：109.

[196] 石英. 冰片加芒硝外敷治疗静脉炎的效果观察. 家庭护士，2008，3（6）：784.

[197] 王玉梅. 大黄、芒硝外敷用于促进妇科术后切口愈合. 医学理论与实践，2009，1（22）：67.

[198] 李宏伟. 泌尿系结石的辨证施治［J］. 世界中西医结合杂志，2010，5（3）：249.

[199] 张利. 甘草的药理作用及现代研究进展［J］. 中医临床研究，2014，6（10）：147 - 148.

[200] 张喜奎，郑奕廷，叶金连，等. 桃核承气汤化裁对慢性

非细菌性前列腺炎大鼠模型的疗效研究. 西部中医药, 2011, 24 (9): 16 – 18.

[201] 赵强, 李莹, 孔令升, 等. 桃仁化学成分及药理作用研究进展 [J]. 天水师范学院学报, 2008, 28 (2): 56 – 58.

[202] 李静. 王伯章应用桃核承气汤临床经验 [J]. 实用中医药杂志. 2018, 34 (1): 113 – 114.

[203] 熊龙年, 杨慧, 王耀光. 黄文政教授运用桃核承气汤治疗肾病经验 [J]. 中华中医药杂志, 2015, 30 (8): 2811 – 2813.